中医名家名师讲稿丛书

伤寒论讲稿（增订本）

郝万山 著

王雅菊 郝巨辉 协编

人民卫生出版社

·北京·

图书在版编目（CIP）数据

郝万山伤寒论讲稿 / 郝万山著 . —增订本 . —北京：人民卫生出版社，2022.6（2024.12 重印）
（中医名家名师讲稿丛书）
ISBN 978-7-117-33136-4

Ⅰ. ①郝…　Ⅱ. ①郝…　Ⅲ. ①《伤寒论》- 研究
Ⅳ. ①R222.29

中国版本图书馆 CIP 数据核字（2022）第 089502 号

中医名家名师讲稿丛书
郝万山伤寒论讲稿（增订本）
Zhongyi Mingjia Mingshi Jianggao Congshu
Hao Wanshan Shanghanlun Jianggao（Zengding Ben）

著　　者：郝万山
出版发行：人民卫生出版社（中继线 010-59780011）
地　　址：北京市朝阳区潘家园南里 19 号
邮　　编：100021
E - mail：pmph @ pmph.com
购书热线：010-59787592　010-59787584　010-65264830
印　　刷：北京汇林印务有限公司
经　　销：新华书店
开　　本：710 × 1000　1/16　　**印张**：21.5　　**插页**：2
字　　数：341 千字
版　　次：2022 年 6 月第 1 版
印　　次：2024 年 12 月第 5 次印刷
标准书号：ISBN 978-7-117-33136-4
定　　价：69.00 元
打击盗版举报电话：010-59787491　E-mail：WQ @ pmph.com
质量问题联系电话：010-59787234　E-mail：zhiliang @ pmph.com
数字融合服务电话：4001118166　E-mail：zengzhi @ pmph.com

作者简介

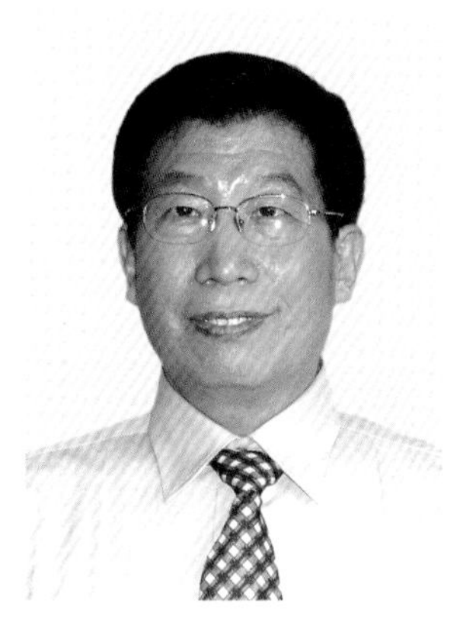

郝万山，男，北京中医药大学教授、主任医师、博士研究生导师。

国家中医药管理局全国优秀中医临床人才研修项目优秀指导教师、教育部名牌课程《伤寒论》创建项目负责人。首都国医名师，全国老中医药专家学术经验继承工作指导老师，北京市华夏中医药发展基金会《伤寒杂病论》学术传承工作委员会主任委员，中国中医药信息学会张仲景研究分会名誉会长及学术顾问。

在中医药教育岗位上工作50余年，主要讲授《伤寒论》，为国家中医药管理局选聘的中医经典著作《伤寒论》示范教学主讲人。教学缜密严谨，深入浅出，注重理论结合临床实际，强调讲授中医经典基本知识的同时，更要重视解析其辨证论治的思路和方法，注重培养学生思考问题和解决问题的能力。

临床重医术，讲医德。既为病人解除病痛，也为课堂教学提供了鲜活的实例，深受学生和病人的拥戴。

专著有《郝万山伤寒论讲稿》《郝万山话中医》《走进中医》《郝万山说健康》《不生气就不生病》《伤寒论理论与临证》（中国台湾）等。

主编《伤寒论理论与实践》（全国高等中医药院校研究生规划教材）、《白话中医四部经典·白话伤寒》《中医学问答题库·伤寒论分册》（增订本）、《医宗金鉴·伤寒心法要诀白话解》（第3版）、《新世纪全国高等中医药院校教材同步辅导系列丛书·伤寒论》《伤寒论选读》等12部著作。副主编或合著《实用经方集成》《四季饮食养生丛书》《伤寒论校注》《伤寒论讲义》《伤寒论讲解》《中医药学高级丛书·伤寒论》等16部著作。发表论文100余篇。

前言

人们在反复研究了历代中医的成才规律之后，一致认为“熟读经典，多临证，问道明师，有悟性”是造就中医临床名家的必需条件。而《伤寒论》就被历代医家奉为中医的经典著作之一。从唐代开始，《伤寒论》被列入国家选拔医官考试的必考科目，这一规定一直沿用到清代。在当代的中医药高等教育中，院校普遍把《伤寒论》列入本科以上教育的主干课程。而临床执业医师资格考试、临床医师职称晋升考试等，也都把《伤寒论》列入了考试范围。因此无论是初学中医的人士，还是毕业后的继续教育，乃至中医药学的终生教育，都需要反复学习《伤寒论》。于是《伤寒论》几乎成了中医各科临床医师的案头书。

我从事《伤寒论》的研究、应用和教学已有半个世纪，2002 年国家中医药管理局推举我做《伤寒论》示范教学的主讲人，并将我讲《伤寒论》的视频制作成 VCD，作为全国优秀中医临床人才研修项目的视听教材，并曾列入了国家级中医药继续教育项目，受到读者广泛的关爱。后来我把备课的笔记摘取大要编辑成文，名《郝万山伤寒论讲稿》，于 2008 年 1 月由人民卫生出版社出版发行，至今已历 14 个年头，期间重印 30 次。近十余年来，我学用《伤寒论》又有了一些新的体会，对原有的某些个别认识，甚至有了一些不同的理解，借再版之机，修正并补入书中。

讲稿的《伤寒论》原文，遵照明·赵开美《仲景全书·翻刻宋版伤寒论》，但本书为现代普及读物，原文一律改用规范简化字体，原书中的异体字或讹字，也一律改为通行的简化字，如“鞕”改作“硬”、“蚘”改作“蛔”、“欬”改作“咳”、“痓”改作“痉”等。

讲稿所选原文取自《伤寒论》“辨太阳病脉证并治上第五”，止于“辨阴阳易差后劳复病脉证并治第十四”，从中选择理论和临床意义较大的条文，进行归类编排讲解。对于争议颇多，存疑待考，或者本人尚未理解的原文，多未收入。赵刻本原书并没有条文编号，人们为了方便学习，依条文次序进行编号，本书也沿用这种编号方式。赵刻本为竖排本，方后“右 × 味”，今因改为横排，一律改为“上 × 味”。

《伤寒论》成书时尚无“症”字，现今所讲的“症状”，当时均用“證(证)”字。鉴于当今“证”与“症”字已各具含义并区别使用，故涉及症状之意时，本稿径用“症”字。

历代研究注释《伤寒论》的著作十分丰富，可谓汗牛充栋。但本书并非集注，而是重点讲述个人研究的心得和体会，因此较少直接引用前贤今哲的著述。不过许多观点是我在学习咀嚼了前人见解的基础上综合思考，再结合临床而有所感悟，自然也就包含着理论体系、学术语言和临床经验的传承。

在讲稿里，我会与初学《伤寒论》的朋友，讨论怎样学原文、读经典；与熟悉《伤寒论》的朋友，研究怎样从《伤寒论》的字里行间，甚至是无字句之处，寻找仲景辨证鉴别的思维方法和灵活用方的思路；与从事《伤寒论》教学的同行，探讨教好《伤寒论》的方法；与从事临床治疗的朋友，分析怎样将经典中的理法方药运用于临床实际；以至与非医学专业的各界朋友，分享中医学天人相应的观点，综合性、整体性的研究方法，以及健康保健的知识。

个人阅历毕竟有限，视野毕竟狭窄，书中失当或错误之处在所难免。真诚地欢迎大家批评指正。

郝万山

2022 年 2 月 26 日于北京

目 录

郝万山授课录音精选 1

绪　论

一、《伤寒论》的作者

《伤寒论》是《伤寒杂病论》在流传过程中形成的一部著作。《伤寒杂病论》为东汉末年著名医学家张仲景所著。

（一）张仲景生卒年代

张仲景生卒年代约为公元150—219年，与大家所熟知的历史人物曹操（155—220）、刘备（161—223）、华佗（？—208）是同时代的人，了解其生卒年代，有利于了解其所处的时代背景和《伤寒杂病论》成书的社会背景。

张仲景的生平事迹，范晔《后汉书》和陈寿《三国志》皆未记述。《伤寒卒病论集》（汉·张仲景）、《针灸甲乙经·序》（晋·皇甫谧）、《史通·人物志》（唐·刘知几）、《伤寒论·序》（宋·林亿等）、《医说》（宋·张杲）虽涉其人其事，也仅是只言片语。至明代李濂《医史》才有《张仲景补传》，清代陆九芝有《补后汉书张机传》。

据宋臣林亿等《伤寒论·序》引唐代甘伯宗《名医录》（指《名医传》，下同）云：张仲景"南阳人，名机，仲景乃其字也。举孝廉，官至长沙太守。始受术于同郡张伯祖。时人言，识用精微，过其师"。其后，明清的一些地方志和医家传记，就有了较多的类似记载。

（二）张仲景祖籍

张仲景祖居南阳，据考为东汉南阳郡涅阳人。古涅阳在今河南省邓州市穰东镇西北1.5公里的张寨村，光绪末年（1908年）张寨村北城门尚存，城门上有"古涅阳县"石刻铭文碑额。这个地方，属于中国古代楚国的北部，因此可以说张仲景为楚人，在他的著作中，不可避免地带有楚国方言的特征。如"桂枝不中与之也"，"不中"犹言不可，至今仍为河南方言。又如"熬"的含义是"炒"，这也是古代楚国的方言。

（三）张仲景的学医经历

仲景师从同乡张伯祖，且医术超过他的老师。《伤寒论·序》所说的"识用精微，过其师”，正是青出于蓝而胜于蓝的写照。张仲景后来成为中医临床医学的奠基人，著有《伤寒杂病论》传世，成为中医多学科的奠基和中医学术发展的源泉。可见师带徒的教育方式，同样可以培养出中医大家。

（四）张仲景的性格和心理素质

据《太平御览》卷722引《何颙别传》曰：“同郡张仲景总角造颙，谓曰：君用思精而韵不高，后将为良医，卒如其言。”意思是说，仲景在年少时向他的同乡“心理学家”或“预测学家”何颙咨询，看看他将来适合从事什么职业，何颙说，您的性格内向，善于深思熟虑而不张扬，以后（如果为医）将是一个高明的医生。后来的事实证明，果然就像何颙所预测的那样。

（五）张仲景的职务

宋臣林亿等的《伤寒论·序》引《名医录》云：“举孝廉，官至长沙太守。”但此事无正史可考，因《名医录》已佚，该序就成了这件事情的最早记录。

明代崇祯五年（1632年）在南阳城东，有园丁在菜园掘井，挖得一块石碑，上书“汉长沙太守医圣张仲景墓”11字。此碑现存南阳医圣祠，石刻风格每见于晋末至南北朝间，碑框花纹、配画，和晋末至南北朝间的石窟造像相仿，其图式也像是该时期的格调。1981年在修整祠墓的过程中，发现深埋积土中的碑座后面，有“咸和五年”4字，咸和是晋成帝司马衍的年号，咸和五年即公元330年，距仲景逝世仅100多年。碑座4字与大量东晋碑的署年字体相仿，但是偏于一旁，当是石工试刀时所刻。碑座所刻纹路和与汉晋时期琢石的方法也相仿，似是晋代物品。但碑座为汉白玉，碑身为青石，字体又和碑座年号的字体不同。显然碑身比碑座要晚。此碑如果出自晋代，这对考证仲景是否做过长沙太守应当有重要参考价值。不过此碑对仲景的称谓，除“长沙太守”外，还有“医圣”一词，那么医学界是在何时把仲景称为“医圣”的呢？

晋代皇甫谧《针灸甲乙经·序》云：“伊尹以亚圣之才，撰用《神农本草》以为《汤液》……仲景论广伊尹《汤液》为数十卷，用之多验。”这里对伊尹才只是称“亚圣”，此时仲景在医学界，显然还没有和“圣”字沾边。

唐代孙思邈《备急千金要方》说：“江南诸师秘仲景要方不传。”直呼“仲景”。王焘《外台秘要》直言“张仲景”方，也没有出现过直接和“圣”有关联的说法。

公元1065年，宋臣林亿等的《伤寒论·序》云：“仲景本伊尹之法，伊尹本神农之经，得不谓祖述大圣人之意乎？”这里是说仲景的工作是祖述大圣人之意，也就是秉承古代大圣人的精神或思想，显然不是说仲景本人就是圣人。

1144年，成无己刊印《注解伤寒论》。1156年成无己已经90余岁，出版了《伤寒明理论》，在这两本书里，也只是说张仲景所做的工作是类似圣人所做的工作，这和宋臣林亿等的《伤寒论·序》口径基本一致，还是没有直称仲景为“医圣”或“圣人”。

1152年，金人刘完素著成《素问玄机原病式》，其《序》中才有了“仲景者，亚圣也。虽仲景之书未备圣人之教，亦几于圣人”的说法，至此才始称仲景为“亚圣”。

1526年，也就是明嘉靖五年，李濂著成《医史》，言仲景被“论者推为医中亚圣”，这恐怕就是根据了刘完素等人的说法。

1592年，方有执在其所著的《伤寒论条辨》中说：“夫扁鹊、仓公神医也，神尚矣。人以为无以加于仲景，而称仲景曰圣。”时在明代，此后称仲景为“医圣”者才逐渐多了起来。

仲景墓碑号称是在1632年被“发现”的，假如医圣祠之墓碑出晋代，那么由晋唐至宋元的医家为什么不称仲景为医圣呢？因此我个人认为，此碑应是明代所刻。

明代人为一个被后世所敬仰的汉代医家修墓树碑，用了仿汉晋的花纹图案作装饰，是完全可以理解而且完全能够做到的。碑座或者可以用旧物，当然也不能排除其字是石工在试刀时随意为之。既然石碑出自明代，其长沙太守说则显然来自宋臣林亿等的《伤寒论·序》。这样也就不能据此墓碑判定仲景是否任过长沙太守的事了。

不过我们评价仲景其人，并不在于他是否真的做过长沙太守，而在于他对医学的贡献。在世界医学发展史上，他是第一个创立“个体化治疗方案”的医学家，是辨证论治诊疗方法在临床上应用的奠基人，是中医临床医学的开拓者。自宋代以后，医家常以“长沙”指代仲景或仲景著作。如元代吕履著《长沙用药十释》，清代黄元御著《长沙药解》，清代陈修园等著《长沙方歌括》，日本人著《长沙证汇》等，其中的“长沙”，皆指代仲景或仲景著作。而在其他中医学的著作中，以“长沙”作为仲景代称，则是很常见的事情。

（六）张仲景的行医范围

据李濂《医史·张仲景补传》和一些地方志的记载，仲景行医于荆州、襄阳、长安、许都一带，医术精于张伯祖，“大有时誉”“为名医”“为上手”，为

“一世之神医”。

（七）张仲景的主要著作

张仲景的著作主要是《伤寒杂病论》16卷，而且该书在流传过程中，不得已被分为《伤寒论》和《金匮要略》两书。其他如《五脏论》等，因已亡佚，则无从考证。

（八）张仲景的学生

宋代张杲《医说》有如下记载：“杜度，不知何许人也，仲景弟子，识见宏敏，器宇冲深，淡于骄矜，尚于救济，事仲景，多获禁方，遂为名医。”“卫汛，不知何郡人也，仲景弟子，知书疏，有小才，撰《四逆三部厥经》及《妇人胎脏经》《小儿颅囟经方》三卷，皆其所制，知名当代。”余嘉锡《四库提要辨证》卷十二子部，在《注解伤寒论》书名下案云：“以余考之，王叔和似是仲景亲授业弟子，故编定其师之书。”

二、《伤寒杂病论》成书的背景

《伤寒杂病论》约成书于公元200年前后。这个年代是根据张仲景《伤寒杂病论集》中有“建安纪年（公元196年）以来，犹未十稔……”之语，推测而来的。

（一）社会背景

张仲景生活在东汉末年，当时的社会背景有两大特点。其一是天下大乱，战乱频繁。从黄巾军起义，到三国鼎立、天下归晋，战争没有一天停止过。其二是天灾不断，仲景在世70年间，据统计载入史册的大的自然灾害就有22起之多，其中涝灾、旱灾、雹灾、蝗灾、风灾、火灾、地震、海水倒灌、河堤决口、泥石流等，几乎所有的自然灾害在当时都出现过。古谚有云“大兵之后，必有大疫”“大灾之后，必有大疫”。这是由于战争和自然灾害严重地破坏了生产力，使生产水平下降，人民生活水平下降，体力和抵抗力降低，于是就导致了疫病长期大面积的流行。当时的百姓“不死于兵，即死于病”，中原大地“人相食啖，白骨委积”。建安七子之一的王粲，在《七哀诗》中所描述的“出门无所见，白骨蔽平原，路有饥妇人，抱子弃草间，顾闻号泣声，挥涕独不还，未知身死处，何能两相完”，就是当时情况的写照。

张仲景《伤寒杂病论集》云：“余宗族素多，向余二百，建安纪年以来，犹未十稔，其死亡者，三分有二，伤寒十居其七。”这就是仲景自己的经历。

曹植《说疫气》描述建安二十二年“疠气流行，家家有僵尸之痛，室室有号泣之哀，或阖门而殪，或覆族而丧”。这虽然是仲景逝世以后的事情，但足以说明疫病流行时间之长久。

疾病的流行，百姓的疾苦，激发和激励了张仲景发奋研究医学并从事医学著述的热情和责任感。疫病的流行，在客观上也为张仲景收集广大医家和百姓防治疾病的经验以及亲自参加医疗实践提供了外界条件。加之仲景“勤求古训，博采众方……并平脉辨证”的勤奋努力，终于著成了理论与实践相结合的不朽著作《伤寒杂病论》。

（二）学术背景

古典医籍的问世：在《伤寒论》成书之前，就有“医经”和“经方”两大医学体系的著作问世。据班固《汉书·艺文志·方技略》记载，东汉以前的医学著作有医经7家，经方11家，其中就有《黄帝内经》和《汤液经》等。史书曾载，战国秦汉名医辈出。如战国的扁鹊，西汉的仓公、淳于意，东汉的太医丞郭玉等，均属有相当造诣的临床大家。

可见在张仲景以前，已有丰富的医学典籍和医学名家同疾病做斗争的宝贵经验的积累。张仲景在《伤寒杂病论集》中所说“勤求古训，博采众方，撰用《素问》《九卷》《八十一难》《阴阳大论》《胎胪药录》，并平脉辨证，为《伤寒杂病论》合十六卷”，便是他对自己学术渊源的概述。

在《仲景全书·翻刻宋版伤寒论》，北宋校正医书局官员林亿、孙奇等将作者题为“汉·张仲景述”，“述”是什么意思？《说文解字》说“述，循也”，《增韵》说“循，依也”。可见“述”就是依循旧说的意思。那么张仲景的著作主要依循的是什么旧说呢？晋代皇甫谧《针灸甲乙经·序》说：“伊尹以亚圣之才，撰用《神农本草》以为《汤液》……仲景论广伊尹《汤液》为数十卷，用之多验。”宋臣林亿等的《伤寒论·序》也引用了这段话，并进一步说：“仲景本伊尹之法，伊尹本神农之经，得不谓祖述大圣人之意乎？”其中这里用了“祖述”一词，“祖述”就是效法依循前人学说或行为的意思，说明张仲景主要是继承依循了古《汤液经》的内容。由此推测《伤寒杂病论》所载大量复方及其临床应用，主要来自《汤液经》。《伤寒论》有“桂枝加芍药生姜各一两人参三两新加汤”，名以“新加汤”，意思可能就是其他方剂多本古籍，而此方则是仲景自己在古方的基础上新加新创而成。

综上所述，我的理解是，仲景在继承依循《汤液经》的基础上，又吸纳了汉代以前的医学理论成就和大量医家同疾病做斗争的丰富经验，并结合自己的临床实践，经过长期努力，著成了中国第一部融理法方药于一体的辨证论治的专著——《伤寒杂病论》。它既是对公元3世纪以前中国医药学理论与经验的总结和继承，也是对中医学术理论和临床技能的发展和创新。

三、《伤寒杂病论》的沿革和《伤寒论》的版本

（一）王叔和整理《伤寒论》和《脉经》本

《伤寒杂病论》成书以后，由于战乱频繁，在仲景逝世不久，原书便散失不全。曾任魏、晋两朝太医令的王叔和，搜集该书遗卷，并整理、重新编次。因已非原书全貌，且内容多为伤寒病的辨证论治，故更名为《伤寒论》，凡10卷22篇。据有人考证，王叔和整理《伤寒论》的时间，距仲景去世也就是二三十年。王叔和还将《伤寒论》的内容收入其所著的《脉经》之中，近人则称《脉经》所收入的《伤寒论》为脉经本《伤寒论》。

（二）千金本《伤寒论》

唐代孙思邈撰《备急千金要方》时，仅引证了《伤寒论》的少量内容，尚未将全貌收入。但从他“江南诸师秘仲景要方不传”的说法来看，《伤寒论》的确在民间广为流传，是“诸师”所有，而不是个别人所收，而且大家都将其视为秘典珍藏，不轻示人。孙氏晚年撰《千金翼方》时，收载了《伤寒论》全部内容，载于卷九、卷十之中，今人称之为千金本《伤寒论》，也有人称其为唐本《伤寒论》。

（三）外台本《伤寒论》

唐代王焘著《外台秘要》，收入了《伤寒论》的大部内容，也收入了可以在今本《金匮要略》中见到的一部分内容。因此推测，王氏看到的可能是《伤寒杂病论》的另外一个传本，今称外台本《伤寒论》。

（四）宋本《伤寒论》

宋代校正医书局官员林亿、孙奇、高保衡等人，校订了《伤寒论》，并在北宋治平二年（公元1065年）刊行，《伤寒论》自此始有定本，而且是官定本，此即宋本《伤寒论》，亦称治平本《伤寒论》。初刻为大字本，由于售价高，不利于推广普及，宋元祐三年（公元1088年）又刻印了小字本颁行。但宋版原刻，无论大字本还是小子本，今皆未闻有人收藏。

（五）赵开美《翻刻宋版伤寒论》

明代著名的藏书家赵开美，在万历二十七年（公元1599年）刻有《仲景全书》一部，该书第一部分的内容即是《翻刻宋版伤寒论》，其他还有成无己的《注解伤寒论》等。从赵开美《刻仲景全书·序》可知，他觅寻宋版《伤寒论》的过程颇费周折，所得之书应当是北宋官刻的小字本，“及得是书，不啻拱璧”。于是便依照宋版小字本摹刻复制，凡每页行数，每行字数，行距字体版式，均和宋版《伤寒论》完全相同，因此反映了宋版的真面目。今称此本为“赵刻本”或“仲景全书本”《伤寒论》，而赵开美直接将其刻印的《翻刻宋版伤寒论》称作“宋本伤寒论”，今也有学者沿用赵氏说法，径称其为“宋本伤寒论”。高等中医药院校第2~5版教材《伤寒论讲义》即号称以赵刻本原文为底本。赵开美所刻《仲景全书》，今存世5部，中国中医科学院、上海中医药大学、上海图书馆各藏一部初刻本，中国医科大学、台北“故宫博物院”各藏一部修刻本，修刻本是在同一木板的初刻本中剜改了若干讹字。而中国国家图书馆则藏有台北“故宫博物院”藏本的完整缩微胶卷。

（六）成注本《注解伤寒论》

金代成无己在宋版《伤寒论》的基础上全面作注，著成《注解伤寒论》，此书的撰注年代，后世诸家多以严器之序“甲子中秋日”为据，推断其成书年代约为公元1144年，但有人考证，该书至少在1140年以前已经完成。又据王鼎《注解伤寒论·后序》可知，此书正式刊行于金大定十二年壬辰（公元1172年），这是第一个系统注解《伤寒论》的版本，人称“成注本”或“成本”。该版本经明代汪济川校刊，又几经翻印，因其既有原文，又有注文，便于学习，流传颇广，以致在相当长的时间内，人们只知有成本，而不知有宋本。成注本在注解时，删去了宋本《伤寒论》的子目，对后8篇的原文也进行了删削，使人们已经看不到宋本《伤寒论》的原貌了，但它对《伤寒论》主要内容的流传，有着不可磨灭的贡献。

（七）《伤寒论》别本——《金匮玉函经》

宋代校正医书局还校勘刻印了《金匮玉函经》8卷，它和《伤寒论》“同体而别名”，即内容相同，而书名不同，特点是“条论于前，会方于后”，人称“玉函本”或《伤寒论》“别本”，后经清代陈世杰复刻，流传至今。

以上宋本、赵刻本、成注本、玉函本是《伤寒论》的主要版本。

（八）《伤寒杂病论》的另一部分内容——《金匮要略》

在宋代，国家校正医书局还校勘刻印了《金匮要略方论》。据宋臣林亿等的《金匮要略方论·序》云："翰林学士王洙在馆阁日，于蠹简中得仲景《金匮玉函要略方》三卷，上则辨伤寒，中则论杂病，下则载其方，并疗妇人。""以其伤寒文多节略，故所自杂病以下，终于饮食禁忌，凡二十五篇，除重复合二百六十二方，勒成上、中、下三卷，依旧名曰《金匮方论》。"于是《金匮要略》始有定本。可见王洙所见蠹简，应是《伤寒杂病论》的另外一个传本，宋臣林亿等将其杂病以下部分进行了校勘刻印。自此，《伤寒杂病论》便正式被分成了《伤寒论》和《金匮要略》。

（九）人卫本——《伤寒论校注》

1981年国务院成立了古籍整理出版规划领导小组，对中国的古籍进行全面系统的整理研究。北京中医药大学刘渡舟教授等受命对《伤寒论》进行整理研究。我参加了这一工作，负责版本的调查考证、全书文字的注释训诂，以及最终书稿的整理誊清。这次整理研究，以赵开美《翻刻宋版伤寒论》的原刻本（中国国家图书馆所藏缩微胶卷本）为底本，设提要按语，校勘注释，名《伤寒论校注》，1991年6月由人民卫生出版社出版。后被国家中医药管理局所组织的专家评审组评定为："既保持了宋本《伤寒论》的原貌，又体现了近代学者研究《伤寒论》的新成就，是目前学习研究《伤寒论》的最佳版本。"

近年，由上海中医药大学主编的规划教材《伤寒论讲义》、广州中医药大学主编的《中医药学高级丛书·伤寒论》、北京中医药大学主编的两部《伤寒论讲义》（本科用和自学用），原文部分皆以《伤寒论校注》为底本。由于赵开美《翻刻宋版伤寒论》已经很少有人能看到，保留了该书原貌的《伤寒论校注》就有了重要的文献价值，因此我称其为人卫本《伤寒论》或者刘渡舟本《伤寒论》。此书后来在副主编钱超尘教授的主持下进行了修订，改正了原文的若干误字、修改了若干"校勘"，修订了"校注后记"，依照赵本补入了《医林列传》，书后还增加了方剂索引，使该书更臻完美。难能可贵的是，在修订过程中，钱超尘教授将原文与台北"故宫博物院"所藏《仲景全书》中的《翻刻宋版伤寒论》逐字对校，确保无误。修订本在2013年6月由人民卫生出版社重刊发行。

（十）《伤寒论》的其他传本

日本的康治本《伤寒论》，原系唐人手抄卷子本，卷末有"唐贞元乙酉岁写之"，19世纪中叶在日本发现，是康治二年（1143年）沙门了纯所抄录，全书一卷，仅存65条、50方，系从《伤寒论》中节录而来。但文字与宋本《伤寒论》互有异同。个人推测，此书可能和唐代医官考试有关，在唐代，国家选拔医官设立了考试制度，其中《伤寒论》的成绩占总成绩的五分之一，所以应试者为了学习方便，就会把《伤寒论》的重要内容抄写下来习诵，唐人手抄卷子本或许就是在这种情况下抄录的。

日本康平本《伤寒论》，是日本后冷泉天皇康平三年2月17日侍医丹波雅忠据家传本抄写的。康平三年即1060年，比宋本刊印的年代1065年还要早5年，因此该书具有一定的文献意义。尤其值得注意的是，在宋本中的一些原文，在康平本中却是以注文的形式出现的。

另外，敦煌出土的《伤寒论》残卷（卷子本），长沙古本《伤寒论》，桂林古本《仲景十二稿伤寒杂病论》等，皆可在校勘、研究和学习《伤寒论》的时候参考。其中桂林古本《仲景十二稿伤寒杂病论》，是一个叫张绍祖的人传出来的，他自称是张仲景第46代嫡孙，家藏有张仲景亲自修改过第十二稿的《伤寒杂病论》16卷，张氏传给了左盛德，左盛德传给了罗哲初，然后刊印发行。凡是在《伤寒论》中有疑惑的条文，在桂林古本《伤寒杂病论》中都有比较好的解决。中国台湾的一些学者很看好这个版本。但我觉得，从古文献的角度来看，它新了一些，不排除后人伪托的嫌疑。不过对于学习《伤寒杂病论》仍具有一定的参考价值。

四、《伤寒论》的内容与贡献

要谈《伤寒论》的内容，先从书名中涉及的词汇说起。

（一）伤寒的含义

伤寒的含义有广义和狭义之分。

广义伤寒，是指一切外感热病的总称。

古代将一切外感热病，均称为伤寒。如《素问·热论》云："今夫热病者，皆伤寒之类也。"《备急千金要方》引《小品方》云："伤寒，雅士之词，云天行、瘟疫，乃田舍间号耳。"《肘后备急方》云："贵胜雅言，总名伤寒，世俗因号为时行。"《孟子·告子》："吾见亦罕矣，吾退而寒之者至矣。"日本中西惟忠《伤寒之研究》："谓邪而为寒，盖古义也。"可见，"寒"字在古代就有"邪"的意思，既然如此，"伤寒"，就是伤邪，因此就不难理解，"伤寒"为什么会有广义的含义了。

狭义伤寒，是指外感风寒，感而即发的疾病。

《难经·五十八难》说："伤寒有五，有中风，有伤寒，有湿温，有热病，有温病。"其中"伤寒有五"之伤寒为广义伤寒，五种之中的伤寒，为狭义伤寒。感受风寒，主要是指寒，因风为百病之长，故有寒必夹风，因此言"寒"要带上"风"。感而即发，是为了区别伏气温病。《黄帝内经》有"冬伤于寒，春必病温"的说法，这就是说，虽然感受寒邪，但当时没有发病，邪气潜伏体内，至春乃发，这就成了伏气温病，伏气温病不属于狭义伤寒的范围，但仍属广义伤寒。

《伤寒论》以伤寒命名，书中又分别论述或涉及了伤寒、中风、温病、风温、中暑等，所以全书所论应属广义伤寒的范畴。但从主要的内容看，又重在论述人体感受风寒之邪所发生的疾病及其合并症或并发症的辨证论治规律，因此还是以论述狭义伤寒的辨证论治为主。

《伤寒论》所论的伤寒病与西医学中的由伤寒杆菌或副伤寒杆菌所致的肠伤寒或副伤寒的"伤寒"含义不同。这是由于西医传入中国的时候，翻译借用了中医学中原有的"伤寒"一词，结果就导致了词同义异的现象。但西医所说的肠伤寒，仍然可以依照《伤寒论》中的辨证论治方法来治疗。

《伤寒论》之"论"的含义是什么呢？刘勰《文心雕龙》说："论也者，弥纶群言，而研精一理者也。"也就是说，"论"作为一部著作的体裁，是指广泛地收集众多学者的论述，去围绕一个主题来进行研究和探讨。因此《伤寒论》就是研究伤寒病辨证论治的综述或总结性的著作。而《伤寒杂病论》就是研究伤寒病和杂病辨证论治的综述或总结性的著作。

但要说明的是，《伤寒论》是王叔和从《伤寒杂病论》的残卷中整理出来的，之所以命名为《伤寒论》，可能是他认为书中保留的伤寒病的辨治内容比较多，而杂病辨治内容比较少的缘故。并不是王叔和一人把《伤寒杂病论》一书中的伤寒病和杂病截然分为了两部书。因此《伤寒论》中自然就保留了不少杂病的内容。而后来宋臣林亿等在整理王洙发现的《金匮玉函要略方》的蠹简时，尽管把上卷论伤寒的部分去掉了，但中、下二卷仍不可避免地保留着伤寒病的辨治内容。因为《伤寒杂病论》是伤寒和杂病共论的著作，所以《伤寒论》并不是只论伤寒病辨证论治的专书，《金匮要略方论》也不是只论杂病辨证论治的专书。而是伤寒中有杂病，杂病中有伤寒。

(二)《伤寒论》的主要内容和学术成就

我们从两个方面来谈《伤寒论》的主要内容,一是从10卷22篇的内容概要来谈,二是从理、法、方、药的内容来谈。

1.《伤寒论》10卷22篇的内容

《辨脉法第一》与《平脉法第二》

这两篇是仲景脉学的集中论述,仲景脉学介于《黄帝内经》和《脉经》《濒湖脉学》的过渡阶段。"辨脉法"篇首先提出脉分阴阳,"凡脉大、浮、数、动、滑,此名阳也;脉沉、涩、弱、弦、微,此名阴也"。然后论各种病脉的主病。

平脉就是平人的正常脉象,该篇论述了四时平脉,阴阳相等之平脉等。"平"也有"辨"的意思,所以"平脉法"篇也有病脉主病的内容。如四时太过与不及之脉,脏腑阴阳乘侮之脉,百病错杂之脉等。并运用了五行生克理论来分析疾病纵横顺逆和生死预后。

仲景学说中有一些脉象主病,和后世脉学有所不同。

例如,浮脉主表,人所共知,主表的浮脉,特点是轻取即得,重按少力,举之有余,按之不足,如水漂木,这是由于体表受邪,正气抗邪于表,气血浮盛于外所致。但《伤寒论》在六经病证篇里,浮脉也主热。主热的浮脉,特点是,轻即取得,重按滑数有力。这是由于里热鼓动气血,气盛血涌,血脉偾张所致。又如,后世言迟脉主阳虚,但《伤寒论》中也主阴虚血少。如原文第50条说:"假令尺中迟者,不可发汗。何以知然?以荣气不足,血少故也。"对于专门研究脉学和脉学发展史的学者,不仅要注意研究六经病证篇有关脉学的论述,还应当注意研究《伤寒论》"辨脉法"和"平脉法"两篇的内容,这样才能了解仲景脉学的全貌。

《伤寒例第三》

"伤寒例"开头以北斗指向,确定一年之中季节和节气的确切时间,进而论述了四时正常气候的变化,气候太过、不及的判断方法。阐述了外感病成因、分类、命名、预防、治疗、护理和预后的判断。也体现了中医"仰观天文,俯察地理,中知人事"的研究方法。因此可以将"伤寒例"看成是阐述外感热病的总论。曾有人怀疑"伤寒例"是王叔和补入的内容,但从某些韵文来看,有人考证其属西汉时期的韵脚,故应当是仲景原文,因为仲景勤求古训,博采众方,其中除依循《汤液经》外,还引用了不少其他的古代文献。

《辨痉湿暍脉证第四》

所论痉湿暍，皆与外邪有关，也皆从太阳经开始，合为一篇讨论，以便和太阳病相鉴别。和《金匮要略》“痉湿暍病脉证治”篇不同的是，这里没有附录治法和方药。

通常所说的《伤寒论》398条112方，并不包括以上4篇，而仅仅是从第五篇到第十四篇这10篇的内容。这就是：

《辨太阳病脉证并治上第五》

《辨太阳病脉证并治中第六》

《辨太阳病脉证并治下第七》

《辨阳明病脉证并治第八》

《辨少阳病脉证并治第九》

《辨太阴病脉证并治第十》

《辨少阴病脉证并治第十一》

《辨厥阴病脉证并治第十二》

《辨霍乱病脉证并治第十三》

《辨阴阳易差后劳复病脉证并治第十四》

这10篇，以六经辨证的内容为主，是后世医家非常重视学习的部分，有人将其称为《伤寒论》的“洁本”。高等中医药院校的教材，就从这10篇中选择原文进行讲授。本讲稿的原文，也选自这10篇之中。

除此之外，还有8篇内容，习称后8篇，也称“可与不可”诸篇。后8篇的原文，大多见于六经病证篇，只不过是按照不可发汗、可发汗、发汗后、不可吐、可吐、不可下、可下、发汗吐下后诸病证进行了重新归类，但也有不见于六经病证篇的原文。后8篇的内容，有的是对六经病证篇的补充，有的则有着重要的校勘意义。王叔和在《辨不可发汗病脉证并治第十五》的开篇说：“夫以为疾病至急，仓卒寻按，要者难得，故重集诸可与不可方治，比之三阴三阳篇中，此易见也。又时有不止是三阳三阴，出在诸可与不可中也。”可见王叔和是为了医者在仓卒急用之时方便检索，才重集诸可与不可的。

《辨不可发汗病脉证并治第十五》

本篇重集了《伤寒论》六经病证篇中诸多不可发汗的病证以及误汗后的变证，强调了汗法的正确运用。有的内容则有一定的校勘价值。如“太阳病篇”第23条“太阳病，得之八九日，如疟状，发热恶寒，热多寒少，其人不呕，清便欲自可……”其中的“清便欲自可”的“欲”字,在“不可发汗病脉证并治”中作“续”,这叫“同本以互证”,说明“欲”与“续”音近义通。而《脉经》在引这一条时,“欲”也作“续”,这叫“别本以见例”,可知“清便欲自可”就是“清便续自可”,也就是排的大便一直是正常的,说明邪气没有入阳明。

《辨可发汗病脉证并治第十六》

开篇以“春夏宜发汗”,提示了在运用发汗的方法时,当注意随顺大自然展发生散之气机。继而阐述了发汗的要求:“凡发汗,欲令手足俱周,时出似漐漐然,一时间许。”补充了桂枝汤方后关于“遍身漐漐微似有汗者益佳”的具体要求。也就是说,凡是发汗,就要汗出周遍,手脚都见到汗;出小汗,出微汗;而且要使汗出保持一个时辰的时间。又论述了汗法以用汤剂为好,“无汤者,丸散亦可用,要以汗出为解,然不如汤随证良验”。并且强调“中病便止,不必尽剂也”。本篇将六经病证篇中所有可以发汗的证候和方剂做了重集和总结,通晓本篇,就大体可以把握《伤寒论》汗法应用之全局。

《辨发汗后病脉证并治第十七》

重集了六经病证篇中发汗后各种病证的辨证论治,其中既有汗后表邪未解仍须再汗的麻黄汤证、桂枝汤证和桂枝二麻黄一汤证。也有汗不得法而导致的阴阳表里寒热虚实等各种变证和坏病,而对于这些变证、坏病的辨证论治方法与方药,又可以广泛地应用于临床各科疾病的辨治。

《辨不可吐第十八》

总结了吐法的禁忌证,强调凡是表证、里虚寒证皆禁用吐法。

《辨可吐第十九》

开篇言“春宜吐”,提示运用吐法也要注意顺应大自然气机展发的时机。进而强调“凡用吐,汤中病便止,不必尽剂也”,以防伤正。并收集了吐法的适应证。

《辨不可下病脉证并治第二十》

重集了六经病篇中禁用下法的条文,此外还补充了一些禁下的病证。是论述下法禁忌证的专篇。

《辨可下病脉证并治第二十一》

开篇言“秋宜下”,提示运用下法要注意顺应大自然气机收敛肃降的时机。进而强调“凡可下者,用汤胜丸散,中病便止,不必尽剂也”,以防伤正。随后重集了六经病证篇所有可用下法治疗的原文,并有较多补充。通晓此篇，就可以大体把握《伤寒论》下法应用之全局。

《辨发汗吐下后病脉证并治第二十二》

重集了六经病证篇汗、吐、下后所导致各种变证坏病的救治方法，体现了“观其脉证，知犯何逆，随证治之”的精神。

对于后8篇，我们应当了解，特别是后8篇中所出现的那些不见于六经病证篇的原文，更应当注意学习和研究。

2.《伤寒论》理、法、方、药的内容

我们分别从理、法、方、药四个方面来谈《伤寒论》的内容和贡献。

(1)在理论上：《伤寒论》创立了六经辨证理论体系。六经辨证辨析了外邪伤人后所导致病证的不同阶段的不同特点，详察病情变化，细析邪正盛衰，确定病变部位，明辨病证性质，并据此确定治法，选择方药。从而成为临床辨证的依据，论治的准则。既适用于外感病的辨证论治，也适用于很多杂病的辨证论治，长期以来一直有效地指导着历代医家的临床实践，并对中医药学术的发展产生了重要的影响。关于六经辨证的具体问题，下面将有专题讲述。

(2)在治则治法上：确立了临床治疗的多种原则，开创了八法应用和多种疗法综合应用的先河。

《伤寒论》将中医学的基本治则应用于临床，这些治则包括：①治病求本，本于阴阳。对每一病证，均遵照审证求因的原则，辨其病因之阴阳，病性之阴阳，病位之阴阳，然后按照病因、病性、病位的阴阳属性确定其相应的治法。②调和阴阳，以平为期。不论扶正，还是祛邪，无论正治，还是反治，皆以协调阴阳，使阴阳协和为准则。③祛邪扶正，分清主次。三阳病属表，属热，属实，正盛邪实为基本特征，故以祛邪为主；三阴病属里，属寒，属虚，正虚邪恋为基本特征，故以扶正为主。祛邪之时，不忘护正；扶正之时，不忘祛邪。④明确标本，分清缓急。一般情况重在治本，特殊情况急则治标；表证兼里实，先表后里为常法；表证兼里虚，先里后表为原则；实人伤寒发其汗，虚人伤寒建其中。表里同病，表里证之间的病机关系密切，而里证又非大实大虚者，则表里同治。⑤观其脉证，随证治之。“观其脉证，知犯何逆，随证治之”虽是针对坏病提出的治则，实则适用于所有疾病的论治；也是辨证论治精神最集中的体现，是《伤寒论》中的基本治则。⑥注重扶阳气，保胃气，存津液。疾病的发生是正邪斗争的结果，祛邪的目的在于保护人体的正气，如邪气虽去而正气也亡,就失去了治疗的意义,因此《伤寒论》在治病、选方、用药、护理、调摄等各方面,从始至终都体现了扶阳气,保胃气,存津液等固护正气的理念。

《伤寒论》的基本治法:有汗、吐、下、和、温、清、消、补、涩等方法。①治太阳表证,有麻黄汤、桂枝汤、葛根汤、大青龙汤和小青龙汤之汗法。②治痰实阻滞胸中膈上,有瓜蒂散之吐法。③治阳明里实证或太阳蓄血,有三承气汤之下法和桃核承气汤、抵当汤之下法。④治少阳不和,有小柴胡汤之和解少阳法;治心下痞,又有泻心汤之调和中州法。⑤治太阴里虚寒和少阴寒化证,有理中、四逆汤类之温法。⑥治热证,有栀子豉汤、白虎汤、黄芩汤、白头翁汤、竹叶石膏汤之清法。⑦治蓄血缓证,有抵当丸之化瘀缓消法。⑧治气血两虚,有炙甘草汤、小建中汤之补法等。可谓集八法应用之大成。此外,治下利滑脱,还有桃花汤和赤石脂禹余粮汤之涩法。

毫无疑问,《伤寒论》虽然依循了《汤液经》,但这些基本的治则治法,和《黄帝内经》所记述的治则治法有着密切的关系。

《伤寒论》的常用疗法:主要有药物疗法、针刺疗法、艾灸疗法、饮食疗法等。药物疗法在用法上有外用、内服之分。还有药、针并用法,药、灸并用法,针、灸并用法,药、食并用法等,这些方法,都一直沿用到今天。

(3)在方剂学上:《伤寒论》继承了《汤液经》的内容,所载112方(通常所说的约数),选药精当,组方严谨,配伍优化,药量恰当,疗效可靠,至今仍在广泛应用,为中医方剂学的奠基,被后世推为“众方之祖”。在药物剂型上有汤剂、散剂、丸剂、含咽剂、肛门栓剂、灌肠剂等,是中医药剂学发展的基础,也是中医药剂技术的奠基。这些方剂不仅经得起两千年临床实际应用的考验,也经得起现代实验室研究的检验。被后世称作“经方”,也就是经典方剂的意思。

(4)在药物学方面:用药76味(由于纳入标准不同,各家统计略有差异)对许多药物都有具体的炮制、选用要求,比如麻黄去节、杏仁去皮尖、甘草炙、大枣擘、虻虫熬(炒的意思)去翅足、巴豆熬去油等。

小结

综上所述我们可以对《伤寒论》的内容和贡献做出如下总结。

《伤寒论》是中国医学史上现存最早的一部完整系统的临床医学著作。是公元3世纪以前中国医药学成就的总结。它以理、法、方、药相结合的形式,记述了多种外感病和许多杂病的辨证论治方法,也记述了大量的中医药剂技术和护理知识。

它所创立的六经辨证体系,长期以来一直有效地指导着历代医家的临床实践,并对中医药学术的发展产生了重要的影响。六经辨证方法的临床应用,使辨证论治的诊疗原则在中医临床医学上确立下来,并作为中医的诊疗特色之一,一直沿用到今天。

它所记述的大量复方,选药精当,配伍严谨,而且据证立法,因法设方,疗效可靠,不仅经得起历代医家从不同角度的推敲,而且也经得起不同时期的临床实践及现代科学的检验,故被后世誉为“众方之祖”,为方剂学的奠基。

它所运用的汗、吐、下、和、温、清、消、补、涩等治法,所隐含的治病求本、调和阴阳、祛邪扶正、标本缓急、随证施治,以及保胃气、存津液、扶阳气等治则,为中医治法、治则之圭臬。

书中所载的剂型有汤剂、散剂、丸剂、含咽剂、肛门栓剂、灌肠剂等,为中医药剂技术的发展奠定了基础。

因此《伤寒论》不仅是中医外感病学、中医内科学等临床医学的奠基之作,而且也是中医方剂学、药剂学、护理学等多学科发展的基础。自晋代以来,历代医家都十分重视对《伤寒论》的学习与研究,称其为“启万世之法门,诚医门之圣书”。自唐代以来就作为医官考试的必考科目。因此,《伤寒论》是继承发扬中医学遗产的必读典籍,也是中医院校中医专业的一门必修课和考试课。还是中医各科临床医师终生要读的一本案头书。

五、关于六经辨证

(一) 六经、六经病与六经辨证

六经,是后世医家对太阳、阳明、少阳、太阴、少阴、厥阴等三阳三阴经的简称。

三阳三阴原本是阴阳学说中的术语,《黄帝内经》认为,地球上之所以有生命诞生,就是因为地球上有阴阳二气不亢不烈、不冰不寒、平衡稳定的交替变化。阴阳是化育生命的本源,是化育生命的自然条件,因此《黄帝内经》说“生之本,本于阴阳”。于是地球上万事万物也就都被打上了阴阳的烙印。所以在研究人的生理功能和病理变化的时候,自然要用到阴阳学说。把事物分阴阳,是对其性质的区分,将阴和阳各分为三,也就是三阴三阳,则是对阴阳气量的多少和运动趋向的区分。

春季，阳光和煦，阳气尚弱小，《黄帝内经》称之为少阳、一阳。少是小的意思，少阳是言阳气弱小。一阳，也就是一份阳气。故后世有小阳、幼阳、稚阳、嫩阳之称。气温由低渐高，气的运动趋向是由中心向四周展发、展放（热涨效应），因此《素问·四气调神大论》说："春三月，此谓发陈。"少阳之气的展发运动，支配着植物的营养向根梢和枝端输送，根须下扎，枝叶上展，这就叫春生。《黄帝内经》将春季阳气的展发运动命名为木行、木气、木运。

夏季，太阳当头照，阳光强烈，《黄帝内经》称之为太阳、三阳。太是大的意思，太阳是言阳气强大。三阳，也就是三份阳气，故亦称巨阳。气温持续炎热，气的运动趋向为上升，因此《素问·四气调神大论》说："夏三月，此谓蕃秀。"太阳之气的上升运动，支配着植物的营养向顶端输送，枝叶繁茂，而根须生长减缓，这就叫夏长。《黄帝内经》将夏季阳气的上升运动命名为火行、火气、火运。

秋季，日照逐渐减少，《黄帝内经》称之为阳明、二阳。明是显著的意思，阳明是言阳气尚显著。二阳，也就是二份阳气。气温由高渐低，气的运动趋向是由四周向中心收缩、内收（冷缩效应），因此《素问·四气调神大论》说："秋三月，此谓容平。"阳明之气的内收运动，支配着植物的营养向主干、种子、果实贮藏，种子成熟，果实饱满，而根须和枝叶干枯，这就叫秋收。《黄帝内经》将秋季阳气的内收运动命名为金行、金气、金运。

冬季日照最少，气温最低，阳气潜藏下降，阴气主事，《黄帝内经》将其称为太阴、三阴，少阴、二阴，厥阴、一阴。《素问·四气调神大论》说："冬三月，此谓闭藏"。在冬季是阳气的潜藏内闭下降而阴气的旺盛支配着自然界一切生物的生命活动，种子滞育，植物生机潜闭，蓄积能量，等待春天的到来，这就叫冬藏。《黄帝内经》把这种阳气的潜藏下降运动而阴气的旺盛状态命名为水行、水气、水运。

《灵枢经·顺气一日分为四时》说："以一日分为四时，朝则为春，日中为夏，日入为秋，夜半为冬。"于是便把一天之中的寅卯辰（3~9时）名为少阳，巳午未（9~15时）名为太阳，申酉戌（15~21时）名为阳明，亥子丑（21~3时）名为太阴，子丑寅（23~5时）名为少阴，丑寅卯（1~7时）名为厥阴。三阳各主时三个时辰，三阴虽也各主时三个时辰，但三阴之间两两重叠两个时辰（4个小时），而厥阴和少阳，也重叠两个时辰。值得注意的是，这里的三阳三阴的昼夜主时，和《伤寒论》中六经病的欲解时完全吻合。

《黄帝内经》认为“人生于地，悬命于天，天地合气，命之曰人，人能应四时者，天地为之父母”。既然天地是人类的父母，那么人类就是天地的子女，因此人便与天地之气相应。于是《黄帝内经》就根据脏腑经络的不同功能和阴阳气的多少，分别用三阴三阳来命名。大自然有三阴三阳，人体也就有了三阴三阳，后世医家简称为六经。六经各分手足，经络又内属脏腑，外络肢节，运行阴阳，通行气血，流布津液，因此六经实际上是总领十二经脉及其所属脏腑以及阴阳、气血、津液、精神的生理功能，是将人体分为六大功能体系。虽用“六经”命名，并非专指经络。

三阴三阳在《伤寒论》中的含义：

在《伤寒论》中所讲的三阴三阳病，后世简称为六经病。六经病是人体感受外邪后，六大功能体系在和外邪做斗争的过程中所表现出的各种症状和体征的综合，它既是外感病发展过程中的不同阶段，也是既互相关联又相对独立的证候。

六经辨证，是后世医家对《伤寒论》中三阴三阳辨证方法的简称。这一辨证方法，是张仲景在继承《汤液经》的基础上，又收集了大量的临床资料之后，对这些资料采取的一种分类研究方法。它是以六经所系的脏腑、经络、气血、津液、精神的生理功能与受邪后的病理变化为基础，结合人体抗病力的强弱，病因的属性，病势的进退缓急等因素，对外感疾病发生、发展过程中的各种症状、体征进行分类、归纳，进而判断病变的部位、证候的性质与特点、邪正消长的趋向，并以此为前提，决定治法和处方等问题的一种辨证论治的方法与体系。

在六经辨证中，三阴三阳是病证或说是病理的概念，它包括了病位、病性和病势的含义。太阳病，病变部位就原文来看，涉及足太阳膀胱经、膀胱腑、体表营卫乃至和皮毛关系密切的肺，其主要证候为体表阳气被风寒邪气所伤，阳气开始抗邪，属阳证、表证、阳证的初起；如邪气循经入腑，则会有气化不利的蓄水证和血热互结的蓄血证。阳明病，病变部位涉及足阳明胃经和胃肠之腑，邪气已经入里化热，因此阳明病的主要证候是盛阳感热邪，两阳相争而出现的大热、大实之证，为里证，为阳证的极期。少阳病，病变部位涉及足少阳胆经、胆腑和三焦，邪气在经为寒，在腑化热。其证进一步发展，邪气既可以由阳入阴而内传太阴，转成阴证；也可以内传阳明，进而发展为阳证的极期。太阴病，病变部位涉及足太阴脾经和脾脏，主要证候是太阴脾脏的虚寒证，为阴证、里证，是阴证初起，阴证的轻浅阶段。少阴病，病变部位涉及手少阴心、足少阴肾，以及足少阴肾经。由于心为五脏六腑之大主，肾为元阴元阳之根本，病及少阴，涉及人体根本阳气的动摇，故为阴证、里证，为阴证的危重期。厥阴病，病变部位涉及足厥阴肝经、肝脏和心包，如果邪由少阴传来，也就是说在心肾真阳衰微的基础上，寒邪进一步传入厥阴，则属阴证、里证，为阴证的终末期，最终不可避免地出现阴盛阳绝的死证。但如果是外寒直接侵袭厥阴经、脏，则属可以治疗的厥阴寒证。而当阴寒郁遏厥阴相火，相火郁极而爆发时，又会有热证、寒热错杂证、厥热进退证、自愈证等出现。

（二）六经病的传经和变证

六经病的传经：邪气由此经进入彼经，则叫传经。《伤寒论》原文所提示的传经情况见图 1：

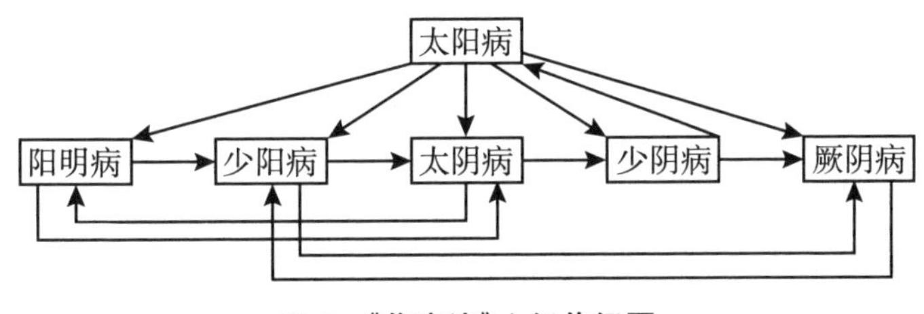

图 1 《伤寒论》六经传经图

一般来说，正虚邪盛，则邪气由表传里，由阳入阴；正复邪退，则邪气由里出表，由阴转阳。无论病证由表入里，由阳入阴，还是由里出表，由阴转阳，皆称为传经。所不同的是，前者属邪胜病进，后者属邪衰病退。

后世医家对六经病传经方式提出的主要术语：①循经传：邪气依照太阳→阳明→少阳→太阴→少阴→厥阴的顺序传（但《伤寒论》并无阳明传少阳的实例）。②越经传：邪气不依照上述顺序，而越过一经或多经相传。③表里传：邪气在表里两经之间相传（太阳 ↔ 少阴；阳明 ↔ 太阴；少阳 ↔ 厥阴）。表里传实际是越经传的一种特殊方式。但是应当指出的是，这些名词是后世注解《伤寒论》的医学家们提出来的，现代临床已经很少使用了。

六经病的传经与否，主要取决于四个因素。①正气的盛衰：正气充盛，抗邪有力，则邪气不能内传；若正气衰弱，则易致邪气内传；若邪气已内传，但如正气恢复，已具祛邪外出之力，则可使病证由阴转阳，由里出表。②邪气的轻重:若感邪重,其势较盛,则多会内传;若邪气不甚,或邪气已衰,则无力内传,或虽已内传,亦可有外出之机。③治疗是否得当:在疾病发展的过程中,是否能行使正确的治疗,关系到是否能截断病程,及时治愈,也关系到疾病的传经与否及传经的趋向。④体质的强弱与宿疾的有无:体质弱者,病邪易传,并多传三阴,体质较强者,不易传经,即便传经,也多传三阳;有宿疾者,其传经多与宿疾所在的脏腑有关。

判断六经病是否将要传经,须据脉证变化而定,并不以病程日数的多少来推断。

(三)六经病的变证和坏病

六经病失治或误治后,使临床证候发生了变化,新的证候不属于六经病证,不能用六经正名来命名者,后世医学家习惯称其为变证。凡是反复误治所造成变证,《伤寒论》称其为坏病。变证和坏病,或寒,或热,或虚,或实,或寒热错杂,或虚实兼见,变化多端,故治当"观其脉证,知犯何逆,随证治之"。这也是"辨证论治"精神最明确的文字表述。

(四)六经发病的特殊形式——合病、并病、直中和两感

合病:凡两经或三经同时发病,无先后次第之分者,称为"合病"。如太阳阳明合病、太阳少阳合病、阳明少阳合病以及三阳合病等。合病常常是因邪气太盛,动则侵犯数经。

并病:若一经的病证未罢,而另一经病又起,有先后次第之分者,称为"并病",如太阳少阳并病、二阳并病也就是太阳阳明并病等。合病和并病在《伤寒论》里只用于三阳经病,三阴病没有用过这些词汇。

但无论是合病或并病,病人当前的病证都是两经或两经以上的症状都存在,因此只能从发病的病史上来判断是合病或是并病。由于现代临床以辨证为准,判断是合病或是并病并不具有太大的临床意义,所以这些词汇在现代也不常用了。

直中:病邪不经三阳,直接入侵三阴而发病,叫"直中"。产生直中的原因,主要是由于阳气素虚,抗邪无力,使病邪得以长驱直入阴经而发病。凡属直中者,病情一般较重,尤其是少阴直中,病情就更加沉重。但也有邪气太盛,而直接侵犯内脏者,其实病人的阳气原本不衰,在这种情况下,祛除病因后,预后则比较好。

两感:凡表里两经同时感受外邪而发病者,则称"两感"。如太阳与少阴同时受邪而发病则称太少两感。

（五）六经辨证和其他辨证方法的关系

六经辨证中包含八纲分证：①六经中包含阴阳分证：三阳病多阳证，三阴病多阴证。②六经病包含表里分证：太阳为六经之表，其他五经病为六经之里。太阳为三阳之表，阳明为三阳之里，后世有人称少阳为三阳之半表半里；太阴为三阴之表，少阴、厥阴为三阴之里。太阳伤寒、太阳中风为太阳之表，太阳蓄水、太阳蓄血为太阳之里。③六经中包含寒热、虚实分证：三阳病多热证、实证，但也有寒证、虚证；三阴病多虚证、寒证，但也有实证、热证。因此可以认为，八纲辨证是后世医家从六经辨证中归纳总结出来的一种纲领性的辨证方法。但八纲辨证只是辨别病证属性的大方向，并不能直接指导选方遣药。而六经辨证则可以具体确定所选用的方药。

六经辨证中含有脏腑经络辨证的内容：六经病中的经络病证，是构成经络辨证的内容之一；六经病中的腑证和脏证，则是脏腑辨证中不可缺少的素材。不过脏腑经络辨证是医学家将脏腑经络可能出现的寒、热、虚、实、气、血、津液、痰饮、水湿种种病证都进行了归纳、总结和分类。而六经辨证则是仲景根据临床实际，尤其是外感病的临床实际资料，用六经进行了分类，并没有涵盖脏腑经络所有可能出现的病证。但脏腑经络辨证缺少病证和病证之间的有机关联，而六经辨证则揭示了六经病之间的传经、合病、并病等关系。

六经辨证和卫气营血辨证、三焦辨证共同构成了对外感病辨治的完整体系：虽然说六经辨证是辨证论治的楷模，是为百病而设，但随着时代的变迁、疾病谱的变化和医学的发展，医学家们逐渐感到，在运用六经辨证对温热病和湿热病的辨治方面尚力不从心。于是在《伤寒论》的启发下，明清以降的医学家逐渐创立完善了卫气营血辨证和三焦辨证。现代临床，通常是以六经辨伤寒病，以卫气营血辨温病，以三焦辨湿温病，从而使外感病的辨证方法得以完备。当然这三种辨证方法，在临床使用的时候，往往不能够截然分开，具体到一个病人，在其疾病的初起，可能运用的是六经辨证，但其中期可能运用到卫气营血辨证或三焦辨证，而其后期又可能运用到六经辨证。所以三种辨证方法常常交叉甚至重叠运用。

六、学习《伤寒论》的方法与要求

这里要谈的是怎样学、学什么的问题。毫无疑问学习其中理、法、方、药的基本内容和辨证论治的基本知识，这是最基础的。在学习这些基本内容和知识的过程中，大体需要经历以下过程：

一是训词释句，弄通本义。《伤寒论》为汉人所著，尽管张仲景所用语言在当时十分通俗晓畅，但年移代革，语言文字的含义已经发生了许多变化，如果搞不清楚其词语的原本含义，就很难正确理解它的医理。

二是分析病机，研究医理。这是一个知其然而又知其所以然的过程，也是一个高级医师必须掌握的技能，只有懂得疾病、证候、症状、体征出现的机制，知其所以然，才能理解深刻，记得牢固，用得灵活。

三是归纳总结，鉴别对比。《伤寒论》言简意赅，许多内容，或详于前而略于后，或详于后而略于前，或一方的适应证见于多条，或多条综合才能构成完整的一个病证，或数证临床表现近似，或多方药物组成雷同。这就需要对全书内容前后归纳，上下对比，才能从总体上把握证候的鉴别和方剂的应用。

四是上考《黄帝内经》《难经》，旁参《金匮要略》和《神农本草经》。尽管《伤寒论》主要依循传承了《汤液经》，但作为一部划时代的医学巨著，其理论基础、思维方法，以至医学词汇术语等，和当时的《黄帝内经》《难经》一类的著作有密切关系，在研究《伤寒论》的辨证体系和证候病机时，自然要运用到《黄帝内经》和《难经》的基础理论和思维方法。《金匮要略》是《伤寒论》的姊妹篇，有许多内容，或者详于此而略于彼，或者详于彼而略于此，因此在研读《伤寒论》时，有时候需要参考《金匮要略》来了解仲景的本意；在研读《金匮要略》时，常常也要参考《伤寒论》来探求仲景的原旨。《神农本草经》和仲景时代相近，仲景用药的寓意，常在《神农本草经》中可以找到参考答案。

五是熟读默记，娴熟于心。在学习的过程中，打开书本全能读懂，合上书本大脑空空，这就难以进一步做到临床灵活应用。因此背诵《伤寒论》中的重要原文，这几乎是历代名医的基本功之一。背诵原文的目的和作用，一方面是“书读百遍，其义自见”，反复诵读利于加深对原文的理解；另一方面是，书背熟了，临床应用时就可以信手拈来，得心应手，从而就减少了“书到用时方恨少”的尴尬。

六是学以致用，验于临证。要想把书本上的东西变成自己的东西，只有通过临床实践，运用了《伤寒论》的理论和方药，治好了某些病证，尝到了甜头，才能使你真正地理解和体会到仲景的深意和《伤寒论》的实用价值，才能真正地变成你自己的知识和经验。这正是“纸上得来终觉浅，绝知此事要躬行”。

七是阅读诸注，深入研习。从成无已第一个为《伤寒论》作注写成《注解伤寒论》之后，为《伤寒论》作注者当在千家以上，在现代，更有大批的研究著作和论文发表。这些论著和论文，或以经解经探究经文原旨，或训诂考据补亡重编大论原文，或阐释伤寒证候的病因病机，或扩大伤寒方剂的应用范围，或新增证候以见疾病谱的历史变化，或新补方剂以疗仲景之未及，从而大大发展丰富了伤寒学术，续写了在这一研究领域的学术发展史，并且形成了不同的学术研究流派。从这些论著论文中汲取营养，是进一步提高理论水平和临床技能必不可少的途径。

学习方法尽管因人而异，但上述几个阶段或几个方面却是每个人都要经历的学习过程，不过在我们在学习《伤寒论》的基本知识和基本内容的同时，更应当注意学习其在字里行间所揭示的辨证思维方法和用方的灵巧思路。

比如第 63 条“发汗后，不可更行桂枝汤，汗出而喘，无大热者，可与麻黄杏仁甘草石膏汤”，第 162 条“下后，不可更行桂枝汤，若汗出而喘，无大热者，可与麻黄杏子甘草石膏汤”，其中“汗出而喘”既是本证的主要症状，也是鉴别诊断的着眼点。因为“汗出而喘”就可以除外寒邪闭表，症见无汗而喘的麻黄汤证；也可以除外表寒里饮，症见不汗出而咳喘的小青龙汤证。又以“不可更行桂枝汤”除外了中风兼喘，症见喘而有汗的桂枝加厚朴杏子汤证。以“无大热”（指无阳明里大热里大实）除外了阳明热实迫肺，而症见汗出微喘的大承气汤证。短短的两条原文，运用排除诊断法，把《伤寒论》中的主要喘证都进行了鉴别，难道这种辨证鉴别的思路不值得我们学习吗？

仲景用方的思路，常见的是辨病辨证，据证候用方；抓主症，针对主要症状用方；辨病机，针对病机用方；抓副症，结合辨病机用方等。思路灵活，方法多样。

比如用乌梅丸治疗蛔厥，又治久利，是因其寒热错杂、虚实兼见的病机相同；用小建中汤治疗“伤寒，阳脉涩，阴脉弦，法当腹中急痛”，又治疗“伤寒二三日，心中悸而烦”，是因其气血两虚的病机一致。这就是辨病机，针对病机用方的范例，也是“异病同治”的实例。早年随中医界前辈宋孝志老师临诊，有一哮喘 3 年的病人，每年 5~9 月发作。宋老根据其 3 年前因在大热、大饥、大渴，又十分疲劳的情况下，饱餐冷食、痛饮冰水，从而诱发这一病证。辨为热郁胸膈，郁热扰肺，肺失宣降，用栀子豉汤治疗。药仅两味，焦栀子和淡豆豉各15g。连服2个月余,竟然收功。栀子豉汤在《伤寒论》中治疗热郁胸膈,郁热扰心,轻者见心烦不得眠,重者则反复颠倒,心中懊侬。原文所提供的主症并没有哮喘。宋老用它来治疗哮喘,则是从热郁胸膈的病机入手。

再比如第156条“本以下之,故心下痞,与泻心汤,痞不解,其人渴而口燥烦,小便不利者,五苓散主之”。“心下痞”并不是五苓散适应证中的主症,但对于这个病人来说,心下痞却是他最感到痛苦的症状之一。根据抓主症用方的思路,与泻心汤是完全可以理解的。但是用过泻心汤后并无效果。于是必须详细寻求其他症状表现,并深入探求病机,在治疗上才能另辟蹊径。从病人还有烦渴与小便不利等,才最后判定,出现心下痞的根本病机,是因为下焦蓄水,水邪上逆,阻滞了中焦气机所致。于是改用五苓散,最终达到了药到病除的效果。曾治某女士,42岁,诉胃脘胀满数月,进食减少,服用胃动力西药与利气消满和胃的中药,效果不佳。详问病人,尚有口干渴、小便少、少腹硬满等症,当少腹硬满的感觉向上发展至胃脘时,就导致了胃脘胀满,饮食不下。遂用五苓散作汤剂服,用药1周,小便畅利,腹部和胃脘胀满全消。这就是抓副症,兼求病机用方思路的临床应用。有人说,这是张仲景辨证不准,以药试人。我却认为,这是仲景示人以法的典范。在临床上,运用抓副症兼求病机的思路,常常能达到峰回路转,柳暗花明的境界。难道在《伤寒论》字里行间所体现出来的这些灵活用方的思路不值得我们挖掘和弘扬吗?

《伤寒论》中所提示的辨证和用方思路不仅上述几端,这里仅仅是举例而已,以提示在学习《伤寒论》的过程中,除学习其内容、知识外,也要学习其辨证和用方的思路和方法。这才是临床医师取之不尽,用之不竭的源泉。

第一章 辨太阳病脉证并治

概　　说

（一）太阳病的病位

从《伤寒论》“太阳病篇”原文来看，太阳病的病变部位涉及足太阳膀胱经、足太阳膀胱腑，也涉及太阳所主的肌表营卫。由于太阳主表，而肺主皮毛，所以当体表的阳气受邪，表气不利的时候，常会导致肺气宣发肃降失调而出现咳或喘，因此在《伤寒论》中，手太阴肺的病证也出现在“太阳病篇”，而没有出现在“太阴病篇”。如无汗而喘的麻黄汤证、中风兼喘的桂枝加厚朴杏子汤证、水寒犯肺而咳喘的小青龙汤证、邪热壅肺而咳喘的麻杏石甘汤证，病变皆涉及肺，其方证皆出现在“太阳病篇”。

（二）太阳病的成因

风寒外袭：这是太阳病的主要成因。

少阴之邪外出太阳：或是少阴寒盛伤阳证，阳气恢复，阴病出阳，脏邪还腑，邪气外出太阳；或是少阴热化证，正气恢复，邪气外出太阳。但要注意的是，邪气外出的是太阳膀胱之腑，而不是太阳之经或太阳之表。

（三）有关太阳的生理

“太”就是“大”的意思。“太阳”的本义是指强大的阳气，因此也称“巨阳”。在《黄帝内经》里，用太阳来命名小肠经、小肠腑和膀胱经、膀胱腑。这就是手太阳小肠经、手太阳小肠腑、足太阳膀胱经和足太阳膀胱腑。但《伤寒论》中的太阳病，主要涉及的是足太阳膀胱经、足太阳膀胱腑以及体表阳气被风寒邪气所伤的病变。手太阳小肠经和小肠腑的病变，在外感病的初起阶段并没有涉及到，所以《伤寒论》太阳病的病程中，并没有小肠经、腑的病证，这显然是根据临床实际情况来确定的。

1. 足太阳膀胱经

足太阳膀胱经行于人体的头项后背，从头至足，是人体循行路线最长，穴位最多，覆盖面积最大的经脉。其脉上连风府与督脉相通，沟通了太阳和督脉的联系；下络腰肾而属膀胱，沟通了太阳与少阴的表里关系。督脉总督诸阳，为阳脉之海；肾藏元阴元阳，为一身阴阳之本。故太阳经可以借助督脉阳气和肾中阳气的资助，而主一身之表阳。也就是说，人体体表的阳气，是由太阳所主管的。《素问·热论》说“巨阳者，诸阳之属也，其脉连于风府，故为诸阳主气也”，正是这个意思。足太阳经别属膀胱络肾，散布于心，既加强了膀胱与肾表里关系的联络，也沟通了膀胱和心的联络，这就是太阳蓄血证为什么可以出现如狂或发狂等心主神志功能失常的原因所在。

2. 足太阳膀胱腑

膀胱位于下焦，与足少阴肾，脏腑相连，经脉相互络属，相为表里。膀胱有藏津液，司气化的功能。膀胱的气化功能，表现在两个方面：一是阳气的化生和输布，膀胱在肾阳的温煦作用下，通过气化，化生阳气，其阳气通过足太阳膀胱经脉和三焦输布于体表，这就是《灵枢经·本脏》所说的“肾合三焦膀胱。三焦膀胱者，腠理毫毛其应”的意思。二是参与水液代谢，通过膀胱的气化作用，既可以排出废弃的水液为尿，又可以将一部分水液化生为津液，使津液输布上承，进而润泽全身，被人体再利用。可见这里所说的膀胱，是一组功能的概念，包括解剖学中所说的肾脏的一部分功能，并不单纯指解剖学中所说的贮存和排泄尿液的膀胱。

3. 太阳阳气

太阳阳气的量，在三阳中是最多、最大的，《黄帝内经》称其为三阳、巨阳。其阳气敷布的部位，或者说是阳气作用的部位，主要是在体表。其在体表的功能有三，一是温煦肌表；二是管理汗孔开合，调节体温；三是防御外邪。也就是“司开合，肥腠理，卫外而为固”的意思。《灵枢经·营卫生会》说“太阳主外”，就是指太阳阳气的卫外功能而言。太阳阳气既有卫外的功能，因此也叫卫气。由于人体的体表和外界接触的面积最大，所以体表阳气的量如果不足够强大，就不足以温煦肌表，防御外邪，卫外而为固，这也就是将其称为“太阳”“三阳”“巨阳”的道理所在。

太阳的阳气作用于体表，有卫外的功能，所以说太阳主表。而体表的阳气被外来的风寒邪气所伤，当然也就可以称其为太阳病了。营行脉中，卫行脉外，营为卫之守，卫为营之使，营卫相将而不相离，共同完成了温养、濡润体表和保护体表的作用，由于太阳病是外来的风寒邪气损伤体表阳气，自然也就会伤及营气，因此医学家就有了“太阳主表而统营卫”的说法，所以太阳病也就包括了营卫的病证。

太阳阳气的化生、补充和布达：

太阳阳气化生于下焦。正如前述，膀胱在肾阳的温煦作用下通过气化作用化生阳气，此阳气通过膀胱经脉和三焦向体表输布。

太阳阳气补充于中焦。太阳阳气在体表的不断消耗，必须依赖中焦脾胃所摄入的水谷精微之气不断地补充能量。俗语说：“腹中有食身上暖，腹中无食身上寒”，正说明了中焦脾胃对太阳主表功能的影响。

太阳阳气宣发于上焦。太阳阳气虽然通过足太阳膀胱经脉和三焦向体表输布，但要分布于体表，还要依赖上焦肺气的宣发作用。

《黄帝内经》所说的“卫出下焦”“卫出中焦”“卫出上焦”，也就是太阳阳气化生于下焦，补充于中焦，宣发于上焦。由此可知，太阳阳气的运动趋向是由下向上，由里向外的。一旦太阳的阳气被外来的风寒之邪所闭，出现恶寒、发热、无汗、身痛等症状，就要用辛温发汗以启闭的方法来治疗，显然这种治疗方法，是顺应太阳阳气的生理运动方向而设的。

由上述可见，太阳主表的生理功能，是由众多脏器协同完成的，而当肌表受邪，太阳阳气被风寒邪气所伤以后，也常常会导致和太阳主表相关的诸多脏器功能的失调。比如肺气不利的喘咳，脾胃之气升降紊乱的食欲不振，或呕吐，或下利，或不大便等，而对于肾阳素虚的人，太阳感寒，邪气往往容易飞渡少阴，而出现少阴病。

在这里谈谈太阳主表和肺主皮毛的关系。动物的体表可以使氧通过，这就叫皮肤呼吸。在发生学上，由体表向内部所折入的空处就是肺或鳔，突出于向外部扩大的部分就是鳃，因此，没有肺、鳔、腮的动物则靠皮肤呼吸，如蚯蚓、水蛭、海蜇等。即使具有呼吸器官的动物也常是呼吸器官与皮肤呼吸同时并用，但是皮肤呼吸对整个呼吸量的比例，可随动物的种类和温度的不同而不同。例如鳗，环境温度越低，皮肤呼吸值就越高，温度在10℃以下时，皮肤呼吸的氧摄取量可达整个呼吸的60%以上。蛙在冬眠期的呼吸，对体表的依赖程度约为70%，而平常则为30%~50%左右。鸟类和哺乳类的皮肤呼吸值较低，如家鸽和人都在1%以下。可见肺和皮肤原本就是“一家子”，所以

《黄帝内经》才说"肺主皮毛"。理解了肺和皮肤的亲缘关系,就不难理解太阳之表感受风寒邪气,为什么会出现咳嗽或喘息一类的肺主呼吸功能的紊乱,也就不难理解《伤寒论》中的太阳病为什么包含了手太阴肺的病证了。而《伤寒论》中的"太阴病篇",讨论的只是足太阴脾经、脾脏的病证,丝毫没有涉及手太阴肺的病证。可见《伤寒论》是根据外感病的临床实际情况来用六经进行分类的。

伤寒是风寒邪气伤人阳气的病变,而体表的阳气属太阳管辖,所以风寒邪气从皮毛而入,伤寒病起于足太阳。温病主要是温热邪气伤人阴液的病变,而体表的阴液由肺所输布,所以温邪上受,首先犯肺,从口鼻而入,温热病起于手太阴。但太阳病表气闭郁,会影响肺的宣发肃降而见咳喘,手太阴温病肺失宣降,会影响太阳表气不和而见短暂轻微的恶风寒。

(四)太阳病的证候分类与治法

为了便于学习,后世的医学家一般把"太阳病篇"的内容分为太阳病证、太阳病变证与太阳病类似证三大类。尽管这种分类方法并没有达成共识,但仍然有益于初学者对《伤寒论》原文的归类学习,因此本讲稿也采用这一分类方法。

1. 太阳病证

太阳病证是指邪在太阳经、腑的病证,也有人称其为太阳病本证,包括经证和腑证两类。

太阳经证:又称太阳表证,病变的重点在经脉和体表。又可分为三类:

其一,太阳中风证。以发热,汗出,恶风,头项强痛,脉浮缓等为主要临床表现。以风邪袭表,卫强营弱,营卫失和为基本病机。治以桂枝汤解肌祛风,调和营卫。《伤寒论》进而又论述了桂枝汤的其他适应证,桂枝汤的使用禁忌证,以及桂枝汤的加减应用举例。其中加减应用所涉及的病证,或属于太阳中风证的兼证,或属于杂病。

其二,太阳伤寒证。以恶寒发热,无汗而喘,全身疼痛,脉浮紧等为主要临床表现。以寒邪袭表,卫闭营郁为基本病机。治以麻黄汤发汗散寒,宣肺平喘。《伤寒论》进而又论述了麻黄汤的使用禁忌证(其实也是辛温解表的使用禁忌证)、麻黄汤的加减应用举例,其中有的加减应用所涉及的病证又属于太阳伤寒的兼证。

其三,表郁轻证。以发热恶寒,阵发性发作如疟状,身痒,面赤为主要临床表现。以表证日久,表有小邪闭郁不解,而且营卫之气已经不足为基本病机。治以桂枝麻黄各半汤、桂枝二麻黄一汤小发其汗。而表有小邪不解，里有轻度郁热而兼见烦躁者，则用桂枝二越婢一汤小发其汗，兼清郁热。

此外"太阳病篇"中，还论述了温病和风温等属于温热病初起的病证特点，遗憾的是并没有论及具体的治疗方法。这或者是由于仲景时代对温热病的治疗方法还不够丰富；或者是由于当时温热病案例极少，难以找出其病程规律；或者是由于《伤寒杂病论》关于温病证治的内容已经亡佚。于是就为后世医学家研究温热病和湿热病辨证论治规律留下了广阔的空间。

太阳腑证：属太阳病的里证，病变的重点在太阳之腑，分为两类。

其一是病在气分。太阳膀胱气化不利而水邪内蓄，一般称为太阳蓄水证。以小便不利，渴欲饮水，少腹苦里急并且伴有表证为主要临床表现。治以五苓散外疏内利，表里两解。

其二是病在血分。表邪循经入里化热，热和血结于下焦而血热内蓄，一般称为太阳蓄血证。以如狂或发狂，少腹急结或硬满为主要临床表现。治以桃核承气汤泄热化瘀或抵当汤（丸）破血逐瘀。

2. 太阳病变证

太阳病失治（也就是没有及时治疗，失去了最佳的治疗机会）或误治（也就是错误的治疗）以后，致使病情出现了新的变化，而新的病证不具备六经病的特征，不能用六经正名来命名的，后世医学家则统称为太阳病的"变证"。对于经历了多次误治而导致的病情复杂的变证，《伤寒论》也称其为"坏病"。意思是典型的伤寒病，被反复错误的治疗治坏了。

太阳病的变证或坏病，或寒或热，或虚或实，或寒热错杂，或虚实兼见，变化多端，并无固定程式所循。张仲景在"太阳病篇"，列举了热郁胸膈的虚烦证、邪热壅肺的咳喘证、里热夹表邪的下利证、心脾肾阳虚证、阳虚兼水气证，以及阴阳气血两虚证、邪气与痰水互结的结胸证、气机壅滞升降失调之心下痞证等证候的辨证论治。旨在提示，对于错综复杂的病证，应当"观其脉证，知犯何逆，随证治之"。这句话是说，要仔细地观察病人现有的脉象和症状表现，认真地了解过去用过哪些错误的治疗手段，然后根据具体情况进行恰当的治疗。这也正是辨证论治精神的体现。"辨证论治"这个词汇在《伤寒论》中并没有出现过，但最能体现辨证论治精神和思想的文字表述，就是这 12 个字。

3. 太阳病类似证

太阳病类似证是指某些杂病，在其病程中，有时出现一些类似太阳病的表现，如悬饮证、胸膈痰实证等。放在“太阳病篇”中讨论，主要是为了和太阳病相鉴别。这部分内容在《金匮要略》中还要学习，所以在本书就不作为学习的重点全部讨论了。

（五）太阳病的自然病程和预后

太阳病的自然病程一般是七日，这就是《伤寒论》原文所说的“太阳病，头痛至七日以上自愈者，以行其经尽故也”。但如果及时治疗，而且治疗得法，就可以截断病程，使汗出表解而早日痊愈。

若太阳表邪不解，或失治、误治，邪气可以传入他经。既能传阳明，也能传少阳，至于先传阳明，或先传少阳，或成并病，并无固定模式。太阳病也可以直接传入三阴，其中以传入少阴者为多见。若少阴阳气先衰，则太阳感寒之后极易内传少阴，而形成太少同病。

第一节　太阳病辨证纲要

一、太阳病提纲

【原文】

太阳之为病，脉浮，头项强痛[1]而恶寒[2]。（1）

【注释】

［1］头项强痛：强，jiàng，音绛，强直不柔和。头项强痛，即头痛并伴有后项部拘紧不柔和之感。

［2］恶寒：恶，wù，音误，畏恶的意思。恶寒即怕冷。

【提要】

太阳病的脉证提纲。

【讲解】

本证成因：风寒外袭。

主症和病机：脉浮，外邪袭表，正气因抗邪而浮盛于外，气血必充盛于表，而脉象是反映气血活动状态的，故脉应之而浮。主表的浮脉，特点是轻取即得，重按少力，举之有余，按之不足，如水漂木。

头项强痛，太阳经脉上额，交巅，入络脑，还出别下项。外邪束表，太阳经脉受邪，经气不利，因此就在太阳经脉的循行部位上出现了筋脉拘急，肌肉痉挛的症状，于是就出现了头痛并伴见颈项部拘紧不柔和。这是诊断邪气在太阳经脉的定位性症状。

恶寒，风寒之邪外袭肌表，卫阳被伤，温煦失司，也就是"温分肉"的正常功能失司，故见恶寒。"恶寒"之前的"而"字，是递进连词，有"而且一定"的意思，旨在强调"恶寒"在诊断表证时的重要性，于是后世的医学家就有了"有一分恶寒，就有一分表证"的说法。

此三症状反映了风寒邪气侵袭太阳经脉和肌表，正气、阳气奋起与邪气抗争的病机，是太阳病表证的基本特征，列在"太阳病篇"的开头，后世医学家称其为太阳病提纲。

太阳病应见发热，本条未将发热列入，可能是因太阳病初起，发热较恶寒出现较晚的缘故。如第3条就有"或已发热，或未发热，必恶寒"的说法，故将发热省略未提。但是应当知道，太阳表证虽然在初起阶段，有时候发热出现较晚，但是在其整个病程中，一般是恶寒与发热同时存在。这是因为，邪在太阳，正邪相争，卫阳因抗邪而浮盛于外，所以必有发热。

此外，不独太阳表证可以见到脉浮，其他如风湿在表、虚阳外浮、正气外脱、里热内盛等，也可以见到脉浮；不独太阳表证可以见到头项强痛，在里的水湿之邪阻遏太阳经气也可以见到头项强痛；不独太阳表证可以见到恶寒，里阳虚衰，表阳不足，温煦失司，也可以见到恶寒。因此要诊断为太阳表证，上述三个症状必须同时存在。

在本条原文末尾，所标的"(1)"和以下原文末尾括号内所标的数码，均是当代人依据赵开美所刻《仲景全书·翻刻宋版伤寒论》中的原文顺序所编的序码，从"辨太阳病脉证并治上第五"开始，至"辨阴阳易差后劳复病脉证并治第十四"结束，共398条。这样即使打乱《伤寒论》的原文次序进行分类研究，读者仍然可以知道这条原文在原书中的位置。但应当知道，赵开美所刻原书，并没有标识条文序号。

二、太阳病分类提纲

（一）太阳中风提纲

【原文】

太阳病，发热，汗出，恶风，脉缓[1]者，名为中风[2]。(2)

【注释】

［1］脉缓：与紧脉相对而言，指脉象松弛，弛缓，柔软，非指平人脉来四至，从容和缓之缓脉。在“太阳病”三字的前提下言“脉缓”，当是脉浮缓。

［2］中风：中，zhòng，音众。中风，指肌表被风邪所伤的证候，与后世所说的猝然晕倒，偏瘫，口眼歪斜之中风病不是同一概念。

【提要】

太阳中风证的脉证提纲。

【讲解】

本证成因：风邪袭表。

主症和病机：发热，太阳中风是风阳邪气侵袭肌表的病证，风阳伤卫阳，两阳相争，卫阳因抗邪而浮盛于外，并进而出现病理性亢奋，故见发热。因卫阳病理性的亢奋和浮盛于外，而卫分邪气亦盛，所以第95条将其病机称作“卫强”。

汗出，一方面是因为卫阳被风邪所伤，卫外失固；另一方面，是因为风性疏泄，使营阴外越，故见自汗出。汗出必然伤营，而致营阴不足，故第95条将其病机称作“营弱”。因此风邪袭表，卫强营弱，营卫失和，就是太阳中风证的基本病机。

恶风，一方面是因为卫阳被伤，温煦失司，另一方面是因为汗出肌腠疏松，不胜风袭，故见恶风。恶风和恶寒，自觉症状都是怕冷，当风则恶，无风则缓，可称恶风；虽身居密室，加衣覆被而怕冷不减，则称恶寒。但是在《伤寒论》中，恶风和恶寒两词的应用区分并不严格，以致常有互用的情况。

脉缓，在“太阳病”的前提下言“脉缓”，当是指脉浮缓，浮主邪在表，缓主营阴伤。

凡见此脉证者，即为太阳中风证，反映了风邪袭表，卫强营弱，营卫失和的病机，后世医学家称之为太阳中风证的提纲。

在太阳中风证的脉证中，当以汗出、脉浮缓为主要特征，因为它既能提示太阳中风证营卫不和，卫强营弱的病机，同时又能区别于无汗、脉紧浮的太阳伤寒证。由于太阳中风证以汗出、脉缓为特征，故后世又称其为中风表虚证。但必须注意，虽名“表虚”，却非虚证，因为这是与无汗而脉浮紧的伤寒表实证相对而言的。

（二）太阳伤寒提纲

【原文】

太阳病，或已发热，或未发热，必恶寒，体痛，呕逆，脉阴阳俱紧[1]者，名为伤寒[2]。（3）

【注释】

［1］脉阴阳俱紧：阴阳，原本指尺脉和寸脉而言，在此则统指寸关尺。脉阴阳俱紧，是言寸关尺三部之脉皆呈紧象。本条首言太阳病，故当有脉浮，也即其脉当是寸关尺三部皆浮紧。

［2］伤寒：证候名，外感风寒，感而即发所引起的表证，即狭义伤寒。

【提要】

太阳伤寒证的脉证提纲。

【讲解】

本证成因：寒邪袭表。

主症和病机：必恶寒，强调恶寒必定先见而且比较严重。因为太阳伤寒是寒邪伤人肌表的证候，寒为阴邪，最易伤人阳气，寒邪袭表，卫阳被伤，温煦失司，故必恶寒。

或已发热，或未发热，有的人已经发热，是风寒袭表，卫阳能及时达表抗邪，故发热较早出现；有的人还没有见到发热，是感受风寒较重，卫阳郁遏，或体质素弱，卫阳不能及时达表抗邪，故发热较迟出现。但是不论迟早，总会有发热。也就是说，太阳伤寒证的发热可以有迟有早，但终究会出现。如始终无发热，就不可以称之为太阳伤寒，而属少阴伤寒了。

体痛，周身疼痛，这是伤寒的主要症状之一。寒性凝涩，寒主收引，寒主痛，寒伤肌表，不仅外闭卫阳，而且内郁营阴，使营卫气血凝滞，筋脉拘挛，故见周身疼痛。

呕逆，为寒邪束表，正气抗邪于表而不能顾护于里，里气升降失常所致。里气升降失常是表证常见的兼证，可以见呕逆，也可见食欲不振，或下利，或不大便等。当然也有风寒邪气同时侵入胃肠，而导致里气升降失常的，有人称之为胃肠型感冒。因此在临床上对呕逆的病机，还要具体病人具体分析。

脉阴阳俱紧，即寸关尺三部脉俱现浮紧之象。浮主邪在表，紧主寒邪盛，这是由于寒主收引，使筋脉拘挛所致。

以上诸证反映了太阳伤寒证寒邪袭表，卫闭营郁的病机。既属卫闭营郁，必然无汗，这也是太阳伤寒证的主要特征之一。太阳中风与太阳伤寒，是两种不同类型的太阳表证。太阳中风为风邪袭表，卫强营弱，营卫失和，以发热、汗出、恶风、脉浮缓为主症，后世称其为太阳病表虚证；太阳伤寒，为寒邪闭表，卫闭营郁，以恶寒、发热、无汗、身痛、脉浮紧为主症，后世称其为太阳病表实证。其中鉴别的关键在于有汗和无汗。但要注意，这里所说的表虚、表实，只是两者相对而言的，所谓表虚，并不是表气虚，气不固表的玉屏风散证。

（三）温病和风温提纲

【原文】

太阳病，发热而渴，不恶寒者，为温病[1]。若发汗已，身灼热者，名风温[2]，风温为病，脉阴阳俱浮[3]，自汗出，身重，多眠睡[4]，鼻息必鼾，语言难出。若被下者，小便不利，直视失溲[5]，若被火[6]者，微发黄色，剧则如惊痫[7]，时瘛疭[8]。若火熏之[9]，一逆[10]尚引日，再逆促命期。(6)

【注释】

[1] 温病：外感热病中属温热性质的一类病证，与前述中风、伤寒同属广义伤寒范畴。

[2] 风温：一般认为是指温病误用辛温发汗引起的一种变证，但在《伤寒例》中，“风温”与伤寒、温病、暑病、瘟疫、温疟、温毒、冬温等并称，可见又是一个独立的病证名称。而本条又有“风温为病”之语，因此可以认为，将其作为一个独立的病证看待也是可以的。但无论是温病误治后的变证还是独立的病证，皆与后世温病学中的风温病含义不同。

[3] 脉阴阳俱浮：指寸关尺三部脉俱浮盛有力，为热邪鼓动气血，气盛血涌，血脉偾张所致。

[4] 多眠睡：指热盛扰神所致的昏睡状态。

[5] 失溲：小便失禁。单用“溲”字，仅指小便而言，言“后溲”“大溲”，才可以指大便。此所言小便失禁是热盛神昏，膀胱失约所致，和前面的“小便不利”（即尿少，因热盛伤津所致）并不矛盾。

[6] 被火：指被用火针、火熏、火熨、火灸等一类的方法治疗。

[7] 惊痫：惊指惊风，痫即癫痫，皆是以抽搐为主症的一类病证。

[8] 瘛疭：瘛，chì，音赤，四肢收引。疭，zòng，音纵，四肢舒伸。瘛疭即四肢时收时伸，也就是抽搐。

[9] 若火熏之：如果再误用火熏疗法。

［10］逆:《广雅·卷三》:“逆,乱也。”“乱”也是“错”“误”的意思,此指错误的治疗,也就是误治。

【提要】

太阳温病和风温的脉证提纲及误治后的变证。

【讲解】

本证成因:温热邪气外袭。

①温病主症和病机:发热,温热邪气侵袭肺卫,卫阳与温热相争而出现病理性亢奋状态,故见发热。渴,温为阳邪,最易伤津耗阴,故温热邪气伤人的初起,不经传经,就可以见到津液被伤的口渴。而伤寒证的初起阶段,不见口渴,只有当邪气入里化热伤津时,才出现口渴。不恶寒,温热邪气伤人,以伤阴液为主,与寒邪伤人阳气,温煦功能失司不同,故不恶寒。温病虽然证候百端,但“发热而渴,不恶寒”是其基本特征。提示温病与中风、伤寒在临床表现上是截然不同的。

此外,由于风为百病之长,温热邪气伤人之初常常夹有风邪,从临床上看,温病在初期邪侵卫分的阶段,也可以见到轻微而短暂的恶风寒。这是由于风邪伤卫阳,卫阳温煦作用失司所致。不过这种恶风寒,程度较轻,为时暂短,而且会伴有口渴、舌红、脉数等热象,不难与伤寒、中风相区别。

②风温的主症和病机:发汗已,身灼热,为邪热鸱张之象。邪热炽盛,误用辛温之剂发汗,以热助热,故热不退而身灼热。如果将“风温”看成是一个独立的病证,那么就可以把这句话理解为,高热汗出而热不退者,这就是风温病。邪热炽盛故见高热,热邪逼迫津液外越故见汗出。脉阴阳俱浮,邪热充斥于内外,鼓动气血,气血涌盛,血脉偾张,故寸关尺三部脉皆见浮数之象。在《伤寒论》中,浮脉主热见于多处,主热的浮脉,其特点是轻取即得,重按滑数有力,这是和主表的浮脉轻取即得,重按少力是不同的。自汗出为阳热逼迫津液外泄所致。身重,难以转侧,是壮火食气,火热耗气,故见倦怠疲乏身重。而且热邪壅滞经脉,经脉气机不利,也是导致身重难以转侧的原因之一。多眠睡,鼻息必鼾,语言难出,为热扰心神,病人呈困顿嗜睡状态;心主言,心神被扰,热盛神昏,故语言难出;热壅气机,肺窍不利,故鼻息必鼾。

③风温误治变证的表现与病机:小便不利,此指小便少。热盛伤津,又误用下法,更损阴液,而致化源不足,故见小便短少。直视,温热邪气本易伤阴耗液,加之误下损伤阴液,致使肝肾阴精被伤,不能上荣于目,故见两目呆滞

凝视无神。失溲,即小便失禁,是热盛神昏,关门不固,膀胱失约所致。小便失禁和小便不利(尿少)并不矛盾,而是可以同时存在的症状。发黄,风温误用火疗,以火助热,火热内伤营血,营气不布,故发身黄。如惊痫,时瘛疭,火邪内攻,或热极而风动;或火热伤津耗液,水不涵木而动风,犹如小儿的惊风或成人的癫痫,而出现阵阵抽搐。若火熏之,一逆尚引日,再逆促命期,如果再用火熏疗法,那么一次的误治,病人的生命还可以延长几日,一而再再而三的误治,只能缩短病人的生命,促进病人的死亡。

中风、伤寒、温病、风温皆属外邪所致的疾病,也皆有发热。其中发热,汗出,恶风,脉浮缓者,为中风;恶寒,发热,身痛,无汗,脉浮紧者,为伤寒;发热而渴,不恶寒者,为温病;高热,汗出而热不退者,为风温。

本条所举温病、风温以及风温误治以后的临床表现,提示了温热邪气伤人,容易出现伤津、耗液、扰神、动风、发黄等的病变规律,这对后世医学家极有启发。后世医学家在此基础上,根据温邪种类及所犯部位的不同,对温病的发生、发展及其演变,进行了深入的研究,逐步形成了以卫气营血辨证和三焦辨证等辨证论治体系为基础的温病学说,这完全可以看成是对伤寒学术的继承、发展、补充和创新。

三、太阳病的自愈日和欲解时以及六经病的欲解时

【原文】

病有发热恶寒者,发于阳也;无热恶寒者,发于阴也。发于阳,七日愈;发于阴,六日愈。以阳数七,阴数六故也。(7)

【提要】

辨病发于阳与病发于阴和外感病的自然病程。

【讲解】

发热恶寒者,发于阳也,外邪侵袭人体之后,正气奋起与邪相争,则见发热。既见发热,则表明正气不衰,邪气亦盛,正邪斗争有力,故多为阳经之证,为阳证。如太阳病见发热恶寒,少阳病见往来寒热或呕而发热,阳明病见热结在里、表里俱热,或蒸蒸发热,或日晡潮热等。无热恶寒者,发于阴也,病邪侵袭人体之后,阳气已虚,阴寒独盛,正气不能与邪气相抗争,故无发热。既无发热则表明正气已衰,抗邪无力,故多为阴经之证,如太阴脾阳虚弱,少阴心肾阳虚,厥阴虚寒致厥等,均不发热而恶寒,甚则厥冷脉微。

《素问·阴阳应象大论》说“阳盛则身热”“阴盛则身寒”,《伤寒论》继承《黄帝内经》理论,以恶寒发热作为辨别阴证与阳证的关键,具有特征性与概括性,因此不少医家认为本条可作为外感热病辨证的总纲,以致《金匮玉函经》竟将本条放在了六经病篇之首。

但如结合本条下面“七日愈”“六日愈”的问题来看,阳证七日有可愈的,而阴证往往六日不可能自愈。因此后世医学家对本条的解释,除上述的观点外,还有一些很有参考意义的见解:一是以张隐庵等为代表,认为发于阳即发于太阳,发于阴即发于少阴。这种说法仍然没有解决“发于阴,六日愈”的问题,因为少阴病六日也很难自愈。二是以方有执等为代表,认为风伤卫为发于阳,寒伤营为发于阴。也就是说,发于阳即太阳中风,发于阴即太阳伤寒。起病即见发热恶风寒的是风阳之邪伤人,是太阳中风;起病先见恶风寒而后见发热的,是阴寒邪气伤人,是太阳伤寒。

发于阳,七日愈;发于阴,六日愈,一般来说太阳伤寒和中风,只要不发生合并症或并发症,六七日就可以自愈,也就是说太阳病无论是中风还是伤寒,其自然病程也就是六七日左右。

这里提出的六七日自愈的问题,是大量临床观察得来的结论,体现了外感病病程的七日节律,也称周节律。人体生理和病理的昼夜节律、周节律、月节律、四季节律、年节律等,早在《黄帝内经》《伤寒论》以及其他医籍中就有了记载,这些记载应当说是从临床观察得来的概率,并不是空穴来风。更何况许多内容已经被现代研究所证实,并且由此而出现了时间生理学、时间病理学、时间药理学、时间医学等新的学说或学科。而人体乃至生物体这些时间节律的形成,无疑和日月星辰的运动周期有关。关于外感病的七日节律问题,下面还要专门谈到。

阳数七、阴数六,唐代孔颖达疏《尚书正义》说:“天一生水,地二生火,天三生木,地四生金,天五生土,此其生数也。如此则阳无匹阴无偶,故地六成水,天七成火,地八成木,天九成金,地十成土,于是阴阳各有匹偶,而物得成焉,故谓之成数。”可见七为火的成数,代表火;六为水的成数,代表水。《黄帝内经》说:“水火者,阴阳之征兆也。”火属阳,故曰“阳数七”;水属阴,故曰“阴数六”。

【原文】

太阳病,头痛至七日以上自愈者,以行其经尽[1]故也。若欲作再经[2]者,

针足阳明,使经不传则愈。(8)

太阳病,欲解时[3],从巳至未上[4]。(9)

风家[5],表解而不了了[6]者,十二日愈。(10)

【注释】

[1] 行其经尽:经,此处指太阳经。行其经尽,指邪在太阳经之势已衰,太阳病的自然病程已经结束。

[2] 欲作再经:或邪在太阳本经将进入第二病程,即第二个七日,或邪传他经,皆可叫“欲作再经”。

[3] 欲解时:邪气可能得解的时间。

[4] 从巳至未上:从巳时到未时,即巳、午、未三个时辰,也就是 9 时至 15 时之间。

[5] 风家:易患太阳中风证的人。

[6] 不了了:犹言不爽快,不舒适。

【提要】

论太阳病的自愈日和欲解时。

【讲解】

头痛至七日以上自愈者,以行其经尽故也,记述的是太阳病的自然病程。也就是说,太阳病如不发生合并症或并发症,又没有发生传经或变证,它的自然病程约是七日左右。发热恶寒、头痛、脉浮等症七日以上而自愈,即是太阳病的自然病程结束了,邪气在太阳本经将尽,这就是自愈之期。

欲作再经,太阳病至七日以上,其病不愈,或太阳之邪不衰,欲在本经进入第二病程,也就是第二个七日;或太阳之邪要传其他经,都可以称为“欲作再经”。

针足阳明,使经不传则愈,针刺足阳明经的穴位,其作用有二,一是可以泄邪气,削弱邪气势力;二是可以振奋阳明之气,强壮正气,防止太阳之邪内传。此法泄邪、扶正一举两得,因而可达到“使经不传”的目的。不仅可以防止邪气传入阳明,而且也可以防止邪气传入其他任何一经。这是因为阳明为后天之本,阳明之气旺盛,则全身正气强壮,抗邪有力,邪气就不容易传经。针足阳明经的哪个穴位?一般认为可取足三里穴,此穴具有强壮作用,使人体增强抗邪之力,提高免疫功能。

《伤寒论》有多条原文记述了外感病的七日节律,现代医学家观察到在许多传染病的病程中存在着七日节律；在治疗白血病所采取的骨髓干细胞移植的过程中，新生白细胞出现的时间存在着七日节律；器官移植后剧烈排异反应发生的时间存在着七日节律；正常人尿中激素的含量变化存在着七日节律；动物的胚胎发育过程和孕期也存在着七日节律……因此，地球上生物体的生理和病理存在着七日节律的现象，是一个普遍存在的事实，信而有征。

七日节律形成的机制是什么呢？我个人认为，应当和月球的绕地球运动及月相的变化周期有关。由于月相有朔、上弦、望、下弦四个阶段的变化，于是就造成了每个月有4次强天文潮汐现象。一个朔望月是29天12小时44分2.8秒，农历一个月为29天或30天，即据朔望月制定。把一个朔望月分成4个阶段，每个阶段则是7天多一点，所以七日节律有时候又可以是8天。这就意味着在月节律中存在着4个阴阳消长盛衰的节律变化，于是就导致了地球上的生物体，在生理活动和病理变化的过程中，也出现了七日节律。也就是说，七日节律就是月节律的四分之一，这就像四季节律是年节律的四分之一一样。有人说，月球对一个人的万有引力，不如我们面前一本书的引力大。确实从万有引力的角度来看，月球的引力对一个人的个体几乎没有影响。对于这个问题，我认为应当从生命诞生和衍化的全过程来看待。月球的绕地球运动，导致了地球上江河湖海的周期性潮汐现象，而这种潮汐现象存在着七日节律。地球上的生命诞生于海洋，所以这种由月相变化而导致潮汐节律的信息，也必然会“遗传”给地球上所有的生物。于是所有生物的生理活动和病理变化也就被七日节律打上了深深的烙印。

地球的自转和公转，使人体的生理病理活动出现了昼夜节律、四季节律和年节律；月球的绕地球运动，使人体的生理和病理活动出现了月节律和七日节律。这就是“天人相应”理论的实际体现。数十年来，现代医学家有不少人致力于在人体内寻找生物钟所在的位置，其实决定人体生理活动和病理变化时间节律的因素，并不在人体之内，而在化育了万紫千红生命世界的大自然，在于日月星辰的运动周期。这正是中医学研究人的生理功能和病理变化的时候，为什么要采取“仰观天文，俯察地理，中知人事”方法的道理所在。当然随着科技的发展，在人体内和生物体内也一定会找到大自然的时间节律打上的烙印，这个烙印也可以叫“生物钟”，只不过塑造这个“生物钟”的并不是生物自身，而是万能的大自然。

那么太阳病在第七日要自愈的时候，将在该天之中的哪一个时间段正复邪退而痊愈呢？这就是太阳病的“欲解时”。

太阳病，欲解时，从巳至未上，以午时为中心，早不过巳，晚不过未，在这段时间，太阳当空，普照中天，是一日之中阳气最最旺盛的时候，也是阳气主开主升的时候。从正气的角度来看，人体太阳经的阳气原本是化生于下焦，补充于中焦，宣发于上焦，其运动趋向是由下由里向上向外，输布于体表，在这个时间段正好和大自然阳气的运动趋向同步，于是便会随天阳的开升而旺盛于外，抗邪必然有力，这就为正复邪退提供了最有利的时机。从邪气的角度来看，风寒之邪逢此时，就像伤寒、中风得麻黄、桂枝的辛温发散，于是也为太阳病的正复邪退创造了有利的条件。也就是说，太阳病在自愈的那一日，容易在上午 9 时至下午 3 时这个时段汗出而解。如将这一规律用于临床治疗，对于太阳病就可以选择在这一时段之前用药，或许较其他时间用药效果更好。当然如太阳病的自然病程尚未结束，在这段时间，人体太阳之气得天阳相助，抗邪有力，正邪斗争必然激烈，于是临床症状也就会在此时加重。所以太阳病的症状加重时间和欲解时间应当是在同一个时段。

是不是所有的太阳病都可以在七日左右痊愈呢？对于虚人患外感来说，其痊愈的时间就可能会延长一些，这就是“风家，表解而不了了者，十二日愈”。常人患太阳病，自然病程一般是七日，也就是说，七日左右就可以自愈。而对于风家，则素体表气不足，易患太阳中风，当其患中风七日表邪解除以后，正气尚难完全恢复，故仍有身体不爽快的感觉，需要继续调养五日，五脏正气复元，才可以痊愈，所以说十二日愈。

综合以上内容说明，一般情况下，太阳病的自然病程是七日左右，而素体正气较虚者，痊愈则须十二日左右。太阳病邪气解除的有利时间是中午前后。太阳病七日不愈，或欲进入第二个七日的病程，或邪气欲传其他经，都可以针刺足阳明经的穴位，来截断病程，首选足三里穴。虽然在一般情况下，太阳病的自然病程大约是七日，但是医生的责任不是等待观望，而是正确辨证，及早治疗，截断病程，使其早日痊愈，这也是预防合并症和并发症的最好方法。

〔附〕关于其他五经病的欲解时

关于六经病欲解时的机制，目前还是一个众说纷纭，莫衷一是，需要继续研究的问题，这里仅介绍我的一点认识，供大家参考。

第 193 条云“阳明病欲解时，从申至戌上”，以酉时为中心，早不过申，晚不过戌。申时也称日晡，酉时也称日昳，太阳逐渐西沉，是一日之中阳气转弱、转阖、转收的时候，因此也称阳明燥金。而人体阳明之气的运动趋向，是以降为顺，主降主阖，于是在申酉戌这三个时辰，人体的阳明之气和天阳的运动趋向同步，得天阳相助而得以振作，抗邪之力大增，正邪斗争激烈，阳明病之潮热、谵语诸症也随之加重。但当通过治疗，阳明邪气将退，病程将结束的时候，随着天阳渐降、渐阖，阳明的热实邪气就像得石膏、硝、黄之泻热，而此时阳明正气又处于振作状态，于是就为阳明病的欲解创造了有利的时机。由此提示，对于阳明病的治疗，用清下二法，则选在中午过后服药为佳。

第 272 条云“少阳病欲解时，从寅至辰上”，以卯为中心，早不过寅，晚不过辰。这是自然界阳气展发的时间段，而人体少阳胆和三焦之气的运动趋向也是展发，于是在寅卯辰这三个时辰，人体少阳的展发趋向与天阳的展发趋向同步，自然会得时而旺。如邪在少阳，必然正邪斗争激烈，少阳诸症加重。当通过治疗或少阳邪气衰退而病证将要解除的时候，此时便为正气战胜邪气创造了最为有利的时机。从邪气的角度来看，被郁之少火，随天阳之展发而容易抒发，犹如得柴胡以发越郁阳，也为邪气的解除提供了最有利的时机。于是有人建议，治疗少阳病，应当在凌晨服药。

第 275 条云“太阴病欲解时，从亥至丑上”，以子为中心，早不过亥，晚不过丑。此时太阳在地球的正对面，是本地得天阳最少，阴气最盛，阴气主开、主展发的时间段，所以才命名为太阴。人体五脏为阴，六腑为阳，所以《黄帝内经》用三阴命名五脏，用三阳命名六腑。而五脏中，主管阴液量最多最大的就是脾和肺，脾将人体摄入的全部水液（也就是阴液）向全身输布，其间还要通过肺的宣发和肃降，以布达周身，所以将脾、肺名之以太阴。当然《伤寒论》的太阴病，并没有涉及肺，所以我们这里重点谈脾。从正气的角度来看，亥子丑是脾向全身输布阴液的运动趋向和自然界阴气主开的运动趋向同步的时间段，所以脾的正气得天阴之开相助，为抵抗邪气创造了最有利的时机。从邪气的角度来说，子时是阳从内生的时候。如是太阴脏虚寒证，脾阳虚衰，自利不渴，经过治疗后，此时正可借天阳之气内生的时段，为脾阳脾气的恢复，阴寒邪气的退却提供了有利的时机。因此有人认为太阴病解于此时，犹得干姜之温脏。于是建议、治疗太阴病应当在前半夜服药。另外第 275 条原文是接在第 274 条“太阴中风，四肢烦疼，阳微阴涩而长者，为欲愈”之后的，也可以认为，第 275 条太阴病欲解时，是指四肢被风寒邪气所伤而见四肢剧烈疼痛的太阴中风证自愈的时段，此时阴尽而阳生，为阳气的恢复，四肢末梢寒邪的退却提供了有利时机。

第291条云“少阴病欲解时，从子至寅上”，以丑为中心，早不过子，晚不过寅。五脏中，肾主水，又主藏精，心主血，其主管的阴液阴气量皆少于脾和肺，故名为少阴。子丑寅是阴气渐收，阳气渐出的时间段，此时心肾主管阴气的量及运动趋向和自然界阴气的量及运动趋向同步，于是正气得时而旺，就为正复邪退创造了良机。从邪气的角度来看，子时之阳为阳之初生，丑时之阳，是初生之后的逐渐伸张。少阴病为心肾真阳虚衰，阴寒内盛的病证，故经过治疗后，有待于渐伸之阳主时方可缓解。犹如少阴病需用附子、干姜以振奋心肾之阳。另外第291条原文是接在第290条“少阴中风，脉阳微阴浮者，为欲愈”之后的，也可以认为少阴病欲解时，当指少阴中风证的欲解时，但少阴中风的临床表现是什么？现无可考。

第328条云“厥阴病欲解时，从丑至卯上”，以寅时为中心，早不过丑，晚不过卯。五脏之中肝藏血而主疏泄，体阴而用阳，主管阴液阴气的量最少，所以名厥阴。心包是心之外围，主管阴液阴气的量更少，也名以厥阴。丑寅卯是大自然阴气将尽，少阳始出的时间段。此时肝与心包主管的阴气之量和运动趋向与大自然阴气之量及运动趋向同步，正气便应时而振作起来，这就为正复邪退创造了有利时机。从邪气的角度来看，丑寅卯是天阴将尽，天阳将生的交接之时，和少阳主时的寅卯辰只差一个时辰，但少阳生发展放之机已经初见端倪。因此厥阴病的寒证，在此时犹如用了吴茱萸和生姜，利于由阴出阳而解。另外，第328条原文是接在第327条“厥阴中风，脉微浮为欲愈，不浮为未愈”之后的，也可以认为，厥阴病欲解时，当指厥阴中风证的欲解时，但厥阴中风的临床表现是什么？也无可考。

四、辨太阳病传经与否

【原文】

伤寒一日[1]，太阳受之，脉若静[2]者，为不传；颇欲吐，若躁烦，脉数急[3]者，为传也。(4)

伤寒二三日，阳明、少阳证不见者，为不传也。(5)

【注释】

[1] 伤寒一日：指感受外邪之初。

［2］脉若静：静，平静，指脉与证相符，即中风见浮缓脉，伤寒见浮紧脉，脉象仍属太阳，尚未发生变化。

［3］脉数急：与脉静相对而言。提示脉象已发生变化，脉来有急数之象。

【提要】

论判断疾病的传经与否当以脉证是否有变化为凭。

【讲解】

伤寒一日，太阳受之，言外邪侵袭，病在初起。因太阳总领营卫，为六经之外藩，故外邪侵袭人体，太阳首当其冲。太阳为病，以恶寒发热，头项强痛，脉浮为主要临床表现。

脉若静者，为不传，脉象没有数急的变化，原本太阳病的浮脉仍然存在，反映了病邪仍在太阳之表，这是邪气不传经的表现。

颇欲吐，若躁烦，脉数急者，为传也，如果病人出现恶心而很想呕吐，这是胃气失和进而上逆的表现，从第5条有“少阳”证与之相呼应来看，这应当是邪入少阳，胆火犯胃，胃气上逆所致。出现烦躁不安，这是阳热内盛，热扰心神的表现，从第5条有“阳明”证与之相呼应来看，这应是邪入阳明，里热已成，阳明之热上扰心神所致。脉数急，提示脉象已经发生变化，已不属太阳病的脉象。既然脉象和症状都发生了变化，所以说“为传也”。

伤寒二三日，阳明、少阳证不见者，为不传也，如果外感病二三日，既未见阳明病的烦躁等表现，也没有见到少阳病颇欲吐等症状，由此断定病邪仍在太阳而没有发生传经的征兆，所以说“为不传”。

第4、5两条说明，太阳病有发病的第一日就可以发生传经的，有发病二三日仍不传经的。可见判断邪气是否传经，应当以脉证是否有变化为依据，而不可拘于患病时日的多少。

第二节　太阳病证

一、太阳经证

（一）中风表虚证类

1. 太阳中风的因、机、证、治

这里的因、机、证、治，“因”是指病因或成因，“机”是指病机，“证”是指证候表现,“治”是指治法、用方、用药。

【原文】

太阳中风,阳浮而阴弱[1],阳浮者,热自发,阴弱者,汗自出,啬啬恶寒[2],淅淅恶风[3],翕翕发热[4],鼻鸣干呕者,桂枝汤主之。(12)

桂枝三两(去皮)　芍药三两　甘草二两(炙)　生姜三两(切)　大枣十二枚(擘)[5]

上五味,㕮咀[6]三味。以水七升,微火煮取三升,去滓,适寒温,服一升。服已须臾[7],啜[8]热稀粥一升余,以助药力。温覆[9]令一时许,遍身漐漐[10]微似有汗者益佳,不可令如水流漓,病必不除。若一服汗出病差,停后服,不必尽剂。若不汗更服依前法。又不汗,后服小促其间[11],半日许,令三服尽。若病重者,一日一夜服,周时[12]观之。服一剂尽,病证犹在者,更作服;若汗不出,乃服至二三剂。禁生冷、黏滑、肉面、五辛[13]、酒酪、臭恶等物。

太阳病,发热汗出者,此为荣弱卫强,故使汗出,欲救[14]邪风[15]者,宜桂枝汤。(95)

【注释】

[1] 阳浮而阴弱:有双重含义,一指脉象,即轻取见浮,故称阳浮;沉取见弱,故称阴弱。实际就是脉浮缓。二指病机,卫阳因抗邪而浮盛于外,故称阳浮;营阴因汗出而受损伤导致不足,故称阴弱。

[2] 啬啬恶寒:啬,sè,音色。啬啬恶寒,形容恶寒的样子。

[3] 淅淅恶风:淅,xī,音析。淅淅恶风,形容恶风的样子。

[4] 翕翕发热:翕,xī,音夕。翕翕发热,形容发热表浅的样子。

[5] 擘:bāi,音掰,同掰。以手裂物。

[6] 㕮咀:fú jǔ,音府举,本义是指咀嚼并品味,此指将药物碎成小块。

[7] 须臾:很短的时间。

[8] 啜:尝、饮、喝。因饮用热粥,故应当是小口而连续喝,以免大口急饮而烫伤口舌、喉咽和食管。

[9] 温覆:加盖衣被,保温取暖以助发汗。

[10] 漐漐:漐,zhí,音直。形容微微汗出潮润之状。

[11] 小促其间:略微缩短两次服药的间隔时间。

[12] 周时:一昼夜,即对头 24 小时。

[13] 五辛:泛指有香窜刺激性气味的食物。《天台戒疏》:“旧云五辛,谓

蒜、慈葱、兴渠、韭、薤。”《本草纲目》以小蒜、大蒜、韭、芸苔、胡荽为五辛。

［14］救:《说文解字》:“救,止也。”《周礼·地官序》“司救”,郑玄注:“救,犹禁也。”此引申为解除、祛除。

［15］邪风:风邪。

【提要】

论太阳中风证的因、机、证、治。

【讲解】

本证成因:风邪袭表。

主症和病机:阳浮而阴弱,既指脉象,又述病机。从脉象来说,轻取见浮,沉取见弱,也就是浮缓脉的另一种说法。从病机来说,就是卫强营弱。风伤卫阳,卫阳因抗邪而浮盛于外,故脉轻取现浮,症见发热;风伤卫阳,卫外失司,风主疏泄,使营阴外泄而见汗出,汗出伤营,营阴内弱,所以说“阴弱”,而脉沉取也必然见弱。翕翕发热,卫阳因抗邪而浮盛于外,所以见发热,其热在肌表,所以称“翕翕”,这是表热的特征。啬啬恶寒,淅淅恶风,卫气为风寒邪气所伤,失去了“温分肉”的功能,加之汗出而肌腠疏松,经受不起外来风寒的吹袭,所以出现了恶风寒。头痛,就是太阳病提纲证所说的头项强痛,为太阳经脉受邪,经气不利所致。鼻鸣,肺合皮毛,其气上通于鼻,外邪犯表,肺窍不利,所以出现了鼻塞而呼吸不畅,以致气过有声。此外或打喷嚏,或流清涕,都可以称鼻鸣。干呕,风邪袭表,正气抗邪于表而不能顾护于里,于是就可能导致里气升降失常,胃气上逆就可以出现干呕,这是太阳中风证的兼证。在患表证期间,由于正气抗邪于表,导致里气升降失常的,除了出现干呕以外,通常还可以出现食欲不振、恶心、呕吐、下利或不大便,这些症状,并不是邪气入里的表现,只要表证解除了,里气升降就可以恢复正常,这些症状也就自然缓解了。当然临床也有风邪犯胃,导致胃气上逆而见嗳气、干呕或呕吐等情况者。

综上所述,其证为太阳病中风证,其基本病机为风邪袭表,卫强营弱,营卫失和。也就是第 95 条所说的“荣弱卫强”。

【治法】

解肌祛风,调和营卫。

【方剂】

桂枝汤。

【方义】

桂枝辛温，解肌祛风，温通卫阳，以散卫分之邪。芍药酸苦微寒，敛汗滋阴养血而和营。桂枝配芍药，一散一收，一开一合，在发汗之中寓有敛汗之意，在和营之中又有调卫之功。生姜辛温发散，降逆止呕，佐桂枝发散风寒以解肌。大枣甘平补中，助芍药益阴而和营。炙甘草甘平，既可以调和诸药，又可以配桂枝、生姜、大枣辛甘化阳以助卫阳，配芍药、大枣酸甘化阴以滋营阴。五药相合，共奏解肌祛风，调和营卫，滋阴和阳的功效。用药精当，配伍严谨，发汗而不伤正，止汗而不留邪，为治疗太阳中风证的主方。

对方中的桂枝去皮如何理解？桂树多年生的老枝，除去最外面是木栓层（也就是粗皮），再除去木质部，剩下的韧皮部，就是肉桂。桂树一年生的嫩枝条，最外侧还没生成木栓层，只能叫作表皮，轻轻刮去表皮，保留韧皮部和木质部，这就是桂枝“去皮”，也就是只是去表皮，而不是把桂枝的韧皮部也都去掉。桂枝的韧皮部含有桂皮醛等有效成分，去掉表皮后充分暴露了韧皮部，这就有利于有效成分的溶出。

在我们这个星球上，大自然化育了万紫千红的生命世界，她必然会为这些生命的生存创造必需的条件。就拿我们人类来说，自然界提供的那些味道甘美的，性情平和的植物、动物和少部分矿物，就是我们赖以生存的食物；而自然界提供的那些味道不够甘美，性情有所偏颇的植物、动物和少部分矿物，在通常情况下，我们并不把它们当作食物，但正因为它们性情的偏颇，却可以用来纠正我们健康状况的偏差，这就是中医学所说的药物。因此食物和药物同样都是大自然对人类的恩赐。而且大自然还赋予人类一种能力，这就是认识和利用大自然所化生的这些植物、动物和少部分矿物，来延续生命，来防治疾病。所以从某种意义上来说，就连中医学也是大自然对人类的恩赐。药食同源的说法，显然是很容易理解的。我们再来看看桂枝汤，方中桂枝、甘草、生姜、大枣，或者是做菜的常用调料或香料，或者是常用食品，有着开胃健脾调和中州的功效。如果把方中的芍药换成排骨，炖出来就是一锅香喷喷的排骨汤。因此桂枝汤实际具有调和脾胃的作用。而脾胃为阴阳、气血、营卫化生之源，所以可以认为，桂枝汤是通过调和脾胃，进而达到调和营卫、调和气血、调和阴阳的作用的。既可用于太阳中风证，又可用于因误治失治所导致的各种变证或杂病。外证得之解肌和营卫，内证得之，化气调阴阳，于是就被后世医学家尊为“群方之冠”。

服药后的护理方法，对实现治疗目的也极其重要，原文要求：

①药后喝粥：因桂枝汤发汗力弱，养正力大，如果想达到发汗的目的，服药以后需要喝热稀粥一碗，以助药力。用热粥的作用有二，一是病人本有自汗出，津液已经不足，现在又要发汗，所以要喝粥，借谷气以补充汗源；二是借热粥的热力，助胃阳，进而鼓舞卫阳，使卫阳振奋起而抗邪，于是便达到了汗出表解的效果。因此饮冷粥是不能达到这种效果的。有注家说，啜是大口喝的意思。其实，热粥是不能大口喝的，只能是小口连续喝，既不使烫伤口咽，又能借助足够的热力。

②温覆取汗：服药喝粥之后，要温覆，也就是加盖衣被保温发汗，取遍身微似有汗为佳，切忌大汗淋漓。因汗多就会伤正，正气被伤，邪反不去，所以病必不除。对于发汗程度的具体要求，《伤寒论》"辨可发汗病脉证并治第十六"说："凡发汗，欲令手足俱周，时出似漐漐然，一时间许益佳，不可令如水流离。"清楚地指出，汗出要周遍，使手脚都见到汗；要出小汗，出微汗，汗出漐漐然；还要使汗出持续一定的时间，也就是加盖衣被保温发汗要达到一个时辰，就是 2 个小时左右。如果做到上述三点，这才叫汗出透了，才可以达到汗出热退，脉静身凉的效果。我们学习"太阳病篇"，重点之一就是学习汗法的应用，因此在这里关于发汗的具体要求，具有普遍意义，适用于所有发汗的方剂。

③见效停药：如一服汗出病愈，就应当停服。中病即止，以免过剂伤正。

④不效继服：如一服无汗，继进后服，又不汗，在服第三次药的时候，要缩短两次服药的间隔时间，半日内把三服药都服完。若病重而服一剂汗不出者，须昼夜连续给药，一直可以连服二至三剂。在这里的一剂，是指桂枝汤原方、原量，但此方煮取三升，每次仅服一升，即原方剂量的 1/3，这就叫一服。一服的剂量是多少呢？桂枝一两，芍药一两，甘草三分之二两，生姜一两，大枣四枚。根据考证，汉一两约为 15g，（见本书附录：《汉代度量衡制和经方药量的换算》）仲景用桂枝汤的一次治疗量就是：桂枝 15g，芍药 15g，甘草 10g，生姜 15g，大枣 4 枚。这就是我们今日一服药应当用的药量。但仲景用药只煮一次，所剩药渣其实还有一部分有效成分。我们今日一剂药煮两次，作为两次治疗量。这种服药习惯和煮药方法的古今变化，应当引起注意。

⑤药后禁忌：服药期间忌食生冷、黏滑、肉面、辛辣等易伤胃阳的、不易消化的，或有刺激性的食物，因这些食物或会损伤中阳，或会增加胃肠负担，使正气不能集中力量祛除表邪，以致表邪留恋不解。临床经常遇到年轻妈妈在

自己的孩子患外感病后，不懂得饮食禁忌的重要，反而认为应当给孩子多吃些营养丰富，热量高的食物，以便提高抗病能力，结果却使孩子外寒不解，内停食滞，高热持续不退。因为人体的正气既要抗邪于表，又要入里消化这些不易消化的食物，可以说是顾此失彼，两头难顾。所以强调在患外感病期间的饮食禁忌，有重要临床意义。

2. 桂枝汤的其他适应证

（1）凡是太阳病，见头痛、发热、汗出、恶风寒者

【原文】

太阳病，头痛，发热，汗出，恶风，桂枝汤主之。（13）

【提要】

抓主症，对症用桂枝汤的举例示范。

【讲解】

本条所论，扩大了桂枝汤的应用范围。

一般将本条解释为对太阳中风证证治的补充，而张仲景写作的风格，学者一致认为是简洁明了，绝少重复。在第12条论述太阳中风之后，紧接着又重述太阳中风，这不应当是张仲景的风格，因此我想本条一定另有深意。“太阳病”三字，应当泛指一切表证，本条所论应是，无论中风、伤寒，亦无论经过治疗与否，只要出现头痛、发热、汗出、恶风这四个症状，就可以应用桂枝汤。这是抓主症，针对主要症状用方的示范。我曾治一男青年，淋雨后，先发寒战，随后见发热、头痛、身痛、无汗，体温曾达39℃。自用解热镇痛药后，虽有汗出，但身热未尽退。刻下症见头痛、发热、恶风寒、活动或饮热水后则有汗出，体温38℃。实习的同学有认为是太阳伤寒，有认为是太阳中风。我则认为，此证不必强辨中风或伤寒，因有第13条的主要症状，针对症状用方就可以了。遂用桂枝汤一剂而愈。正如柯韵伯《伤寒来苏集》所说：“此条是桂枝本证，辨证为主，合此证即用此汤，不必问其为伤寒、中风、杂病也。今人凿分风寒，不知辨证，故仲景佳方置之疑窟。四证中头痛是太阳本证，头痛、发热、恶风与麻黄证同，本方重在汗出，汗不出者，便非桂枝证。”

我们在病房要求学生写大病历的时候，一定要有中医的病名、证候等完整的诊断结论，然后立法、处方、用药，这是一种规范的要求，初学者必须遵循。而许多老中医专家，门诊看病，常常只是抓几个主要症状，就可以立法处方，这是在大量临床经验积累的基础上，将辨证过程简化浓缩的一种简捷方

法。本条就是这种方法的示范。

（2）太阳病兼轻度里虚者

【原文】

太阳病，外证[1]未解，脉浮弱者，当以汗解，宜桂枝汤。（42）

【注释】

[1] 外证：即表证。指发热、恶风寒、头痛等表证而言。

【提要】

论太阳病脉见浮弱者宜桂枝汤。

【讲解】

太阳病，外证未解，是指发热、恶寒、头痛等表证仍在，当发汗解表。脉浮提示正气可以抗邪于表，但已兼弱象，则提示已有轻度里气不足，故以服桂枝汤解肌发汗为宜，而不宜用麻黄汤峻汗。

凡太阳病外证未解，不论有汗无汗，只要是脉见浮弱，有正气不足之象，不耐麻黄汤峻汗者，均应使用桂枝汤调和营卫，扶正祛邪。

（3）汗下后太阳表证仍在者

【原文】

太阳病，下之后，其气上冲[1]者，可与桂枝汤，方用前法[2]。若不上冲者，不得与之。（15）

太阳病，先发汗不解，而复下之，脉浮者不愈。浮为在外，而反下之，故令不愈。今脉浮，故在外，当须解外则愈，宜桂枝汤。（45）

伤寒发汗已解，半日许复烦[3]，脉浮数者，可更发汗，宜桂枝汤。（57）

【注释】

[1] 其气上冲：有人认为是病人的自觉症状，是指病人或自觉胸中有气上逆的感觉，或有胃气上逆的嗳气、呕逆，或有肺气上逆的咳喘等。有人认为是指病机，“上冲”和“内陷”相对而言，“其气”是指太阳阳气，即太阳阳气尚能向上向外抗邪于表而没有内陷，由此提示表证仍在。但本条张仲景单用桂枝汤，桂枝汤并不治疗那些气逆、嗳气、呕逆、咳喘诸证，因此后者的解释更好一些。

[2] 前法：指第 12 条桂枝汤后所载的服药方法及注意事项。

[3] 烦：《说文解字》：“热头痛也。”引申为心烦，烦躁，麻烦，烦热，发热。在此义为烦热、发热。

【提要】

论太阳病汗下后，正气受挫，表邪不解者，仍当解表，用桂枝汤。

【讲解】

太阳病汗、下后，或表证不解，或余邪复聚，或复感外邪，只要表证仍在，则仍应从表而解。但毕竟用过汗、下之法，正气已经受挫，此时解表，选桂枝汤为宜，既可解表邪，又可护正气，而不可用纯辛温燥烈之麻黄汤，以免戕伐正气。

（4）太阳病兼里实欲先解表者

【原文】

太阳病，外证未解，不可下也，下之为逆，欲解外者，宜桂枝汤。（44）

【提要】

论表证兼里实当先解表，宜用桂枝汤。

【讲解】

病在表者，理当汗解；病属里实，法当攻下，此为治疗的常法。表证兼里实，一般应遵照先表后里的治疗原则。如先行攻下，在里的实邪虽有可能被排出体外，但因在用攻里药物的过程中，常使正气趋向于体内，表邪常常会随之内陷，而致变证丛生，如果先解表，在里的实邪不会在解表的过程中发生异常变化。等表证解除了，再去攻里，就没有后顾之忧了，故先攻下就是错误的。

欲解外者，为什么宜桂枝汤呢？因桂枝汤既可解肌祛风，又可滋阴和营，既有驱邪外出之功，又无辛燥助热之弊，对此证较为适宜。不用麻黄汤，是恐其峻汗伤津，更增在里之燥热。

（5）非外邪所致之营卫不和

【原文】

病常自汗出者，此为荣气和[1]，荣气和者，外不谐[2]，以卫气不共荣气谐和故尔。以荣行脉中，卫行脉外。复发其汗，荣卫和则愈，宜桂枝汤。（53）

病人脏无他病[3]，时发热自汗出[4]而不愈者，此卫气不和也。先其时[5]发汗则愈，宜桂枝汤。（54）

【注释】

[1] 荣气和：荣气，即营气。和，即平和、调和。荣气和，即营气功能正常。

[2]外不谐:外,指卫气而言。谐,谐和、谐调的意思。外不谐,指在表的卫气不相谐和。

[3]脏无他病:脏腑无病,谓里气调和。

[4]时发热自汗出:指发热自汗出时时发作,阵发性发作。

[5]先其时:指发热自汗发作之前。

【提要】

论非外邪所致营卫失和证的病机与治法。

【讲解】

关于自汗出证和时发热自汗出证的证治。

①自汗出证的证治

主症和病机:病常自汗出,因其无发热、恶寒、头痛等症,知非外感。其病机乃因"卫气不共荣气谐和",即营卫失调所致。从文中"荣气和者,外不谐"分析,导致营卫失调的原因不在于营气,而在于卫气,亦即在内之营气未病,而在外的卫气失于固护开阖,以致腠理疏松,营阴外泄而自汗出。

治法:复发其汗,荣卫和则愈。所谓"复发其汗",指病本有自汗出,而又用桂枝汤发汗而言。由于桂枝汤不仅可以解肌祛风,而且可以滋阴和阳,调和营卫,用其发汗,可使卫阳复其卫外之职,营阴内守,营卫相和,故汗出自愈。此正如徐大椿《伤寒论类方》所说:"自汗与发汗迥别,自汗乃荣卫相离,发汗使荣卫相合。自汗伤正,发汗驱邪,复发者,因其自汗而更发之,则荣卫和而自汗反止矣。"

②时发热自汗出证的证治

主症和病机:时发热自汗出而不愈,是指发热、自汗出阵发性发作,其病机,乃卫气失和,营卫不调所致。卫阳不能得到营阴的制约,则虚性亢奋而见发热;营阴不能得到卫阳的护卫,则不能内守而见自汗。

治法:先其时发汗则愈,也就是在其证候发作之前,或发作的间歇期,用桂枝汤,通过发汗而达到和营卫、调阴阳之效。在病证发作之先或发作间歇用药,一是截断病势,减轻发热汗出的发作程度;二是避开汗正出的时候,以防过汗。

我曾治一56岁男子,每日下午3时开始出现烘热,随后即见全身大汗出,以致湿透两层衣服,病程3个月,十分痛苦。前医叠用滋阴敛阳、清热降火、益气固表、收涩敛汗等方法,效果不显。特别是用过收涩敛汗重剂之后,病人汗虽不出,但烦热特甚,以至难以忍耐。遂用桂枝汤,嘱其在下午1:30左右服药,药后多饮热水,保温发汗。每日只服一次药,第二日服药仍照上法,连服6剂而愈。3个月后,又有复发,再用6剂痊愈。

(6)病重药轻,治用针药并用法

【原文】

太阳病,初服桂枝汤,反烦不解者,先刺风池[1]、风府[2],却与桂枝汤则愈。(24)

【注释】

[1]风池:足少阳胆经穴名。在枕骨粗隆直下正中凹陷与乳突连线之中点,两筋间凹陷处。

[2]风府:督脉经穴名。在后项入发际一寸处,枕骨与第一颈椎之间,足太阳膀胱经在此处和督脉相连。

【提要】

论服桂枝汤反烦不解者,当针药并用。

【讲解】

太阳病,桂枝汤证,服桂枝汤本为正确的治法,按要求服第一次桂枝汤后,不仅未见汗出病减,反而又出现烦热不解的现象。这是什么原因呢?这可能属于太阳之邪过盛,服药后,药力不足以驱邪外出,反而激惹了邪气的势力,因此导致了烦热不解。这种病重药轻的激惹现象,不独服中药时会出现,服用西药时也会出现。比如在服用祛蛔药物的时候,药量不足,也常常会导致大量蛔虫上蹿下跳,引发胆道蛔虫病或者蛔虫团性肠梗阻。对于服用桂枝汤后所出现的激惹现象,仲景采用的处理方法是针药并用。

先刺风池、风府,一则可以疏通太阳经气和后项部的气血,从而达到调动正气的效果,一则可以泄太阳经脉中和后项部的风邪,等到经气稍通,邪气稍泄,然后再服桂枝汤如法取汗,表邪就容易解除了。

这种针药并用的方法,可以提高临床疗效,值得学习和借鉴。

上述条文提示,仲景在"太阳病篇"将桂枝汤用于治疗的病证有:太阳中风表虚证;凡是太阳病只要见到头痛、发热、汗出、恶风寒者;太阳病兼轻度里虚者;太阳病汗下后正气受挫表证仍在者;太阳病兼里实需先解表者;非外邪所至之营卫失和者。在用桂枝汤的过程中,如果出现病重药轻而见烦热不解的,可以采取针、药并用的方法。

3. 桂枝汤禁忌证

【原文】

桂枝本为解肌[1]，若其人脉浮紧，发热汗不出者，不可与之也。常须识[2]此，勿令误也。（16下）

若酒客病[3]，不可与桂枝汤，得之则呕，以酒客不喜甘故也。（17）

凡服桂枝汤吐者，其后必吐脓血也。（19）

【注释】

[1] 解肌：解散肌表之邪的意思，以与麻黄汤的发汗散寒作用相区别。

[2] 识：zhì，音志，铭记。

[3] 酒客病：酒客，平素嗜酒成性之人。酒客病，饮酒过度，湿热内盛，阻遏营卫气血，使营卫气血失和，而见烦热，多汗，周身酸楚，头痛等类似太阳中风证的病证。

【提要】

论桂枝汤使用禁忌。

【讲解】

一是典型、单纯的太阳伤寒表实证禁用桂枝汤。第16（下）条脉浮紧，发热汗不出者，为典型的单纯的太阳伤寒表实证，当用辛温纯剂麻黄汤发汗启闭解表。而桂枝汤发汗力小，养正力大，无启闭发汗之力，且方中又有芍药酸敛阴柔，不利于卫闭营郁之证的解除，因此"不可与之也"。若伤寒表实证误用桂枝汤，就有可能使表邪闭郁更加严重，而发生种种变证，所以仲景谆谆告诫："常须识此，勿令误也。"要经常铭记在心，千万不要发生错误。

二是湿热内蕴者禁用桂枝汤。第17条是以酒客病为例，提示湿热内蕴者禁用桂枝汤。嗜酒之人，多湿热蕴郁中焦，湿热内盛，阻遏营卫气血，使营卫气血失和，而见烦热，多汗，周身酸楚，头痛等类似太阳中风的病证。如果把这些症状误认为太阳中风证，而错用桂枝汤，则桂枝汤为辛甘温之剂，辛温易助热，甘味则增湿，这就可以使湿热壅滞更加严重，致使胃气上逆而生呕吐。这里虽然以酒客病禁用桂枝汤为名，但推而广之，是在提示凡是湿热内蕴者，皆当禁用桂枝汤。

三是毒热壅盛者禁用桂枝汤。第19条以吐脓血为例，提示凡毒热内盛者禁用桂枝汤。病人能吐出脓血，必是原有内痈。原有内痈，可知其人素体热毒壅盛，因此可以见到发热、多汗、身痛等类似太阳中风的症状表现。如果误用桂枝汤，则发汗伤津，辛温助热，必然会导致病情恶化。显然这里是在强调毒热内盛者禁用桂枝汤。

从第 17 和第 19 两条可知，凡内有湿热或毒热者，皆应禁用桂枝汤。《伤寒例》说“桂枝下咽阳盛则毙，承气入胃阴盛以亡”，正是这个意思。推而广之，凡温热病证，亦当忌用桂枝汤。

4. 桂枝汤的加减应用举例

（1）桂枝加葛根汤证

【原文】

太阳病，项背强几几[1]，反汗出恶风者，桂枝加葛根汤主之。（14）

葛根四两　桂枝二两（去皮）　芍药二两　生姜三两（切）　甘草二两（炙）　大枣十二枚（擘）　麻黄三两（去节）

上七味，以水一斗，先煮麻黄、葛根，减二升，去上沫，内[2]诸药，煮取三升，去滓。温服一升，覆取微似汗，不须啜粥，余如桂枝法将息[3]及禁忌。（臣亿等谨按，仲景本论，太阳中风自汗用桂枝，伤寒无汗用麻黄，今证云汗出恶风，而方中有麻黄，恐非本意也。第三卷有葛根汤证，云无汗恶风，正与此方同，是合用麻黄也。此云桂枝加葛根汤，恐是桂枝中但加葛根耳。）

【注释】

[1] 项背强几几：几，jǐn，音紧。几几，通掔掔、紧紧，形容项背拘急牵强，俯仰不能自如的样子。清代以来，不少书中都将“几几”印成没有挑钩的字，而赵开美所刻《仲景全书·翻刻宋版伤寒论》作“几几”，是有挑钩的。在读音上，近千年来，很多医学家一直沿用成无己《注解伤寒论》读为 shū shū 的读法。《说文解字·己部》“巹”字下许慎曰：“读若《诗》云赤舄几几。”段玉裁注：“许，读同几，今居隐切。”可知“几几”应读为 jǐn jǐn。《说文解字·手部》“掔”字下引《诗经》“赤舄几几”作“赤舄掔掔”。可见“几几”与“掔掔”音同义通。“掔”古读 jǐn（今读 qiān）通“紧”。

[2] 内：同纳，加入。

[3] 将息：将，养也；息，休息。将息，即养息、调养。

【提要】

风邪在经，太阳经气不利的证治。

【讲解】

主症和病机：项背强几几，太阳病本身有头项强痛，今不但项强，而且连及背部，出现拘紧不柔和，俯仰不能自如。其病机应是风寒客于经脉，经气不畅，气血不利，以致在经脉循行的部位上出现了肌肉筋脉拘急痉挛。反汗出恶风，为本证辨证关键，一般来说，经脉拘挛的证候，以寒伤经脉为多见，这是因为寒主收引的缘故。而寒邪伤人，当见无汗。本证却见“汗出”，所以用一“反”字。由汗出恶风，可以知道本证属风邪在经，经气不利。所以治以桂枝加葛根汤，解肌祛风，调和营卫，兼以升津液，舒经脉。

【治法】

解肌祛风，升津舒经。

【方剂】

桂枝加葛根汤。

【方义】

桂枝汤在这里起解肌祛风、调和营卫的作用。葛根在本方中的功用有三：一是升阳发表，助桂枝汤发表解肌。这就增强了桂枝汤的发汗力量，因此服用这张方子的时候，就不用再喝热稀粥来助药力了。二是疏通经脉，祛除经脉中的邪气。葛根是藤本植物葛的根部，大多数藤本植物都有疏通经脉的作用，因此葛根也具有很好的疏通经脉的效果。三是升津液，起阴气，鼓舞阳明津液的布达，滋津润燥，以缓解经脉的拘急痉挛。因为凡是经脉拘挛的证候，都存在着津液不能滋润的因素，因此在治疗这类病证的过程中，不仅要注意不能损耗津液，而滋津润燥之法也必当应用。

宋本《伤寒论》桂枝加葛根汤方中有麻黄三两，而林亿在方后按中提出“恐是桂枝中但加葛根耳”，据《金匮玉函经》所载本方无麻黄，另从病机及方药作用分析，均以林亿之按为是。

本方经适当加减化裁后用于治疗病毒性项肌痉挛、落枕、颈椎病、颈肩肌肉紧张综合征等，皆有较好的效果。此外对于颈部疾病所导致的头痛、眩晕、耳鸣、耳聋、神经症、高血压等也具有较好的疗效。

（2）桂枝加厚朴杏子汤证

【原文】

太阳病，下之微喘者，表未解故也，桂枝加厚朴杏子汤主之。（43）

桂枝三两（去皮）　甘草二两（炙）　生姜三两（切）　芍药三两　大枣十二枚（擘）　厚朴二两（炙，去皮）　杏仁五十枚（去皮尖）

上七味，以水七升，微火煮取三升，去滓，温服一升，覆取微似汗。

喘家[1]作桂枝汤，加厚朴、杏子佳。（18）

【注释】

［1］喘家：素有喘病的人。

【提要】

中风兼喘的证治。

【讲解】

本证成因：一是太阳表证，误下伤里气，表邪乘虚内陷胸中而成表证兼喘。二是素有喘疾，复受风寒，外邪引起宿喘发作，而成中风兼喘。

主症和病机：第43条的微喘者，为误下后，表邪内入，使肺气不利进而上逆所致。但虽经误下，表邪并没有全部内陷，其发热恶寒之证仍然存在，所以说"表未解"。其治疗当以解表为主，兼以平喘，用桂枝加厚朴杏子汤。第18条，喘家，作桂枝汤，是说素患喘病的人，医者为其作桂枝汤，必是病人新感中风。新感引发宿喘，所以除喘息之外，还应见头痛发热，汗出恶风，脉浮缓等桂枝汤的适应证。治用桂枝汤解肌祛风，以治新感，加厚朴、杏仁兼以降气平喘，新感宿疾兼顾，较单纯用桂枝汤为好，故曰"加厚朴、杏子佳"。

第43条为下后微喘，第18条为喘家新感，故前者是新喘，后者是宿喘。第43条用本方治桂枝汤兼证，即表不解兼喘证，是表里兼顾的方法，为对证施治，所以说"桂枝加厚朴杏子汤主之"；第18条用本方治太阳中风为主，兼治宿喘，是急则治标的方法，加厚朴、杏子仅为权宜之计，所以说"作桂枝汤，加厚朴、杏子佳"。

【治法】

解肌祛风，降气平喘。

【方剂】

桂枝加厚朴杏子汤。

【方义】

用桂枝汤解肌祛风，调和营卫。用厚朴、杏仁，下气降逆，消痰平喘。

本方临床治疗患桂枝汤证后兼见咳喘，或哮喘病人因新感诱发，或过敏性哮喘急性发作者有一定疗效。在"太阳病篇"，麻黄汤、小青龙汤、麻杏石甘汤、桂枝加厚朴杏子汤皆可治喘，以后在学习到这些方证的时候，应当注意和桂枝加厚朴杏子汤证相鉴别。

(3) 桂枝加附子汤证

【原文】

太阳病,发汗,遂漏不止[1],其人恶风,小便难[2],四肢微急[3],难以屈伸者,桂枝加附子汤主之。(20)

桂枝三两(去皮)　芍药三两　甘草三两(炙)　生姜三两(切)　大枣十二枚(擘)　附子一枚(炮,去皮,破八片)

上六味,以水七升,煮取三升,去滓,温服一升。本云,桂枝汤,今加附子,将息如前法。

【注释】

[1] 遂漏不止:汗出淋漓不止。漏,通漏,雨漏漏也,原谓雨淋漓不止。

[2] 小便难:小便困难,此指尿少。

[3] 四肢微急:四肢轻度拘急。

【提要】

汗出太过致阴阳两伤表未解的证治。

【讲解】

本证成因:太阳病,发汗,汗出太多,导致阴阳两伤,而表证尚未解除。

主症和病机:发汗,遂漏不止,是说汗不得法,导致汗出淋漓不止。汗生于阴而出于阳,汗出越多,卫阳越虚,肌腠不能固密,营阴随之外泄,于是出现了伤阳损液的结果。恶风原为中风必见之证,今又特别强调,则说明恶风寒的程度较前为重。这是过汗伤阳,表阳虚弱,温煦失司,不耐风袭的缘故。小便难,是由于过汗伤阳损阴,津液亏少,化源不足,阳气被伤,气化无力所致。四肢微急,难以屈伸,是四肢轻度拘急,活动不灵活,这既有阳虚四肢筋脉失温的因素,也有阴液被伤,四肢筋脉失去阴液濡养的因素。可见证属阴阳两伤而表未解。治用桂枝加附子汤解肌祛风,温经助阳,固阳以摄阴。

本证既然属于阴阳两伤,但治法只取助阳解表而不用补阴,这是什么道理呢?这一方面是因为本证的病变重点在于阳虚不固,阴液虽有损伤,但阴伤缘于汗泄,汗泄缘于阳虚不固,因此采用助阳解表法,助阳就可以固表,固表就可以敛汗,敛汗就能摄阴。另一方面,有形之阴液不能速生,无形之阳气所当急固,何况阳生则阴长,阳气恢复,气化功能正常,阴液就可以自行恢复,这正如陆渊雷所说:"津伤而阳不亡者,其津自能再生,阳亡而津不伤者,其津亦无后继,是以良工治病不患津伤而虞阳之亡。"张仲景注重固护阳气的思想，于此可见一斑。此外，桂枝汤中原本有芍药、大枣、炙甘草等，也有一定的酸甘化阴效果。

【治法】

调和营卫，扶阳固表。

【方剂】

桂枝加附子汤。

【方义】

本方即桂枝汤加附子而成。用桂枝汤调和营卫，解肌祛风。用炮附子温经复阳，固表止汗。邪去阳旺，表固汗止，津液自复，诸证可愈。

现代临床，对于外感病无论是服西药发汗或中药发汗，或不经发汗而自汗不止者，均有良效。对于妇女阳虚崩漏带下，对于痹证属阳虚寒痹者皆有疗效。

（4）桂枝去芍药汤证及桂枝去芍药加附子汤证

【原文】

太阳病，下之后，脉促[1]胸满[2]者，桂枝去芍药汤主之。（21）

桂枝三两（去皮） 甘草二两（炙） 生姜三两（切） 大枣十二枚（擘）

上四味，以水七升，煮取三升，去滓，温服一升。本云，桂枝汤今去芍药。将息如前法。

若微寒[3]，桂枝去芍药加附子汤主之。（22）

桂枝三两（去皮） 甘草二两（炙） 生姜三两（切） 大枣十二枚（擘） 附子一枚（炮，去皮，破八片）

上五味，以水七升，煮取三升，去滓，温服一升。本云，桂枝汤今去芍药加附子。将息如前法。

【注释】

［1］脉促：此处指脉来急促或短促，不是“脉来数，时一止，复来者”的促脉。

［2］胸满：满，mèn，音闷，通懑。胸满，即胸闷。“满”字，古有二音二义，水满读曰 mǎn，气满读曰 mèn，因为胸为气海，所以，凡满字和胸部相关联的时候，则应读 mèn，通“懑”。而腹部是胃肠道所在的部位，胃肠道是通行水谷的场所，所以满字和腹部相关联的时候，应当读 mǎn。

［3］微寒：注家多认为是指脉微、恶寒两个症状。

【提要】

太阳病误下后胸阳不振或又兼肾阳不足的证治。

【讲解】

本证成因:表证误下,挫伤心胸阳气,表邪乘虚内陷胸中,或又兼肾阳受损。

主症和病机:胸满是心胸阳气不振,阳郁不伸,邪陷胸中,气机不畅所致。脉促,当是脉搏急促而无力,这是心胸中阳气不足,但尚能奋力与邪相争而出现的虚性代偿现象。证属邪陷胸中,心胸阳气不振,故用桂枝去芍药汤温振心胸阳气,祛邪达表。

如果又兼见脉微而恶寒,则不仅心胸阳气不振,又兼有肾阳虚损。肾阳虚损,无力鼓动气血,则见脉微;肾阳虚而表阳不足,温煦失司则恶寒。故用桂枝去芍药加附子汤温振心胸阳气兼以温补肾阳。

【治法1】

温振心胸阳气,祛邪达表。

【方剂】

桂枝去芍药汤。

【方义】

本方是桂枝汤去芍药而成。桂枝、生姜、炙甘草、大枣相合,是纯辛甘化阳之品,以温振心胸阳气;大枣合甘草以补中州之气。四药相伍,辛甘相合,共成温振心胸阳气,祛邪达表之剂。

在这里为什么不用芍药,一方面是因为芍药味酸微寒,其性阴柔,有收敛之性,用之有碍于宣通阳气,对桂枝振奋心胸阳气有掣肘的弊病。另一方面是因为,桂枝汤原用芍药,是针对风邪在表,营卫失和,自汗出而设,现在邪陷胸中,在表已经没有自汗出的症状,因此在这个时候用芍药,已经失去了它的治疗目的。正由于以上两点原因,因此去之不用。凡见胸满者则不用芍药,这也是张仲景的用药规律。

【治法2】

温振心胸阳气,祛邪达表,兼以温补肾阳。

【方剂】

桂枝去芍药加附子汤。

【方义】

本方即桂枝去芍药汤再加炮附子温经扶阳,实际是双补心肾之阳的方剂。

上述两方,现代常用于治疗冠心病或其他病证而见胸闷、心悸、咳逆等,证属阴寒邪盛、心胸阳气不振或又兼有肾阳虚损者,效果良好。也有将本方通用于治疗阳虚感冒及平日常感恶寒、关节冷痛者。

(5) 桂枝新加汤证

【原文】

发汗后,身疼痛,脉沉迟者,桂枝加芍药生姜各一两人参三两新加汤主之。(62)

桂枝三两(去皮)　芍药四两　甘草二两(炙)　人参三两　大枣十二枚(擘)　生姜四两

上六味,以水一斗二升,煮取三升,去滓,温服一升。本云,桂枝汤,今加芍药、生姜、人参。

【提要】

论营气不足身疼痛的证治。

【讲解】

本证成因:汗后营血被伤,肌肤失养。

主症和病机:身疼痛为表证常见症状,若汗后表解,身疼痛自应消失。今汗出后身疼痛仍在,故当凭脉辨证。脉沉迟,沉主病在里,迟主营气不足,阴血虚少,正如第50条所说:"假令尺中迟者,不可发汗。何以知然?以荣气不足,血少故也。"可见仲景脉法中的迟脉,可以主营血不足。因此本条所述的身疼痛,应是发汗后,损伤营血,致肌肤筋脉失养,不荣则痛,已经不是表证不解的身疼痛了。可见本证并不是中风兼证,但可以称之为桂枝汤的加减证。

关于疼痛的病机,一般对于"不通则痛"比较关注,而对于"不荣则痛","失养则痛","虚则痛"关注较少。实际上,不荣则痛的证候,在临床上大量存在,而且,即使是不通则痛的证候,也会夹杂着不荣则痛的因素。因为凡气血不通之证,必然会有气血不能正常敷布的结果,气血不能正常敷布,也就必然会有气血虚少不能荣养的病所存在。于是对于一个疼痛为主症的证候,在治疗上是以通为主,还是以补为主,必须根据当时脉证情况具体分析。

本条所述证候是营血不足,肌肤失养。治用桂枝新加汤养营血,以荣肌肤。

【治法】

养营血，荣肌肤。

【方剂】

桂枝新加汤。

【方义】

本方即桂枝汤加芍药、生姜各一两，人参三两而成。方用桂枝汤酸甘养营血、辛甘益卫阳，加重芍药至四两以增强滋养营血的作用；加重生姜至四两，意在宣通阳气，行血脉之滞，并引药达表。我曾治一产后身痛不休的病人，因其产后多汗，担心生姜量大会增加汗出，于是初用本方生姜用量极小，药后身痛不见减轻，复诊加大生姜剂量，则起到良好的治疗效果。加人参益气和营，补汗后诸虚。诸药相合，调营卫，益气血，养肌肤，除身痛。凡属营血不足之身疼痛，皆可用之。

现代在临床上，只要见到身疼痛、脉沉迟，辨证属于营血不足，肌肤失养的证候就可以选用。如各种原因失血之后，营血不足，不能濡养筋脉而见身疼痛者；素体气血不足，肌肤失养而见身疼痛者；产后气血两虚，肌肤失养而见身疼痛者；风湿在表又兼营血不足而身痛不休者等，都可以斟酌应用。

（二）伤寒表实证类

1. 太阳伤寒的因、机、证、治

【原文】

太阳病，头痛，发热，身疼腰痛，骨节疼痛，恶风，无汗而喘者，麻黄汤主之。（35）

麻黄三两（去节）　桂枝二两（去皮）　甘草一两（炙）　杏仁七十个（去皮尖）

上四味，以水九升，先煮麻黄，减二升，去上沫，内诸药，煮取二升半，去滓，温服八合。覆取微似汗，不须啜粥，余如桂枝法将息。

太阳病，十日以去，脉浮细而嗜卧者，外已解也。设胸满胁痛者，与小柴胡汤。脉但浮者，与麻黄汤。（37）

脉浮者，病在表，可发汗，宜麻黄汤。（51）

脉浮而数者，可发汗，宜麻黄汤。（52）

【提要】

论太阳伤寒的证治。

【讲解】

本证成因:寒邪外袭。

主症和病机:发热,为外寒束表,表闭阳郁,阳气不得宣泄所致;恶寒为寒邪袭表,卫阳被伤,温煦肌肤的功能失司所致。伤寒证的恶寒在起病之初就会出现,而且比较重,第35条言“恶风”,应是“恶寒”的互词。诸多疼痛如头痛、身痛、腰痛、骨节疼痛等,为太阳伤寒证的特征性症状,因寒为阴邪,其性凝滞收引,寒邪伤表,使肌肤骨节的筋脉拘挛,气血涩滞,故见诸痛。其中既有全身肌肉骨节的疼痛,也有太阳经脉循行部位的疼痛。无汗而喘也是太阳伤寒的特征性症状,寒邪闭敛玄府,郁滞营阴,必然无汗。肺主气,外合皮毛,而太阳主表,今太阳肌表受寒,毛窍闭塞,影响肺气的宣发和肃降,进而导致肺气上逆,故见气喘。无汗是喘的原因,喘是无汗的结果,“而”字则是表因果关系的连词。脉浮紧,或浮,或浮数,皆为正气抗邪于表,气血浮盛于外的反映。这里的数脉,是因病人发热所致,并不提示表有热邪。

证属寒邪束表,卫闭营郁,肺气不得宣降,故治以麻黄汤发汗散寒,宣肺平喘。

第37条提示,太阳伤寒表实证迁延10多日以后,可能会出现三种结果。一是脉由浮紧而变为浮细,根据《黄帝内经》“大则邪至,小则平”的论述,这应是邪气衰退的表现,如果又由发热的烦躁变成了热退后的静卧,这就是病证将要痊愈的特征,不需要再用药物治疗了。二是出现了“胸满胁痛”,这是邪气传入少阳经的表现,因为胸胁是少阳经脉所过的部位,当少阳经有邪,经气不利,就会出现胸满胁痛的症状,因此就用小柴胡汤和解少阳。三是脉象没有发生任何变化,仍然只是浮紧,那就仍然用麻黄汤治疗。

鉴别:

①太阳伤寒和太阳中风是太阳表证的两个主要证候类型,两者均以发热、头痛、恶风寒、脉浮为基本特征。但中风证的基本病机为卫阳不固,营阴失守,以汗出、脉浮缓为特点,因其汗出伤营,故又称表虚证;伤寒证的基本病机是卫阳被遏,营阴郁滞,以无汗而喘,脉浮紧为特点,因其表闭无汗,故又称表实证。两者同中有异,须注意鉴别。

②麻黄汤证和桂枝新加汤证皆有身疼痛,前者身疼痛因于寒邪闭表,肌

肤骨节的筋脉拘挛，气血涩滞，故用麻黄汤发汗散寒。后者身疼痛因于营血不足，肌肤失养，不荣则痛，故用桂枝新加汤养营益气，以营养肌肤。

【治法】

发汗解表，宣肺平喘。

【方剂】

麻黄汤。

【方义】

麻黄辛温，开腠理，散风寒，解表发汗，其性轻清上浮，专疏肺郁，以宣肺平喘，为方中主药。桂枝辛温，解肌祛风，助麻黄发汗。麻桂并行，则发表散寒之力更著。杏仁宣肺降气，可助麻黄平喘之力。炙甘草甘平，一者调和诸药，二者可缓麻桂之性，以防过汗伤正。诸药相合，为发汗散寒，解表逐邪第一峻剂。药量比例，以麻黄：桂枝：炙甘草为3：2：1为宜，掌握这一点，就能发挥本方解表发汗的最佳疗效。

煮服本方须注意以下事项：①先煮麻黄，去上沫。这是因为古代用麻黄，大多为医生新近采收，其辛温之性较烈，服后容易使人心率加快而发生心烦心悸。先煮麻黄，目的在减轻它的辛温燥烈之性，减少药后的副作用。但当今都用药店的炙麻黄，而且大多放置已久，辛温燥烈之性已减，所以不必先煮。②分三次温服，可见仲景本方药量是三次治疗量。③药后温覆使微微汗出，不须啜粥。这是因为麻黄汤发汗力量大，单独应用就可以达到汗出病解的目的，所以就不再使用热稀粥助药力了。④本方发汗力较强，只宜于风寒无汗表实证，对表虚自汗、外感风热、体虚外感、产后、失血证等均不宜。⑤本方只宜暂用，不可久服，如一服汗出，则不须再服。如汗后不解，因其腠理已开，则当以桂枝汤善后。

麻黄汤在当代应用较多的主要是东北地区、西北高寒地带和其他地方的一些山区，这些地区平均气温偏低，人体腠理致密，患风寒表实证的几率较高，在这些地区发生的普通感冒或流行性感冒见有太阳伤寒表实证者，使用麻黄汤常有很好的效果。此外支气管哮喘急性发作属寒邪郁肺者；病毒性肺炎初起，见有伤寒表实证者；急性鼻炎、慢性鼻炎急性发作时见有表寒证者；急性荨麻疹见有恶风寒，无汗，苔白，皮疹色淡者；急性肾小球肾炎头面浮肿，属风寒束表，肺失宣降，水道不畅，水泛肌肤者等，及时辨证应用，常有药到病除，或截断病程的效果。近年来发现，有些长时间在冰库、低温场所工作的人员患外感病，也可能会出现太阳伤寒表实证的临床表现，用麻黄汤也有很好的疗效。此外对于一些皮肤病的病人，皮肤干燥，无汗或少汗，用麻黄汤一类的方药治疗，也有疗效。

2. 太阳伤寒和衄解

【原文】

太阳病，脉浮紧，无汗，发热，身疼痛，八九日不解，表证仍在，此当发其汗。服药已微除，其人发烦目瞑[1]，剧者必衄，衄乃解。所以然者，阳气重[2]故也。麻黄汤主之。（46）

太阳病，脉浮紧，发热，身无汗，自衄者愈。（47）

伤寒脉浮紧，不发汗，因致衄者，麻黄汤主之。（55）

【注释】

[1] 目瞑：瞑，míng，音明，闭目。目瞑，此因指头晕目眩，而不敢睁眼。

[2] 阳气重：指阳气郁遏较重。

【提要】

论太阳伤寒和衄解的关系。

【讲解】

伤寒和衄解，大体有三种情况，一是以衄代汗；二是自衄作解；三是以汗代衄。

以衄代汗：第46条，“脉浮紧，无汗，发热，身疼痛，八九日不解”，这是太阳伤寒表实证邪郁日久，当然还应当使用汗法，所以说“此当发其汗”。但服用麻黄汤以后，药虽中病，只能稍挫病势，诸证微有缓解，随后正邪相争更为激烈，病人出现了心烦、头晕、闭目不敢睁眼，随着心烦、头晕的加重，进而出现了鼻衄，诸证就可以随衄血而解。“所以然者，阳气重故也”，是说之所以可以出现这样的情况，是因为太阳伤寒表实证邪郁日久，阳气郁遏太严重，在辛温药力的鼓动下，郁遏之阳奋力祛邪，营中邪气来不及从汗而解，于是就直接从血分外泄，从而出现鼻衄。由于血汗同源，外邪不得汗解，则可以通过衄血而解，所以说“衄乃解”。这就是以衄代汗，前人也有称其为“红汗”的。

太阳表邪从血分外泄，为什么要通过鼻衄？其他部位的出血是否可以达到同样的效果？这是由于太阳主表，肺主皮毛，两者都关系到体表营卫。太阳表寒如不能从汗而解，则只能通过肺窍——鼻部的衄血而解，而其他部位的出血则达不到祛除表邪的效果。民间有人采用内迎香穴放血的疗法来治疗外感发热，正是这一机制的运用。

自衄作解：第47条，脉浮紧，发热，身无汗，自衄者愈，是言太阳伤寒，表邪外束，玄府闭塞，未能及时用药发汗，人体正气如能发挥很好的抗邪作用，病证常常可以自解。自解的方式，可以有自汗而解者，也可以有自衄作解者。本条即是不得汗解，而自行衄血作解。伤寒自衄作解，每见于青壮年阳气壮盛之人，年高体弱，婴幼儿童，由于阳气偏虚，则极少见到。

以汗代衄：第55条，伤寒脉浮紧，不发汗，因致衄者，麻黄汤主之。是说伤寒表实证，当汗而失汗，则表邪闭郁，邪无出路。虽然出现衄解的机转，但鼻衄点滴不畅，而表证仍然留恋不解，这就和汗出不彻而表邪不解的道理一样。此时则当用麻黄汤发汗，以汗代衄。

但应当特别注意的是，如果在外感病的病程中，出现了衄血不止，高热不退，烦躁神昏，舌质红绛，则属表寒化热入里，热入营血，热迫血妄行的表现，当用凉血止血的方法治疗，切记不可以当作伤寒衄解来对待。

3. 麻黄汤的其他适应证

【原文】

太阳与阳明合病，喘而胸满者，不可下，宜麻黄汤。(36)

【提要】

麻黄汤可以治疗二阳合病而兼喘而胸满者

【讲解】

两经或两经以上的证候同时出现，谓之合病。本条“太阳与阳明合病”，可知当属太阳与阳明两经同时发病。因其用麻黄汤，太阳病应属太阳伤寒表实证。对这里的阳明病，注家有认为是阳明里实。如果本证是太阳表证兼阳明里实的话，依照仲景一贯的治法是，先解表，后攻里，而解表用桂枝汤，从不用麻黄汤，以防汗多伤津液，助里热。但本条却用麻黄汤发汗，因此这里的阳明病就不应当是阳明里实证，而应当是阳明经表之证。

阳明经表之证是风寒邪气侵袭阳明经脉的证候，因阳明主里，其气向内向下，并不走表，因此当阳明经脉受邪以后，邪气常常迅速入里化热而成阳明里热、里实证。所以阳明经表之证持续时间很短，正如第184条所说：“始虽恶寒，二日自止，此为阳明病也”，也就是说，阳明经表之证的持续时间也就是一日左右，因此并不被医家所重视。而《伤寒论》中也没有进行系统的论述。《医宗金鉴·伤寒心法要诀》说：“葛根浮长表阳明，缘缘面赤额头疼，发热恶寒而无汗，目痛鼻干卧不宁。"正是对阳明经脉受邪而成阳明经表之证的描述。因此这里的二阳合病，应当是太阳表证和阳明经表之证同时出现。

因病涉两经，在辨证上就应当分析孰轻孰重，孰主孰次，以便作为论治的依据。原文中突出"喘而胸满"，太阳主表，肺主皮毛，风寒袭表，不唯太阳受邪，肺气亦因而不得宣发肃降，进而上逆则作喘，肺气壅滞则胸满。说明本证以太阳邪气为主，阳明经邪次之。故用麻黄汤重点治疗太阳表证，而且麻黄汤本有宣肺平喘的功能，用于此证，十分适宜。强调"不可下"，旨在提示这里的阳明病不是阳明里实证。

4. 麻黄汤和辛温发汗剂的禁忌证

以下条文所述证候，也是所有辛温发汗方剂的禁忌证。

【原文】

咽喉干燥者，不可发汗。(83)

【提要】

以咽喉干燥为例，提示凡阴液不足者，不可使用辛温发汗。

【讲解】

咽通于胃，喉通于肺，咽喉为肺胃之门户，又是三阴经脉所循行之处。尤其手太阴肺经和足少阴肾经均贯于喉。在生理情况下，咽喉必依赖肺、肾阴液的滋养和润泽，才能很好地发挥其通气道、过饮食、发声音的正常生理功能。若咽喉干燥，则提示阴液不足，咽喉失润，尤其是肺、肾阴亏，此时虽有太阳表证，亦不可单独使用辛温发汗。因阴液不足，汗出无源，如果强发汗，则会更加伤阴耗液，变证蜂起。

对于阴虚兼有表证的，可以考虑先补阴后解表，也可以酌情使用后世滋阴解表法治疗。

【原文】

淋家[1]，不可发汗，发汗必便血[2]。(84)

【注释】

[1] 淋家：指久患淋病之人。淋，是指小便淋沥不尽，尿频量少，尿道作痛的病证。

[2] 便血：此指尿血。

【提要】

以淋家为例，提示下焦阴虚膀胱蓄热者，禁用辛温发汗。

【讲解】

久患淋病的人，多属下焦真阴亏虚而膀胱蓄热，病人可能会有发热或者低热，对于这种发热，切不可误作太阳表证而径用辛温发汗。如果误用，温可助热，辛可耗阴，不但助膀胱之热，而且更伤下焦之阴。阴愈伤而热愈盛，如果热迫血妄行，就有可能发生尿血。对于误施汗法而致尿血者，可用养阴清热凉血法，选用猪苓汤或小蓟饮子。如果是淋家外感，也不能单独使用辛温发汗，有医家建议酌用辛凉解表之剂，可供参考。

【原文】

疮家[1]，虽身疼痛，不可发汗，汗出则痓[2]。（85）

【注释】

［1］疮家：久患疮疡之人。

［2］痓：筋脉拘急抽搐之病证。《正字通》云："五痓之总名，证卒口噤，背反张而瘛疭。"

【提要】

以疮家为例，提示毒热内盛兼气血两虚者禁用辛温发汗。

【讲解】

久患疮疡之人，既有毒热内盛，又因脓血流失而气血两伤，其身疼痛，或因毒热阻遏，血脉不畅；或因气血不足，肌肤失养。这应当属于太阳伤寒的类似证候，如果将其误认作是伤寒表证的身疼痛，使用辛温发汗的方法治疗，一则温可助毒热；二则汗血同源，发汗必然更伤营血。营血伤损，不能濡养筋脉，加之毒热熏灼，则易导致筋脉强急，肢体拘挛的痓病。

对疮家毒热内盛兼气血两虚者的身疼痛，可酌用益气养血清热解毒法治疗。

【原文】

衄家[1]，不可发汗，汗出必额上陷脉急紧[2]，直视不能眴[3]，不得眠[4]。（86）

【注释】

［1］衄家：指平素经常出现鼻衄的人。

［2］额上陷脉急紧：指额部两旁（相当于太阳穴）凹陷处之动脉拘急。又说，额上陷为额部皮肤弹性消失，为脱水之征；脉急紧为脉象数而紧，为热盛津伤，筋脉拘急之征。

[3] 眴:shùn,音瞬,指眼珠转动。

[4] 眠:通瞑,闭目。

【提要】

以衄家为例,提示阴血不足者,禁用辛温发汗。

【讲解】

久患鼻衄之人,阴血亏虚者居多,见其鼻衄,千万不可以将其误认作是表证衄解不畅,而用辛温发汗。如果误用辛温,势必更加损伤阴血。阴血损伤,不能濡养筋脉,则额部两旁陷中之脉紧急;血虚不能上注于目,则两目呆滞凝视,目睛转动不灵活,不能闭目静息。

第55条"伤寒脉浮紧,不发汗,因致衄者,麻黄汤主之",是伤寒表实证未能及时治疗,阳气郁遏太甚,邪气由血分外泄的表现。但衄血点滴不畅,衄后表实证仍在,所以仍以麻黄汤发汗,以汗代衄;本条则是平素常有衄血,阴血素亏,所以在诊断上万不可将其误诊为伤寒衄解。

【原文】

亡血家[1],不可发汗,发汗则寒栗而振[2]。(87)

【注释】

[1] 亡血家:指平素有慢性失血性疾病的人。

[2] 寒栗而振:栗,内心发冷;振,动也,指身体战动。寒栗而振,即寒战。

【提要】

以亡血家为例,提示气血虚弱者,禁用辛温发汗。

【讲解】

亡血家,平素有慢性失血证的病人,其阴血必虚。而气为血之帅,血为气之母,失血之人,不但阴血虚亏,阳气也必有耗伤。亡血家气血阴阳两虚,为什么还可能出现误用辛温发汗的情况呢?这可能是因为阴阳气血两虚者,肌肤失养,常会出现身疼痛的表现,因而类似太阳伤寒表实证。但此证如果妄用辛温发汗,因为血汗同源,夺血者无汗,夺汗者无血,发汗必致阴阳气血更虚。阴血不足,筋脉失濡,阳气损伤,肌肤失温,因而就会出现寒战不止的变证。

即使是气血阴阳两虚而兼有风寒外感的,也不可以单独使用辛温发汗,可斟酌选用后世医家的补益气血兼以解表的方法治疗。

【原文】

汗家[1]，重发汗，必恍惚心乱[2]，小便已阴疼[3]，与禹余粮丸。（88）

【注释】

[1] 汗家：平素患有盗汗或自汗的人。

[2] 恍惚心乱：精神恍惚，注意力不集中，心中烦乱不安。

[3] 阴疼：尿道作痛。

【提要】

以平素多汗为例，提示阴阳气血不足者，禁用辛温发汗。

【讲解】

汗乃心之液，系阳气蒸化津液而成，平素常患汗出过多，不论自汗盗汗，皆多有阴血阳气的损伤。若再用发汗的方法，不仅会伤损阳气，也会损伤阴液，以致阴阳两虚，心失所养，心神无主，神气浮越，故恍惚而心乱。汗家重发汗，阴津受伤，阴中涩滞，故小便后尿道有涩痛的感觉，治用禹余粮丸。

禹余粮丸方已佚，但从主药禹余粮可推断大法为敛阴止汗，重镇固涩，既救其汗，亦补其虚。

【原文】

病人有寒，复发汗，胃中冷[1]，必吐蛔。（89）

【注释】

[1] 胃中冷：泛指胃肠虚寒。

【提要】

论中焦虚寒者禁用辛温发汗。

【讲解】

从“病人有寒”和“胃中冷”结合起来看，病人的体质是素来胃肠虚寒，这种人即使复感外邪，也应当先温其里，后解其表，或者温中兼以解表，切不可单独使用辛温发汗。如果误发其汗，则更伤胃肠之阳，多会导致胃肠更加寒冷。胃寒气逆，则见呕吐。若素有蛔虫寄生，因蛔虫有喜温避寒的特性，常常会因肠寒而上行扰动，于是就会发生吐蛔的现象。

《医宗金鉴》认为，对于本证“宜理中汤送乌梅丸”，可供参考。

【原文】

脉浮数者，法[1]当汗出而愈，若下之，身重心悸者，不可发汗，当自汗出乃解。所以然者，尺中脉微，此里虚，须表里实[2]，津液自和，便自汗出愈。（49）

【注释】

[1]法:犹理也。

[2]表里实:表里正气充实。

【提要】

论误下后里虚,尺中脉微者不可发汗。

【讲解】

太阳伤寒初起未发热之时,脉多浮紧,一旦发热已见,脉多浮数,宜麻黄汤发汗。误用下法,则徒伤里气,表亦不除,甚至发生变证。本条表证误下后,出现身体沉重、心悸、尺中脉微等症,提示正气受损,且以阳气虚损为主。阳气虚损,清阳之气不能充实肢体,加之表邪未解,内外困顿,故身重;阳虚心神失养,故心悸;尺脉候里,微主阳虚,这正是里阳虚损的明证,所以说"此里虚"。表证误下之后,里阳虚而表邪仍在,这就属于夹虚伤寒,于是就不可以再发其汗了。因为中药发汗祛邪,是通过正气来发挥作用的,如果正气已虚,发汗后不仅达不到汗出表解的目的,还会使正气更加虚损,从而可能导致其他变证的发生。对于这种里虚兼表的证候,应重在补其里虚,等到表里正气充实,气血充沛,津液自和,则病证就有可能自汗而解。所以说:"须表里实,津液自和,便自汗出愈。"

【原文】

脉浮紧者,法当身疼痛,宜以汗解之,假令尺中迟[1]者,不可发汗。何以知然?以荣气不足,血少故也。(50)

【注释】

[1]尺中迟:尺脉迟滞无力,脉来不足四至。

【提要】

论尺中脉迟营血不足者,禁用辛温发汗。

【讲解】

脉浮紧,为太阳伤寒表实证的典型脉象。因其寒邪束表,营阴郁滞,理当见身疼痛之证。脉浮紧且身疼痛,治当用麻黄汤发汗。倘若此时脉象并非阴阳俱紧,而是"尺中迟",尺脉以候里,迟滞无力为营血不足,因此本证当属里虚夹有外感。此时虽有表证,亦不可强发其汗。因汗为心之液,血汗同源,发汗则可使营血更伤。所以说:"以荣气不足,血少故也。"

张璐《伤寒缵论》说:"当频与小建中汤和之,和之而邪解,不须发汗;设不解，不妨多与，俟尺中有力，乃与麻黄汤汗之可也。”可供参考。

以上2条皆从脉象论禁汗，一是阳虚而里气不足，一是阴弱而营血亏损，皆属伤寒夹虚的证候，所以皆禁用麻黄汤强发其汗。后世医家有人建议，可酌情选用小建中汤一类扶正补虚，调和营卫，这就是“虚人伤寒建其中”的意思。

以上9条，标题虽然说是麻黄汤的使用禁忌，实际应当泛指辛温发汗诸方的使用禁忌。归纳其中的要点是，凡阴、阳、气、血、表、里诸不足，或湿热、毒热、虚热内盛者，皆当禁用或慎用辛温发汗。其中既有伤寒的类似证候，又有伤寒的兼夹证候。对伤寒类似证候，一定要鉴别清楚，不可误诊误汗；对伤寒兼夹证候，也当辨清寒热虚实，或表里同治，或分表里先后论治，而不可贸然单独使用辛温发汗。

5. 伤寒兼证

(1) 葛根汤证及葛根加半夏汤证

【原文】

太阳病，项背强几几，无汗恶风，葛根汤主之。(31)

葛根四两　麻黄三两(去节)　桂枝二两(去皮)　生姜三两(切)　甘草二两(炙)　芍药二两　大枣二十枚(擘)

上七味，以水一斗，先煮麻黄、葛根，减二升，去白沫，内诸药，煮取三升，去滓，温服一升。覆取微似汗，余如桂枝法将息及禁忌。诸汤皆仿此。

太阳与阳明合病者，必自下利，葛根汤主之。(32)

太阳与阳明合病，不下利但呕者，葛根加半夏汤主之。(33)

葛根四两　麻黄三两(去节)　甘草二两(炙)　芍药二两　桂枝二两(去皮)　生姜二两(切)　半夏半升(洗)　大枣十二枚(擘)

上八味，以水一斗，先煮葛根、麻黄，减二升，去白沫，内诸药，煮取三升，去滓，温服一升。覆取微似汗。

【提要】

论葛根汤和葛根加半夏汤的适应证。

【讲解】

葛根汤的适应证有二，一是寒邪在经，太阳经气不利证，二是太阳与阳明合病，兼见下利证。葛根加半夏汤的适应证是太阳与阳明合病兼见呕吐证。

寒邪在经太阳经气不利证：

本证成因:寒邪侵袭太阳经脉。

主症和病机:项背强几几,也就是我们前面讲到的后项连及背部拘紧不柔和的感觉,这是由于寒邪侵袭太阳经脉,寒主收引,寒性凝涩,使太阳经气不利,气血运行不畅,筋脉拘急痉挛所致。无汗恶风也就是无汗恶风寒,正是寒邪闭表的特征。证属寒邪在经,太阳经气不利,治以葛根汤发汗散寒,疏通经脉。

本证与桂枝加葛根汤证,皆见项背强几几,但桂枝加葛根汤证为风邪在经,太阳经气不利;本证为寒邪在经,太阳经气不利。两者之鉴别要点为汗出与否。

本证与麻黄汤证皆为风寒外感,两者不同的是,麻黄汤证为寒邪外束,卫闭营郁,肺气不宣,故症见表实而喘,虽有头项强痛而不见项背强几几;本证为寒邪在经,经气不利,故症见表实兼项背强几几,但无气喘。

太阳与阳明合病兼见下利或呕吐证:

本证成因:太阳与阳明经表同时感受风寒邪气。

主症和病机:太阳与阳明合病,必自下利或不下利但呕,太阳与阳明经表同时受邪,证候当同时出现太阳表证和阳明经表之证,这在前第36条已经谈到。但第36条是二阳合病兼喘而胸满,提示太阳邪气偏重,故用麻黄汤;这里是二阳合病兼见下利或呕吐,乃是阳明里气升降紊乱之象,提示阳明表邪偏盛。由于阳明经脉邪气盛,阳明里气抗邪于表,不能顾护于里,于是导致了里气升降的失常,因而出现下利或呕吐。而葛根汤本为治疗阳明经表证的主方,而且葛根又有升阳止泻的功效,故二阳合病兼见下利的,以其为主方。对二阳合病不下利但呕者,则在葛根汤中加半夏兼以和胃降逆止呕,这就是葛根加半夏汤了。

【治法】

发汗散寒,升津舒经。

【方剂】

葛根汤,葛根加半夏汤。

【方义】

葛根汤由桂枝汤加葛根、麻黄而成。葛根为主药,功在升津液,舒筋脉,又助麻、桂解肌发表;加麻黄为增强桂枝汤解表发汗之力。本证为表实兼项背拘急,为何不用麻黄汤加葛根,反取桂枝汤加葛根、麻黄呢?这是因为麻黄汤发汗力强，再加葛根升阳发表，恐汗出太多而伤津，难以达到升津液，濡润经脉的目的。而桂枝汤加葛根、麻黄既能收发汗升津之效，又无过汗之虞，且方中之芍药、大枣、炙甘草又可补养阴血，补充津液生发之源。葛根又是入阳明经的药物，所以葛根汤又是治疗阳明经表受邪的要方，而用于阳明经表证和二阳合病阳明邪气偏盛者最为适宜。

葛根加半夏汤则是在葛根汤中加入半夏兼以和胃降逆止呕。

葛根汤现代应用范围大体有以下几方面：一是流行性脑脊髓膜炎属阴寒证者，临床表现为突然发病，恶寒，发热，头项强痛，呕吐，昏迷，口噤谵语等；二是病毒感染引起的发热并发精神障碍或中枢神经或周围神经系统损害，证候有伤寒表实证的特征者；三是肩关节周围炎、风湿性腰腿痛等属风寒阻滞经络者；四是面神经麻痹、三叉神经痛见有风寒表实证者。

（2）大青龙汤证

【原文】

太阳中风，脉浮紧，发热恶寒，身疼痛，不汗出而烦躁者，大青龙汤主之。若脉微弱，汗出恶风者，不可服之。服之则厥逆[1]，筋惕肉瞤[2]，此为逆也。（38）

大青龙汤方

麻黄六两（去节）　桂枝二两（去皮）　甘草二两（炙）　杏仁四十枚（去皮尖）　生姜三两（切）　大枣十枚（擘）　石膏如鸡子大（碎）

上七味，以水九升，先煮麻黄，减二升，去上沫，内诸药，煮取三升，去滓，温服一升，取微似汗。汗出多者，温粉[3]粉之。一服汗者，停后服。若复服，汗多亡阳遂虚，恶风烦躁，不得眠也。

伤寒，脉浮缓，身不疼但重，乍有轻时，无少阴证者，大青龙汤发之。（39）

【注释】

[1] 厥逆：手足厥冷。

[2] 筋惕肉瞤：惕，tì，音替。《说文解字》“惕，敬也”，《玉篇》“惕，惧也”，就是恭敬、戒惧、小心谨慎的意思。《仲景全书·注解伤寒论》“惕”作“愓”，dàng，音荡，《说文解字》“愓，放也”，就是放荡，动荡、动的意思。在这里依《注解伤寒论》用“愓”字比较合适。瞤，shùn，音顺，本义为眼睑跳动，在此引申为肌肉跳动。筋惕（愓）肉瞤，指肌肉不自主的跳动或抽动。

[3] 温粉：炒热的米粉。《释名》：“粉，分也，研米使分散也。”《说文解

字》:“粉,所以傅面者也。”段玉才注:“小徐曰,古傅面亦用米粉。许所云面者,凡外曰面。”可见粉字的本义是指米粉,而且古代就有用米粉敷在身体表面,以达到爽身止汗效果的做法。

【提要】

论表闭兼内热的证治及大青龙汤的使用禁忌。

【讲解】

本证成因:第38条为寒闭肌表,阳郁化热;第39条为湿郁肌表,阳郁化热。

主症和病机:脉浮紧,发热,恶寒,身疼痛,不汗出,这是风寒外束,卫阳被遏,营阴郁滞的表现,是典型的太阳伤寒表实证。

脉浮缓,身不痛但重,乍有轻时,这是湿郁肌表的表现,因湿邪重浊,故见身重而不痛,脉浮主邪在表,脉缓主湿邪盛,由于湿郁肌表,表气郁遏,故还应当见无汗。

烦躁为本证最重要的症状,或寒邪闭表,或湿郁肌表,皆使阳气郁遏而不得宣泄,阳郁进而化热,郁热扰心,则生烦躁。烦躁为内热所致,内热缘于表闭阳郁,阳气无从宣泄。故不汗出是烦躁之因,烦躁是不汗出之果。

本证外有寒邪闭郁或湿邪郁遏而成表实,内有阳郁化热而成烦躁,故用大青龙汤外发在表之邪,内清阳郁之热,为解表清里,表里同治之剂。

两条原文提醒的鉴别诊断不可忽视:第38条所说的脉微弱,为肾阳虚衰,无力鼓动气血的表现。汗出恶风为肾阳虚衰,表阳不固,温煦失司的特征。这样一个纯虚寒的证候,和大青龙汤证在病机上有天壤之别,为什么要相提并论呢?这是因为虚弱的阳气勉强与阴寒相争,争而不胜的时候,常常会出现肢体躁动不宁的表现,这也就是“阴盛则躁”的躁烦。而大青龙汤证有“阳盛则烦”的烦躁,因此临床必须鉴别清楚。如将阳虚的躁烦证误辨作阳热扰心之烦躁证,而用大青龙汤峻汗,则必然过汗亡阳,阳气不能充达四末,而致手足厥冷;亡阳伤液,筋肉失养,则可导致筋肉跳动不宁。而在第39条再次强调“无少阴证者”,也就是没有少阴肾阳虚损的躁烦证者,仍是提示医者应将阳虚阴盛的躁烦证和阳热内盛的烦躁证区别清楚。从而也提示第39条也必有烦躁这一主症,如无烦躁这一主症,则无须强调和躁烦的“少阴证”相鉴别。

由于第38条有“太阳中风,脉浮紧”,第39条有“伤寒,脉浮缓”的说法,这就导致了后世医学家的许多争议。其中明代医学家方有执,根据《伤寒论·辨脉法第一》中有“风则伤卫，寒则伤荣，荣卫俱病，骨节烦疼，当发其汗也”的说法，认为太阳病有三大类型，一是风邪伤卫阳的证候，治疗用桂枝汤一类方剂；二是寒邪伤荣阴的证候，治疗用麻黄汤一类方剂；三是既有风邪伤卫阳，又有寒邪伤荣阴，治疗用大青龙汤一类方剂。而大青龙汤在药物组成上，既有麻黄汤的成分，又有桂枝汤的成分。方有执不仅提出了太阳病当分三大类型，还将《伤寒论》原书太阳病上、中、下三篇的原文打乱，按照这三大类型，重新将原文进行了分类。将有关风伤卫的内容列入“太阳病上篇”；将有关寒伤荣的内容列入“太阳病中篇”；将有关风寒同伤荣卫的内容列入“太阳病下篇”。其后喻嘉言等许多医学家起而附和，于是在伤寒学术界形成了“三纲鼎立”学说，这一分类思想统治了伤寒学术界数百年。

从三纲鼎立学说的角度来看第38条的“太阳中风，脉浮紧”和第39条的“伤寒，脉浮缓”，则顺理成章。其中太阳中风是风伤卫，脉浮紧是寒伤荣，因此符合风寒同伤荣卫的特征；伤寒是寒伤荣，脉浮缓是风伤卫，因此也符合风寒同伤荣卫的特征。所以这两条都属于大青龙汤的适应证。

但认真分析起来，风邪未必不伤荣阴，太阳中风证有自汗出，汗出必伤荣，因此后世医学家才称其为“表虚证”，连张仲景都称其为“荣弱卫强”，怎么能说风邪只伤卫阳呢？至于太阳伤寒，寒邪外闭卫阳，内郁荣血，尤其是寒为阴邪，最易伤人阳气，阳气被伤，起病之初即见明显的恶寒，怎么能说寒邪只伤荣阴呢？因此三纲鼎立学说在当代也就逐渐较少有人提倡了。那么怎么解释第38条“太阳中风，脉浮紧”，第39条“伤寒，脉浮缓”？对于第38条，从其描述的发热，恶寒，身疼痛，不汗出等症状来看，是典型的寒邪闭表之证，我们权且可以把“中风”当作“伤寒”的互词来看待；对于第39条，“伤寒”当是广义的含义，泛指六淫邪气伤人而导致的病证，所以也就包含了湿郁肌表在内；脉浮缓则不主风邪在表，而主湿邪在表。

【治法】

外散表邪，内清郁热。

【方剂】

大青龙汤。

【方义】

本方由麻黄汤重用麻黄，另加石膏、生姜、大枣而成。麻黄用量是麻黄汤的一倍，发汗之力倍增，又佐桂枝、生姜辛温发汗，外散风寒或外宣湿郁，以开表气之闭；石膏大辛大寒，以清郁热，除烦躁；炙甘草、大枣，和中以滋汗源。诸药相合，既能发汗解表，又可清热除烦，为表里双解之剂。药后汗出表解，热除烦清，犹如龙升雨降，郁热顿除，故名大青龙。

本方麻黄用量是《伤寒论》诸方剂中最大的，为发汗之峻剂，因此在应用时要注意：取微微汗出为佳，切勿过汗。如果汗出过多，不能控制，张仲景用炒热的米粉扑身止其汗。之所以用炒热的米粉，是因为该证候原本是寒邪闭表，在汗出之后，如果突然用冷米粉敷体，犹恐冰伏余寒。这就像我们今日给发汗后的病人擦汗，常用干毛巾或热毛巾而不用湿冷毛巾的道理是一样的。还应当注意的是，如果服一次药汗出邪解，就不要再服第二次药，即使病证有所反复也不可以再用。再用就很容易过汗，乃至亡阳。至于亡阳而出现恶风、烦躁、不得眠等变证者，则应及时随证救治。

大青龙汤在《金匮要略》里治疗溢饮。我曾用其治疗肺炎初起，症见寒战，高热，无汗烦躁者，对缓解症状，减轻病情确有效果，但一定要做到“得汗后，止后服”。

（3）小青龙汤证

【原文】

伤寒表不解，心下有水气[1]，干呕发热而咳，或渴，或利，或噎[2]，或小便不利、少腹满，或喘者，小青龙汤主之。（40）

麻黄（去节）　芍药　细辛　干姜　甘草（炙）　桂枝（去皮）各三两　五味子半升　半夏半升（洗）

上八味，以水一斗，先煮麻黄，减二升，去上沫，内诸药，煮取三升，去滓，温服一升。若渴，去半夏，加栝楼根三两；若微利，去麻黄，加荛花，如一鸡子，熬[3]令赤色；若噎者，去麻黄，加附子一枚，炮；若小便不利，少腹满者，去麻黄，加茯苓四两；若喘，去麻黄，加杏仁半升，去皮尖。且荛花不治利，麻黄主喘，今此语反之，疑非仲景意。（臣亿等谨按，小青龙汤，大要治水。又按《本草》，荛花下十二水，若水去，利则止也。又按《千金》形肿者应内麻黄，乃内杏仁者，以麻黄发其阳故也。以此证之，岂非仲景意也。）

伤寒心下有水气，咳而微喘，发热不渴。服汤已渴者，此寒去欲解也。小青龙汤主之。（41）

【注释】

[1] 心下有水气：心下，指胃脘部。水气，为病理概念，即胃脘有水气停

留为患。

[2] 噎:yē,音耶,指胸咽部有阻塞不通之感。

[3] 熬:炒、烘、焙。《说文解字》:"熬,干煎也。"西汉扬雄《方言·卷七》:"凡以火而干五谷之类,自山而东齐楚以往谓之熬;关西陇冀以往谓之焙,秦晋之间或谓之炒。"张仲景,南阳人,属古代楚国的北部,因此仲景是楚人,所以书中不乏楚地方言。

【提要】

论太阳伤寒兼水饮的证治。

【讲解】

本证成因:伤寒表不解,心下有水气,外有风寒表邪,内有水饮之气,内外邪气相合而成本证。

主症和病机:干呕为水饮犯胃,胃气上逆所致。发热是表邪未解的表现,尚应有恶寒,无汗,脉浮紧等风寒表证的临床表现。咳或喘是由于外寒引动内饮,内外合邪,水寒射肺,肺失宣降所致。这样的咳喘,常见咳吐大量白色泡沫样稀痰,落盂成水,或吐冷痰。

由于水饮之邪变动不居,常随三焦气机的升降出入,而随处为患,或壅于上,或积于中,或滞于下。因此就出现了或渴,或不渴,或利,或噎,或小便不利、少腹满等诸多的或见症状。这些症状在一个病人身上,不一定都会出现,但一旦出现,也都反映了水寒邪气为患的基本病机。水饮为患,一般不渴,但饮停不化,津液缺乏,或可有口渴,不过当是渴喜热饮,饮量不多;水走肠间,清浊不分则下利;水寒滞气,气机不利则噎;水饮内停,气化不利,故小便不利,甚则少腹胀满。

本证外有表寒,内有水饮,故以小青龙汤发汗蠲饮,表里同治。

服汤已渴者,此寒去欲解也,是说服小青龙汤后,由"不渴"转为"渴"者,说明寒饮已消,是其病欲解的佳兆。这只不过是因为发热之后,温解之余,津液一时不足才出现了口渴。但此时大多渴而不甚,可少少与饮之,令胃气和,水津布达则愈。第41条口渴见于药后津液一时不续,第40条口渴是水气不化,津液缺乏,两者机制不同,不可混淆。

【治法】

辛温解表,温化水饮。

【方剂】

小青龙汤。

【方义】

方中用麻黄发汗解表，宣肺平喘，又兼能利水。桂枝助麻黄增强解表通阳散寒之力。半夏化痰饮，降逆止呕。芍药酸敛护阴，与桂枝相伍，有调和营卫之功。炙甘草和中护正，调和诸药。本方干姜、细辛、五味子同用，为其特点，一则符合“病痰饮者，当以温药和之”的宗旨，二则取干姜、细辛之辛温，宣散水寒之邪，五味子之酸收，收敛肺气之耗散，一散一收，散中有收，敛中有散，对调节肺的宣发肃降功能，治疗水寒犯肺的咳喘，有极好的效果。而且五味子敛肺滋肾，与麻黄相伍，亦有宣散与收敛并举之功。诸药相合，在外解表散寒，在内温化水饮，为解表化饮，表里同治的典型方剂。

对于方后的诸多加减法，后世医学家争议纷纭，谨供参考。

小青龙汤证、桂枝加厚朴杏子汤证、麻黄汤证皆可见喘，应当注意鉴别。其中桂枝加厚朴杏子汤证为太阳中风表虚兼喘，症见有汗而喘，并无内饮；麻黄汤证为太阳伤寒表实兼喘，外有寒邪闭表，里有肺气不宣，症见无汗而喘，也无内饮；小青龙汤证为太阳伤寒表实兼喘，症见无汗或咳、或喘，而有内饮。

另外大、小青龙汤皆由麻黄汤化裁而成，均属表里两解之方。但大青龙汤发汗散寒或发汗祛湿，兼清郁热而除烦躁，以发汗为主，无寒邪闭表或湿邪闭表者不可使用；小青龙汤发汗散寒，内蠲寒饮而治咳喘，主要作用在于温中化饮，无表证亦可以使用。

现代临床经常应用小青龙汤治疗慢性支气管炎，支气管哮喘属寒饮射肺或表寒内饮者。据临证所见，本证在面部望诊上，大多可以见到水色、水斑或水气的表现。所谓水色，指面部青黯色，或下睑处呈青黯色；所谓水斑，指面部出现对称性的色素沉着；所谓水气，指面部虚浮，眼睑轻肿，或下眼睑如卧蚕状。其咳喘伴痰多，痰多呈白色泡沫稀痰，且于冬季寒冷时或季节变换的时候复发或加重。脉象多弦，舌苔多水滑。其他见症尚有气短、憋闷、重则咳逆倚息不得平卧等，皆可应用。对于肺源性心脏病，或并发右心衰竭，症见发热，咳喘，痰多，端坐呼吸，下肢浮肿，脉滑，舌苔滑白，舌质紫黯，可用本方合三子养亲汤或五苓散。

但在临床时应当注意，本方麻、桂、姜、辛并用，虽有芍药、五味子养血护阴，但毕竟偏于辛温燥烈，久服则易伤阴动阳，所以仅适宜在水寒犯肺的咳喘急性发作的时候救急应用，服用三至五剂，急性咳喘平息后，水饮邪气不可能完全化尽，还应当用温中健脾，化饮祛痰的平和之剂善后，一般可选用苓桂剂，包括苓桂术甘汤、苓桂枣甘汤、茯苓甘草汤、苓桂杏甘汤、苓桂味甘汤等一类方剂。对于老幼体弱之人，尤其是患有心脏病或肺源性心脏病的老年人更应慎用，以免有伤阴动阳之弊。

（三）表郁轻证

中风有汗，治用桂枝汤，禁用麻黄汤；伤寒无汗，治用麻黄汤，禁用桂枝汤。两者界限分明，不可混淆。但临床病证千差万别，如遇太阳病，病程日久不解，营卫之气已虚，在表尚有小寒闭郁，病情虽然不重，但病机相对复杂。在这种情况下，用桂枝汤犹恐不能发越在表闭郁的寒邪，用麻黄汤又恐更加损伤营卫之气，真可以说是左右两难。而张仲景则将麻黄汤和桂枝汤合方，并减少药物用量，用于治疗此证，则十分合宜。这就是病机复杂者，则合方治疗的用方方法。我们下面要学习的三个小汗方证，就是合方应用的实例。

1. 桂枝麻黄各半汤证

【原文】

太阳病，得之八九日，如疟状[1]，发热恶寒，热多寒少，其人不呕，清便欲自可[2]，一日二三度发。脉微缓[3]者，为欲愈也；脉微而恶寒者，此阴阳俱虚[4]，不可更发汗、更下、更吐也；面色反有热色[5]者，未欲解也，以其不能得小汗出，身必痒，宜桂枝麻黄各半汤。（23）

桂枝一两十六铢（去皮）　芍药　生姜（切）　甘草（炙）　麻黄（去节）各一两　大枣四枚（擘）　杏仁二十四枚（汤浸，去皮尖及两仁者）

上七味，以水五升，先煮麻黄一二沸，去上沫，内诸药，煮取一升八合，去滓，温服六合。本云，桂枝汤三合，麻黄汤三合，并为六合，顿服。将息如上法。

【注释】

[1] 如疟状：疟疾的临床表现有两个特征，一是寒热交作，二是阵发性发作。本条所言如疟状，指发热恶寒呈阵发性发作如疟，非指寒热交作如疟。

[2] 清便欲自可：清，原指厕所。《说文解字》"厕，清也"，此义俗字作"圊"。为什么称厕所为"清"，东汉刘熙《释名》说："言至秽之处宜常修治，使洁清也。"在这里"清"字名词活用如动词，作"上厕所"解释，也就是"便""排""拉"的意思。"清便"即排便、解大便。《伤寒论》中的"清血"，就

是便血;"清脓血",就是便脓血;"下利清谷"中的"清谷"就是泻下不消化的食物;"下利清水"中的"清水",就是泻下水样便。"欲"通"续",《伤寒论·辨不可下病脉证并治第二十》和《脉经》引本条皆作"清便续自可"。可,犹宜也。"清便欲自可",就是"清便续自可",也就是排的大便不干不稀,持续正常,提示邪气没有入阳明。

[3] 脉微缓:脉由浮紧微微变为浮而弛缓。

[4] 阴阳俱虚:此指表里俱虚,阴指里,阳指表。

[5] 面色反有热色:颜面反而有发热时的红色。

【提要】

论太阳病日久不愈的三种转归及表郁轻证的证治。

【讲解】

主症和病机:太阳病八九日,属表病日久不愈。发热恶寒,热多寒少,一日二三度发,又与典型的太阳伤寒、中风恶寒发热持续存在不同。这里的寒热并见,一日之中阵发性发作二三次,类似疟疾的阵发性发作,所以说如疟状。这是由于病久正伤邪微,小邪闭郁不解,正邪交争所致,后世医学家称其为表郁轻证。其人不呕,提示邪未入少阳。清便欲自可,提示邪未入阳明。

上述表郁轻证可能出现的三种不同转归。一是脉微缓者,为欲愈也。也就是说,脉由浮紧而渐趋弛缓,提示在外的寒邪渐退,正如《黄帝内经》所说"小则平",所以说为欲愈。二是脉微而恶寒者,此阴阳俱虚,不可更发汗、更下、更吐也。这里的脉微为里阳虚衰,恶寒为表阳不足,表里阳气皆虚,所以说"阴阳俱虚"阴阳在这里指里和表。治当扶阳助表,切不可再用汗、吐、下伤伐正气。三是面色反有热色者,未欲解也,以其不能得小汗出,身必痒。在"如疟状,发热恶寒,热多寒少……一日二三度发"的基础上,又见面赤,无汗,身痒。这是因为太阳表邪不解,阳气怫郁不伸,故面色发红;小邪闭郁肌肤,汗不得出,故身痒。寒邪重则身痛,寒邪轻则身痒。以上诸证皆因邪郁日久,小寒闭表,汗出不彻所引起。

本证无汗,也未经发汗,小邪闭郁不解,则非桂枝汤所能解;身痒而不痛,且病程既久,营卫亦虚,也非麻黄汤之所宜。病情虽然不重,但病机相对复杂,只有二方合用,减小药量,方能切合病情,故用桂枝麻黄各半汤小发其汗。正如尤在泾《伤寒贯珠集》所说"若面色反有热色者,邪气欲从表出,而不得小汗,则邪无从出。如面色缘缘正赤,阳气怫郁在表,当解之熏之之类也;身痒者，邪盛而攻走经筋则痛，邪微而游行皮肤则痒也。夫既不得汗出，则非桂枝所能解，而邪气又微，亦非麻黄所可发，故合两方为一方，变大制为小制，桂枝所以为汗液之地，麻黄所以为发散之用，且不使药过病，以伤其正也。"

【治法】

辛温轻剂，小发其汗。

【方义】

取麻黄汤发汗解表，疏达皮毛，以治表实无汗；取桂枝汤调和营卫，扶正以滋汗源。两方合用，制小其剂，刚柔相济，堪合病情。

为什么称其为小汗方？看看仲景用本方的一次治疗量。本方煮取一升八合，一次只喝六合。也就是说全方的药量是三次治疗量。一次治疗量是多少呢？折合成今天的计量是：桂枝 8g，芍药、生姜、甘草、麻黄各 5g，大枣 1.3 枚，杏仁 4g。这样的用量，发汗的力量显然是很小的，所以称其为小汗方。

现代临床有用其治疗普通感冒、流行性感冒、产后感染或其他发热性疾病，症见恶寒身热，阵发性发作，身痒，属于小邪郁闭，不得汗解者。也用于治疗荨麻疹、皮肤瘙痒症、湿疹初期等，以皮肤瘙痒为主，而病机属于表邪郁闭不得外发者。

2. 桂枝二麻黄一汤证

【原文】

服桂枝汤，大汗出，脉洪大者，与桂枝汤如前法。若形似疟，一日再发[1]者，汗出必解，宜桂枝二麻黄一汤。(25)

桂枝一两十七铢(去皮)　芍药一两六铢　麻黄十六铢(去节)　生姜一两六铢(切)　杏仁十六个(去皮尖)　甘草一两二铢(炙)　大枣五枚(擘)

上七味，以水五升，先煮麻黄一二沸，去上沫，内诸药，煮取二升，去滓。温服一升，日再服。本云桂枝汤二分，麻黄汤一分，合为二升，分再服。今合为一方，将息如前法。

【注释】

[1] 一日再发：一日发作两次。

【提要】

论服桂枝汤大汗出后两种不同的转归及治疗。

【讲解】

本证成因：太阳病服桂枝汤汗不得法，而致汗出太多。

主症和病机:其一,服桂枝汤后,导致大汗出,若脉虽见洪大,但并没有说其他症状也发生了变化,这就意味着发热恶寒,头痛项强等仍在,也就说明太阳病的桂枝汤证仍在。此时之洪大脉,应是服用辛温药物后,鼓动阳气浮盛于外,与邪相争的反映。因其邪在肌表,所以仍可用桂枝汤解肌祛风,调和营卫。其二,形似疟,一日再发,即发热恶寒,一日发作两次。还当有第23条发热恶寒,热多寒少,面赤,无汗,身痒等症,病机与第23条相同而表寒更轻。故用桂枝二麻黄一汤,调和营卫,兼祛微邪。

【治法】

辛温发散,微发其汗。

【方剂】

桂枝二麻黄一汤。

【方义】

药味组成与桂枝麻黄各半汤相同,但在药量比例上,麻黄汤的剂量更轻,是取桂枝汤原量的十二分之五,麻黄汤原量的九分之二而成,在调和营卫,解肌祛风方中,略佐发汗之品,从而达到调和营卫,兼疏表寒的效果。本方与桂枝麻黄各半汤相比较,发汗的力量更小,所以适用于大汗出后微邪不解的证候。

在临床应用方面,其主治病证的范围与桂枝麻黄各半汤相同,只不过表寒更轻一些罢了。

3. 桂枝二越婢一汤证

【原文】

太阳病,发热恶寒,热多寒少。脉微弱者,此无阳也,不可发汗。宜桂枝二越婢一汤。(27)

桂枝(去皮)　芍药　麻黄　甘草(炙)各十八铢　大枣四枚(擘)　生姜一两二铢(切)　石膏二十四铢(碎,绵裹)

上七味,以水五升,煮麻黄一二沸,去上沫,内诸药,煮取二升,去滓,温服一升。本云,当裁为越婢汤、桂枝汤,合之饮一升。今合为一方,桂枝汤二分,越婢汤一分。

【提要】

论表有小邪,内郁轻热的证治。

【讲解】

主症和病机：太阳病，发热恶寒，热多寒少，提示表有小邪未解，与第 23 条、第 25 条表郁轻证类似。并且也应当有面赤，身痒，无汗等临床表现。文中接着谈到"脉微弱者，此无阳也，不可发汗"，是为进行类似证候的鉴别诊断而设。脉微弱为肾阳虚衰，鼓动无力所致。由于肾阳已衰，所以说此无阳也。这样的证候，应当回阳救逆，当然禁用汗法。但由于肾阳虚衰的病人，当虚弱的阳气勉强和强盛的阴寒邪气相争，争而不胜的时候，常常会出现肢体躁动不宁的躁烦证。而本条所述，小寒闭表，阳气内郁，阳郁化热，郁热扰心，就应当见到烦躁，这就需要和阳虚的躁烦证相鉴别。可见本条证候表现的主症中也有烦躁。如无烦躁，则不会提出和少阴阳虚的躁烦相鉴别。

本证表寒里热，病机与大青龙汤证相同，但只是小寒闭表，轻度热郁，因此轻重程度和大青龙汤证悬殊甚大。治用桂枝二越婢一汤微发其汗，兼清里热，也可以将其看成是大青龙汤的轻剂。

第 38、39 条的大青龙汤证以及本条，仲景在原文中，都提出了和少阴阳虚证相鉴别，实际上是强调"阳盛则烦"和"阴盛则躁"的鉴别。烦躁和躁烦，临床表现类似，但一为阳热邪气盛，阳热扰心；一为真阳之气衰，正难胜邪。如果辨证不确，虚以实治，则祸不旋踵，临床务必注意。

第 23、25、27 三条，同属表郁轻证，但同中有异。三方证病机均属表郁邪微，症状均有发热恶寒，热多寒少，以及面赤、无汗、身痒，治法均用辛温微汗。所不同的是，桂枝麻黄各半汤证表郁稍重，表现为寒热一日二三度发，治法为小发其汗；桂二麻一汤证表郁更轻，寒热一日发作不超过两次，其发汗力较桂麻各半汤更弱；桂二越一汤证，属小寒闭表兼有轻微的郁热烦躁，其治法为辛温微汗，兼清郁热。

【治法】

辛温微汗，兼清郁热。

【方剂】

桂枝二越婢一汤。

【方义】

本方为桂枝汤与越婢汤的合方，并减轻药量，是表里双解之轻剂。其中用桂枝汤调和营卫，外散表邪；用越婢汤取其辛凉之性，以宣泄在里之郁热。

本方常用于治疗普通感冒、流行性感冒、上呼吸道感染、急性肾小球肾炎、慢性肾炎急性发作等属于表邪郁闭,内有郁热的轻证者。

二、太阳腑证

(一)太阳蓄水证证治

【原文】

太阳病,发汗后,大汗出,胃中干[1],烦躁不得眠,欲得饮水者,少少与饮之[2],令胃气和则愈。若脉浮,小便不利,微热,消渴[3]者,五苓散主之。(71)

猪苓十八铢(去皮) 泽泻一两六铢 白术十八铢 茯苓十八铢 桂枝半两(去皮)

上五味,捣为散,以白饮[4]和服方寸匕[5],日三服。多饮暖水,汗出愈。如法将息。

发汗已,脉浮数,烦渴者,五苓散主之。(72)

伤寒汗出而渴者,五苓散主之;不渴者,茯苓甘草汤主之。(73)

茯苓二两 桂枝二两(去皮) 甘草一两(炙) 生姜三两(切)

上四味,以水四升,煮取二升,去滓。分温三服。

中风发热,六七日不解而烦,有表里证[6],渴欲饮水,水入则吐者,名曰水逆[7],五苓散主之。(74)

太阳病,小便利者,以饮水多,必心下悸;小便少者,必苦里急[8]也。(127)

本以下之,故心下痞[9],与泻心汤,痞不解,其人渴而口燥烦,小便不利者,五苓散主之。(156)

【注释】

[1] 胃中干:指津液耗伤,胃中阴液不足。

[2] 少少与饮之:多次少量慢慢给予饮水。

[3] 消渴:此处指口渴能饮,而且饮不解渴的一种症状,非后世所说的消渴病。

[4] 白饮:白米饮,白米汤。《周礼》郑玄注:“稻曰白”。

[5] 方寸匕:古代量取药末的器具,大小为一寸正方,故名。秦汉一寸为2.3cm。今取边长2.3cm的正方形药匙,取五苓散以不落为度,秤重为5~6g。

[6] 有表里证:既有太阳表证,又有蓄水里证。

[7] 水逆:因下焦蓄水而致渴欲饮水,水入即吐的证候。为蓄水重证的一种表现,是因下窍不利,水无出路,水邪上逆,进而导致胃气上逆所致。

［8］苦里急：因少腹部急迫不舒而感到痛苦。

［9］心下痞：胃脘部堵塞胀满不通的一种自觉症状。

【提要】

论太阳蓄水证证治及其与胃中津伤证、胃虚水停证的鉴别。

【讲解】

①关于太阳蓄水证

太阳蓄水证的成因有二：一是太阳病治不得法，导致表邪不解，邪气循经入腑，干扰了膀胱的气化功能，使膀胱气化不利，如第71、74条所述。二是在患太阳表证期间，由于太阳之气抗邪于表，膀胱气化功能则相对低下，此时如果饮水过多，不能全部气化，就会导致水液内留，继而抑制膀胱的气化功能，如第127条所述"以饮水多"。以上两种原因，皆可导致膀胱气化不利，从而形成太阳蓄水证。

太阳蓄水证的主症和病机：主症之一是口渴、消渴、烦渴、渴欲饮水等，皆是膀胱气化不利，津液不能输布上承所致。主症之二是小便不利、小便少，这是膀胱气化不利，排除废水的功能发生障碍的表现。应当注意的是，这里的小便不利，只是小便量少，并不是小便点滴不畅，尿道涩痛。主症之三是少腹苦里急，这是因为膀胱气化不利，水蓄下焦，下焦气机壅遏所致的一个自觉症状，并不是尿癃闭时的少腹鼓胀。至于心下痞，应属太阳蓄水证可能出现的一个症状，是因下窍不利，水无出路，水邪上逆，进而阻遏中焦气机的缘故。关于渴欲饮水，水入则吐，则为水邪上逆，使胃气也随之上逆所致，仲景称此证为"水逆"证。脉浮或浮数，身微热，这是太阳表邪未解的表现。以上诸条描述的证候，属外有表证里有蓄水，当为表里同病的范畴。

②关于胃中津伤证

胃中津伤证的成因：如第71条所述，太阳病发汗后，由于汗出过多，损伤津液，致胃中津液亏乏，即胃中干。

胃中津伤证的主症和病机：烦躁不得眠，欲得饮水为其主症，这是由于阴虚则阳盛，津亏则气燥，阳盛气燥，则心神不宁而烦躁不得眠。津液亏于内，必然求助于外，这是人体的本能的需求，因此口渴欲得饮水。

③关于胃虚水停证

胃虚水停证的成因：在患太阳表证期间，正气抗邪于表，里气尤其是胃气相对较弱的情况下，饮水过多，不能纳化，就可以导致水液直接停留胃脘。这就是第127条所说的“以饮水多，必心下悸”。

胃虚水停证的主症和病机：和“厥阴病篇”第356条“伤寒，厥而心下悸，宜先治水，当服茯苓甘草汤”合参，知本证的主症有心下悸，这是水邪和胃阳相搏的表现。手足厥冷，这是水阻胃阳，使中阳不能外达于手足所致。至于口不渴和小便利，则是与太阳蓄水证相鉴别的要点。因本证尚未涉及下焦气化功能的失调，故口不渴、小便也正常。证属胃虚水停胃脘。

【治法1】

太阳蓄水证：化气利水，兼以解表。

【方剂】

五苓散。

【方义】

猪苓、茯苓、泽泻，淡渗以利水，通利小便，导水下行；白术助脾气之转输，使水精得以四布，配茯苓，更好地起到健脾利水的作用；桂枝辛温，通阳化气，又可散表邪。茯苓配桂枝，通阳化气而利水。“以白饮和”服，是便于干燥的药散吞咽；“多饮暖水”，可助药力以行津液而散表邪。本方通阳化气以利水道，外窍得通，则下窍亦利，所以说“汗出愈”。凡属膀胱气化不利之蓄水证，不论有无表证，皆可用本方。

第156条“本以下之，故心下痞，与泻心汤，痞不解，其人渴而口燥烦，小便不利者，五苓散主之”，提示了一个很有意义的临床诊疗思路。病人主诉是“心下痞”，所以医生在一般情况下很容易想到使用泻心汤一类方剂治疗。但用过泻心汤以后，心下痞的症状并没有缓解，这就需要医生进一步仔细观察脉症表现，作新的辨证分析。该病人尚有“渴而口燥烦，小便不利”等症，方知病人原本有太阳蓄水证的存在，进一步分析病机，可以认定该病人的“心下痞”，是由于下窍不利，水邪上逆，阻滞中焦气机所造成的，于是改用五苓散通阳化气，利小便。使下窍利，水邪去，中焦之围得解，气机畅达，心下痞自然缓解。应当说“心下痞”这一症状并不是太阳蓄水证中必见的主症，而仅仅可以看成是一个可能见到的副症，因为我们诊断太阳蓄水证的依据是口渴、小便不利和少腹苦里急，而不是心下痞。但对于这个病人来说，心下痞却是其最痛苦的主诉症状。在这种情况下，医生一定要通过副症探病机，针对病机进行治疗，这样才能取得柳暗花明，峰回路转的效果。

由于大多医院和药房不备五苓散，所以现代临床医生们常常将其改为汤剂使用。综合近年临床报道和个人体会，本方主要辨证用于以下病证的治疗：一是用于外感病病程中，由于细菌或病毒毒素的刺激，导致肾功能的障碍，症状表现为尿少、口渴、少腹不适者，也常常见到呕吐或吐水等水逆证。二是用于泌尿系统疾病，如急性肾炎、肾性高血压、垂体性尿崩症、遗尿、输尿管结石、早期肾功能不全、肾盂肾炎、神经性尿频等属气化不利，见有小便少、口渴欲饮者。三是用于生殖系统疾病，如睾丸鞘膜积液、绝育结扎术后并发阴囊血肿、卵巢囊肿、乳腺小叶增生、闭经、带下等见有本方证或属于本方证病机者。四是用于治疗脑积水、顽固性偏头痛，辨证属水邪阻滞者。五是用于五官科疾病，如治疗中耳炎、耳聋、青光眼、过敏性鼻炎、假性近视、中心性视网膜炎等，辨证属水邪上扰清窍者。六是用于心血管疾病，用本方合麻黄附子细辛汤加椒目、石菖蒲、牛膝治疗心包积液有效，如用本方合生脉散加葶苈子治疗慢性充血性心力衰竭疗效满意。七是用于呼吸系统疾病，有用本方加黄连、车前草治疗百日咳；用本方加商陆、党参、赤芍与抗结核药同用，治疗结核性胸膜炎，可使胸腔积液迅速消退。在治疗其他疾病方面，有用本方加半夏治疗妊娠后饮食入口即吐者，有加减用于治疗慢性胃炎、胃肠型感冒、原发性血小板减少性紫癜以及肝硬化腹水者，都有一定效果。

【治法 2】

胃中津伤证：用饮水疗法，少少与饮之。

【治法 3】

胃虚水停证：温胃化饮。

【方剂】

茯苓甘草汤。

【方义】

茯苓利水；桂枝通阳化气；甘草扶中调药；生姜健胃以散水饮，共成温胃化水之剂。用于治疗胃中停水，不烦不渴，小便正常，或兼有心下悸，或兼有四肢厥冷者为宜。

本方临床用于治疗胃液潴留之证，有一定疗效，病人常有胃脘胀满不适之感，推按其上腹部时，可以听到如囊裹水的声音。用本方时要重用生姜温胃化饮消水。但此证经治疗缓解后，常常由于饮食失当，再次复发，再用本方加味治疗仍可有效。因此需要叮嘱病人，注意饮食调护，防止复发。

〔**附**〕**饮水疗法：**少少与饮之，令胃气和则愈，就是慢慢地给病人喝温水，以滋胃燥，使津液逐渐恢复，待到胃气调和后，就会不药而愈。因汗后津伤之余，胃气亦弱，所以切忌暴饮，尤忌暴饮冷水，以免导致胃中停饮。

太阳蓄水证、胃虚水停证和胃中津伤证的鉴别见表1。

表1 太阳蓄水证、胃虚水停证和胃中津伤证鉴别表

证候	太阳蓄水证	胃虚水停证	胃中津伤证
口渴情况	口渴、消渴、烦渴、渴欲饮水	口不渴	欲得饮水
小便情况	小便不利、小便少	小便利	
局部症状	少腹苦里急	心下悸	
其他症状	脉浮或浮数，身微热	手足厥冷	烦躁不得眠
病　　机	里有蓄水，外有表邪	胃虚水停中焦	胃中津伤
治　　法	外疏内利，表里两解	温中化饮	饮水疗法
用　　方	五苓散	茯苓甘草汤	少少与饮之

（二）太阳蓄血证证治

1. 桃核承气汤证

【原文】

太阳病不解，热结膀胱，其人如狂[1]，血自下，下者愈。其外不解者，尚未可攻，当先解其外；外解已，但少腹急结[2]者，乃可攻之，宜桃核承气汤。（106）

桃仁五十个（去皮尖） 大黄四两 桂枝二两（去皮） 甘草二两（炙） 芒硝二两

上五味，以水七升，煮取二升半，去滓，内芒硝，更上火微沸，下火。先食温服五合，日三服，当微利。

【注释】

［1］如狂：指精神不正常，但较发狂为轻。

［2］少腹急结：指少腹疼痛、胀满、拘急不舒。

【提要】

论太阳蓄血证血热初结，热重瘀轻的证治。

【讲解】

本证成因：太阳表邪不解，邪气循经入腑化热，和血结于下焦。

主症和病机：少腹急结，为瘀热互结于下焦，气血凝滞不通所致。其人如狂，属于精神症状，是心主神志功能失常的表现，由于心主血脉，心主神志，今血热互结于下焦，血分浊热上扰心神，因此使心主神志的功能失常。

如邪热与血初结，热重而瘀未成形，病可有"血自下，下者愈"的机转。是哪里下血，前贤较少论及。个人推测，或者病人原有痔疮，此时因热邪所迫而发生便血；或者病人适逢月经来潮，此时因有热邪所迫而有经量增多；或者病人原有泌尿系统病变，此时因热邪所迫而见尿血。这都有可能出现热随血泄，病可自愈的机转。可是这种机遇毕竟少见，若不能自下者，则当用桃核承气汤泄热行瘀。由于本证是由表邪循经入里而成，所以"其外不解者"，应根据先表后里的治疗原则，"当先解其外"，待表证解除以后，乃可放心攻里。

鉴别：太阳蓄水和太阳蓄血，皆为太阳经表之邪不解而随经入里所致。然其病变一在膀胱气分，使气化失常，故必见小便不利；一在下焦血分，热与血相结，故见神志如狂，因不关气分，所以小便自利。可见两者鉴别要点，在于小便利与不利，以及神志正常与否。

【治法】

泄热行瘀。

【方剂】

桃核承气汤。

【方义】

方由调胃承气汤加桃仁、桂枝而成。大黄、芒硝，苦寒、咸寒并用，功能泄热破结，大黄又可去瘀生新；桃仁活血化瘀以破蓄血。桂枝辛温通阳行气，用于本方其意不在解表，而在通阳，行阴，开结，在寒凉药中酌加温热药，在血分药中配以气分药，使全方皆活，其组方妙用值得借鉴。炙甘草调和诸药，保护正气，而且使全方作用和缓，药效持续时间延长，更好地起到祛除血分瘀热的效果。诸药共成泄热行瘀之剂。

桃核承气汤用于太阳蓄血证，血热初结的阶段，热重而势急，瘀血初成者，是一个很好的方子。但在临床上，用桃核承气汤，并不限于治疗太阳蓄血证，只要是血热互结，热重而瘀轻的，都可以应用。

30 多年前，有一名 22 岁女病人，其母陪同前来就诊，诉每到月经期就心烦意乱，烦躁不宁，不能控制自己的情绪，或者大吵大闹，或者乱跑乱跳，甚至光着脚丫在马路上乱跑，经期过后一切正常。病程已近 8 年，西医诊断为周期性精神分裂症，曾用过多种抗精神分裂症的药物。经前除狂躁不安外，还有少腹痛，腰痛，大便干燥，行经时少腹坠痛尤甚，月经不畅，多血块。遂辨为血热互结，方用桃核承气汤。嘱经前3日，每日1剂，月经未至，就再服1剂，一直服至月经来潮的当日为止，经期第二日停药。

第一个月，经前服完3剂药的第二日即来月经，服药期间大便通畅，第一日泻4次，第二日泻3次，第三日泻2次。病人自觉月经之前的心烦、烦躁等症状明显缓解，能够自我控制，经期也没有大发作。如此治疗3个周期，经期狂躁不能自控的症状大有减轻，但月经过后，感觉十分疲劳。于是在经后用养血、益气、化痰、调和脾胃的方子调理一周。为什么要化痰？因为怪病多因痰作祟。以后经前用桃核承气汤，经后用养血、调气、化痰、调补脾胃方，再治3个月经周期，从此痊愈，抗精神分裂症的西药也全部停用。后来她以高分考入某重点大学，婚后育有一子。至今已过更年期，其病证再也没有复发。

某男学生，胃穿孔术后1周，一直没有大便。夜间出现狂躁，骂人，心烦，失眠。外科医生认为，胃穿孔部位有小血管断裂，不少血液存留肠道，没有及时排出体外，血液在肠道被细菌分解后，产生大量的氨进入血液循环，进而刺激大脑，导致了精神狂躁不安。于是用新霉素来抑制肠道的细菌，并用清洁灌肠的方法来通便，但都没有收到预期效果。我见其人至晚如狂，腹部不适，就用桃核承气汤1剂。中午服药，傍晚泻下大量乌黑粪便，奇臭无比，当夜鼾睡如雷。可见桃核承气汤对于清泄肠道内的瘀热，也是一个很好的方子。

据报道，本方加减化裁治疗女性精神分裂症疗效满意，加大剂量对男性精神分裂症亦有良效。另有报道，本方对农药中毒所致的精神失常有良好效果。

有人用本方治疗脑震荡、脑外伤后遗症、脑挫伤、脑外伤性瘫痪、脑外伤性癫痫等有佳效，头痛剧烈者加川芎、红花、葛根；头重不欲举，昏沉闷痛者加白芷、藁本、蔓荆子；心烦不眠者加栀子、淡豆豉。

以本方治疗瘀血所致的痛经、闭经、崩漏、经行鼻衄、难产、产后发狂、子宫肌瘤、亚急性盆腔炎、宫外孕等疗效也确实。

用本方加黄连、黄芩、马齿苋治疗暴发性痢疾，加白芍、金银花、菊花、泽泻等治疗流行性出血热少尿期。

还有报道，用本方加玄参、生地黄、麦冬、黄芪治疗2型糖尿病，同时还有降血脂，防治并发症的作用。加清热利湿之品，对急性湿疹、面部痤疮、酒渣鼻、结节性红斑、脂溢性皮炎、毛囊炎等，也有较好的疗效。

2. 抵当汤证

【原文】

太阳病六七日，表证仍在，脉微而沉，反不结胸[1]。其人发狂者，以热在下焦，少腹当硬满，小便自利者，下血乃愈。所以然者，以太阳随经，瘀热在里故也。抵当汤主之。(124)

水蛭(熬[2])　虻虫(去翅足，熬)各三十个　桃仁二十个(去皮尖)　大黄三两(酒洗)

上四味，以水五升，煮取三升，去滓，温服一升。不下更服。

太阳病身黄，脉沉结，少腹硬，小便不利者，为无血[3]也。小便自利，其人如狂者，血证谛[4]也，抵当汤主之。(125)

【注释】

[1] 结胸：证名，指实邪结于胸膈脘腹，以胸膈脘腹硬满疼痛为主症的病证。

[2] 熬：炒，焙。西汉扬雄《方言·卷七》"熬"，"火干也，凡以火而干五谷之类，自山而东齐楚以往谓之熬，关西陇冀以往谓之焙，秦晋之间或谓之炒"。仲景为楚人，所以用"熬"字。

[3] 无血：指无血证。

[4] 谛：dì，音帝，证据确实之意。

【提要】

论血热互结瘀重热敛的证治。

【讲解】

本证成因：太阳随经，瘀热在里故也，也就是太阳表邪不解，邪气随经入里化热，热与瘀血结于下焦。

主症和病机：发狂或如狂，是瘀热互结，血热上扰心神，神识昏乱所致。少腹硬或少腹硬满，为热与有形瘀血结于下焦的表现。少腹硬，医者可触按而知，是有形瘀血已经形成；少腹满，为病人的自觉症状，是气血瘀滞所致。脉微而沉，或脉沉结，沉脉主里；微为有形之邪阻滞，脉气不利；结即缓中有止，是气血凝滞，血脉不利之象。发黄，蓄血发黄为瘀血停滞，荣气不能敷布所致，故其色黄而晦暗不泽。证属太阳蓄血，瘀重热敛，治当"下血乃愈"，以抵当汤破血逐瘀。

鉴别：太阳蓄水和蓄血，都为太阳腑证，皆有少腹部的症状。但太阳蓄血病在血分，无关乎气化问题，故小便自利，也即小便正常。太阳蓄水病在气分，气化不利，故小便不利，即尿少。而蓄血有如狂或发狂；蓄水有口渴、消渴，自是不同。

【治法】

破血逐瘀。

【方剂】

抵当汤。

【方义】

水蛭是水生动物中最善于吸血而破血逐瘀者，虻虫是空中飞的昆虫中最善于吸血而破血逐瘀者，大黄是陆地上的草本植物的根最善于泻热逐瘀者，桃仁是乔木上所结的果仁最善于行血化瘀者。四药相合，可谓海陆空联合作战，集破血逐瘀药之大成，血行瘀下，诸证得愈。从服汤后"不下更服"可以推知，服药后当以下利为取效之征。另外，也可反推，得下则止后服，以免药过伤正。

本方现代主要用于治疗顽固的瘀血证，如癥瘕积聚、月经不调或闭经、痛经，症见少腹满，甚则疼痛，喜忘烦躁者；瘀血或瘀热互结所引起的精神分裂症、癫痫、顽固性偏头痛、脑外伤后遗症、跌打损伤后瘀血凝滞等证候等。早年随宋孝志老师临诊，曾见宋老用抵当汤作散装入胶囊口服，治疗一例脑血管瘤，症见剧烈头痛并伴有偏盲者，经治近半年，头痛消失，视野恢复正常。有人认为水蛭有抗老年斑形成和血栓形成的作用，所以建议口服水蛭胶囊，可以抗老年斑，抗血栓形成，而且有不少医务工作者亲自服用。但也有不同建议者，如中国台湾著名医师张步桃先生则认为，医生尽可能要做到"良药甜口"，而水蛭有一种尸臭味，因此他从来不用此药，关于水蛭的应用，真可谓仁者见仁，智者见智，皆供大家参考。

3. 抵当丸证

【原文】

伤寒有热，少腹满，应小便不利，今反利者，为有血也，当下之，不可余药[1]，宜抵当丸。（126）

水蛭二十个（熬） 虻虫二十个（去翅足，熬） 桃仁二十五个（去皮尖） 大黄三两上四味，捣分四丸，以水一升，煮一丸，取七合服之，晬时[2]当下血，若不下者，更服。

【注释】

［1］不可余药：不可服用其他药剂。从方后所注明的服法看，亦有人解释为不可剩余药渣，即连汤带药渣一并服下。

［2］晬时：晬，zùi，音醉。晬时，即周时。指一日一夜对头24小时。

【提要】

论瘀热互结，热微瘀缓的证治。

【讲解】

本证成因：伤寒表邪随经入腑，与血结于下焦。

主症和病机：病由伤寒发热而起，随后出现少腹胀满，若为蓄水，小便当不利，今小便反利，则知非蓄水，而为蓄血。但瘀缓热微，症仅见有热，少腹满，未见少腹硬，也未见如狂或发狂。故取抵当丸化瘀缓消。

鉴别：太阳蓄血证，证有轻重之分，治有缓急之别。热重于瘀者，是桃核承气汤证；瘀重于热者，是抵当汤证；瘀热皆轻者，是抵当丸证。

第125条与第126条论述了太阳蓄血发黄与湿热发黄，太阳蓄水与太阳蓄血的鉴别，柯韵伯《伤寒来苏集》对此有精辟的论述。书中谓："太阳病发黄与狂，有气血之分，小便不利而发黄者，病在气分，麻黄连翘赤小豆汤证也。若小便自利而发狂者，病在血分，抵当汤证也。湿热留于皮肤而发黄，卫气不行之故也。燥血结于膀胱而发黄，营气不敷之故也。沉为在里，凡下后热入之证，如结胸、发黄、蓄血，其脉必沉，或紧、或微、或结，在乎受病之轻重，而不可以证分也。水结，血结，俱是膀胱病，故皆少腹硬满，小便不利是水结，小便自利是血结。"

【治法】

化瘀缓消。

【方剂】

抵当丸。

【方义】

本方即抵当汤原方，减量后改作丸剂而成。虽药性峻烈，但一剂分为四丸，每服一丸，而成峻药缓攻之法。因丸药吸收比较缓慢，所以其攻下瘀血之力和缓，药力绵长。故服药后"晬时当下血"，若血不下者可再服。

太阳蓄血三证皆是太阳表邪不解，邪气循经入里化热，和血结于下焦膀胱而成。若血热初结，热重而势急，瘀初成而尚轻浅，症见少腹急结，其人如狂，而表邪已解者，用桃核承气汤泻热化瘀；若血热瘀结，瘀凝而势重，热敛而势缓，症见少腹硬满，其人如狂或发狂，或身黄，脉沉微或沉结，小便自利者，用抵当汤破血逐瘀。若瘀热互结，瘀成形而势缓，热虽有而势微，症仅见有热，少腹满，小便自利者，用抵挡丸化瘀缓消。

有人在观察流行性出血热的病程中发现，有的病人可以出现肾功能的障碍，表现为尿少、烦渴等，用五苓散后肾功能很快好转。有的病人可以出现泌尿系统微循环的障碍，表现为少腹拘急不适、精神不宁，和太阳蓄血证的表现很相似，用桃核承气汤或抵当汤后，泌尿系统微循环的障碍迅速改善。这或者可以解释太阳蓄血证为什么小便自利的原因，因为太阳蓄血证并没有涉及下焦气化功能的障碍，没有涉及肾功能的障碍。

由于治疗太阳蓄血证的三张方剂可以用于治疗多种瘀热互结的病证，如胞宫瘀热，小肠瘀热，以及瘀热结于人体的任何部位等，因此就有人认为太阳蓄血证是血蓄在胞宫或血蓄在小肠。其实太阳蓄血证并不能和治疗太阳蓄血证方剂的扩大应用范围等同起来。

第三节　太阳病变证

六经病证失治或误治后，临床证候发生了变化，而变化后的证候不属于六经病证范围，也就是说不能用六经正名来命名的，后世的医学家一般将其称作“变证”。如果是由太阳病失治或误治而来的变证，则称“太阳变证”，如果是由少阳病失治误治而来的变证，则称少阳变证，其他依此类推。由于使用了多种错误的治疗方法而导致的变证，张仲景称其为“坏病”，也就是典型的六经病证，被医者运用不适当的治疗方法而治坏了的意思。变证或坏病变化多端，证候复杂，张仲景提出治疗基本原则是“观其脉证，知犯何逆，随证治之”，这也正是中医学辨证论治精神的体现。这部分内容以举例示范的方式，记述了多种变证的治疗方法，以展示“随证治之”的临床应用要领。我们还应当注意的是，这部分内容中的变证，有很多属于杂病，学习这部分内容的证治，对临床辨治杂病有重要的指导价值。

一、变证治则

【原文】

太阳病三日，已发汗，若吐、若下，若温针[1]，仍不解者，此为坏病，桂枝[2]不中[3]与之也。观其脉证，知犯何逆[4]，随证治之。(16上)

【注释】

[1] 温针：即火针。古代火针，是将棉絮裹于金属针体，蘸植物油后点燃，将针烧至通红，迅速刺入所选定的穴位，针不烧红则害人。多用于沉寒痼冷等疼痛性疾病的治疗。由于火针的刺激及其对病人精神的威慑，针后病人常有汗出，因此古人也作为治疗发热性疾病的退热方法之一。

[2] 桂枝：指桂枝汤。

[3] 不中：犹言不可，不宜，为楚地方言。

[4] 知犯何逆：知，了解，考察；犯，违犯；逆，《广雅》："逆，乱也"，"乱亦错也"，此谓误治。知犯何逆，了解和考察过去用过什么样的错误治法。

【提要】

坏病的含义和处理原则。

【讲解】

坏病的含义和成因：太阳病本当汗解，但如果汗不得法，太阳病亦难解除。病已经过三日，医者转而施用吐、下，或者以温针取汗，此类治法，对于太阳病皆非所宜，因而引起病情恶化，其证候已不属六经病范畴，这就叫"坏病"，所以就不能再用桂枝汤解表了。太阳病误治后所形成的坏病主要特征有三：一是原有的典型的太阳病已经发生了变化，太阳病的原有证候已经不复存在；二是不属传经之变，也就是说其证候已经不属于六经病的本证；三是证候复杂，变化多端。

坏病的治疗方法：坏病变化复杂，证候多端，所变何证，难以预料，当用何方，亦无成法可循，因此必须由医生仔细观察分析现有的脉证，了解既往用过什么样的误治方法。在认真分析研究的基础上，做出正确诊断，准确辨证，按证立法，依法选方。这就是"观其脉证，知犯何逆，随证治之"的原则。这一原则，不仅是治疗坏病的原则，而且也是辨证论治精神的体现，对治疗其他各种疾病都有普遍的指导意义。后世的医学家都认为《伤寒论》是一部辨证论治的书，但在《伤寒论》中，并没有出现过"辨证论治"这四个字，从文字表述上，最能体现辨证论治精神的，就是“观其脉证，知犯何逆，随证治之”这 12 个字。

二、辨寒热真假

【原文】

病人身大热[1]，反欲得衣者，热在皮肤[2]，寒在骨髓[3]也；身大寒[4]，反不欲近衣者，寒在皮肤，热在骨髓也。(11)

【注释】

[1] 身大热：外见发热。

[2] 皮肤：指代人体浅表部位，或说是病证的表象。

[3] 骨髓：指代人体内里部位，或说是病证的本质。

[4] 身大寒：手足厥冷、恶寒甚至寒战。

【提要】

举例说明辨认寒热真假的要点。

【讲解】

发热恶寒是外感疾病的常见症状，既可以见于表证，亦可以见于里证。作为里证表现于外的寒热症状，一般与疾病的本质是一致的，“发热恶寒者发于阳也，无热恶寒者发于阴也”，就是以寒热来辨阴阳证候。但也有真寒而见假热，真热而见假寒的现象，此时必须透过现象，看清本质，才不致被假象所迷惑。本条依据病人的喜恶，辨别寒热真假，是仲景鉴别诊断的一个示范。“身大热”，即外有高热，按理病人应该恶热喜冷，揭被去衣。今病人反欲拥衣覆被，避寒就温，这说明“大热”为假象，阴寒在里才是疾病本质。此属阴寒内盛、虚阳外浮的真寒假热证，所以说“热在皮肤，寒在骨髓”。

我为住院医师时，一再生障碍性贫血的住院病人，病情已属晚期，血红蛋白、白细胞、血小板皆降低，由于抵抗力低下，合并有肺部感染，高热不退。西药用多种抗生素，中药遍用辛寒解热、甘寒清热、苦寒解毒之品无效。遂请当时名老中医宋孝志先生会诊，宋老见其虽有高热，却拥衣覆被，蜷曲静卧，喜温恶寒，于是用四逆加人参汤治疗，发热渐退。宋老说，这就是《伤寒论》所说的“身大热，反欲得衣”的真寒假热证。也就是阴盛于内，虚阳浮于外的证候。

病人“身大寒”即身寒肢冷，按常理病人应该喜温避寒、加衣覆被，今病人揭衣去被，扬手掷足，说明此“寒”为假象，阳热在里为疾病本质。这是热邪深伏，使阳气郁闭而不能外达的真热假寒证，在“厥阴病篇”也叫热厥。所以说

"寒在皮肤，热在骨髓"。在临床辨证的时候，一定要注意透过现象看其本质，才不致犯实实虚虚的错误。

辨别疾病本质的关键，本条指出在于观察病人的"欲"与"不欲"。欲与不欲是病人的主观愿望，常常也是疾病本质的反映，辨证时必须重视。但临床还应综合全面情况，四诊合参，才能直捣病机本质。如真寒假热的面赤如妆、咽干不欲饮、小便清长、大便稀溏、舌淡嫩、脉浮大虚数无根；真热假寒的口渴喜冷饮、小便短赤、大便干燥，甚至可以有胸腹灼热，以及舌红、脉数等脉证，都有重要的辨证意义。

三、辨表里先后治则

【原文】

本发汗，而复下之，此为逆也；若先发汗，治不为逆。本先下之，而反汗之，为逆；若先下之，治不为逆。（90）

伤寒，医下之，续得下利清谷[1]不止，身疼痛者，急当救里；后身疼痛，清便自调[2]者，急当救表。救里宜四逆汤，救表宜桂枝汤。（91）

病发热，头痛，脉反沉；若不差，身体疼痛，当救其里，宜四逆汤。（92）

【注释】

[1] 清谷：清，同圊，厕也。此用如动词，作"排""便"解。清谷，即所排大便含有未消化的食物。《伤寒论》中之"清血"，即便血；"清脓血"，即大便脓血；"自利清水"即下利排水样便。

[2] 清便自调：所排的大便正常。

【提要】

论表里同病时表里先后的治疗原则。

【讲解】

临床常有表里同病的发生，在这种情况下，应先治表，还是先治里，或是表里同治？张仲景区别不同情况，采取了不同的处理方法。

①表证兼里实：一般原则是先发汗解表，待表邪解除之后，再议攻下里实。如果不遵循这一原则，而先行攻下，则易导致病情发生复杂变化。这是因为在运用攻里药物的时候，往往容易将正气引向体内，在里的实邪虽然可能被驱除出体外，但表邪随着正气趋向体内，必然随之内陷，传于何经，陷于何脏，难以预料，于是就容易使病情失控，使病情更加复杂。此即"本发汗"，

即表里同病本应先发汗的病证。正如第106条所论“其外不解者，尚未可攻，当先解其外；外解已，但少腹急结者，乃可攻之”，就是先表后里的典范。但如表里同病而里证急重，宜先用下法急去实邪。待里实解除之后，若表证仍在，再议发汗。此时若不迅速攻下里实，便可能出现阴液枯竭、邪盛正衰、气机阻绝的结果。所谓“本先下之”的病证即属于这种情况，如第124条所论“瘀热在里”而“表证仍在”的病证，由于其人发狂，病情急重，故不解表而径投抵当汤攻里。后世温病学家在临床实践中对这一原则有很多发挥。对于里证急重的表里同病，如果拘泥于先表后里的常法，先行发汗解表，那就可能会贻误病情，更伤津液，导致正虚邪盛，所以就有温病下不厌早的说法。而《伤寒论》常常强调先表后里，故又有“伤寒下不厌迟”的认识。

②表证兼里虚：太阳表证兼少阴阳虚寒盛之里证，其临床表现有身体疼痛等表证，又有下利清谷，完谷不化之里证。应当迅速投四逆汤急救回阳，否则便有阳亡阴脱的危险。又因为解表药物是通过正气来发挥作用的，如果正气先虚，即使服用解表药，正气也无力运药而达不到发汗解表的效果。如果服四逆汤后，脾肾之阳回复，下利停止，而身体疼痛等表证未罢者，应立即用解肌祛风、调和营卫的桂枝汤治其表证，否则里虚初复，表邪仍会有内传的可能。后世的医学家用“实人伤寒发其汗，虚人伤寒建其中”，来概括表证兼里实和表证兼里虚的两种不同证候的处理方法，可以说是简明扼要。当然也有急者先治，缓者后治的原则，应当和上述原则结合起来应用。

后世医学家在治疗表里同病的时候，有不少发展。如对表证兼里实者，有的采用了解表攻里双解法；对表证兼里虚者，有的采用了助阳解表、滋阴解表、益气解表、养血解表等表里同治的方法，并创制了许多名方。这都是值得借鉴和学习的。

③表里同病：表里证病机关系密切或里证非大虚大实证，多可表里同治，如表证兼里热的大青龙汤证，表证兼里有水饮的小青龙汤证，表里证的病机关系密切，而里证皆非需要大补的虚证，或者大泻的实证，皆表里同治。又如第34条的葛根芩连汤证，第163条的桂枝人参汤证，第301、302条的太少两感证，表里同病，里证非大实大虚，也皆表里同治。

但第92条“病发热，头痛，脉反沉；若不差，身体疼痛，当救其里，宜四逆汤”，虽然证属太少两感，少阴里证也仅仅是脉沉，并没有下利清谷、手足厥冷等严重的里虚寒证的临床表现，为什么也要先“救其里，宜四逆汤”呢？这是因为“若不差”三字，提示在此前用过麻黄细辛附子汤和麻黄附子甘草汤而仍然不瘥，也就是说，此证表里同病，里证虽然不是大虚证，但是用过温经发汗表里同治的方法以后，病情并没有缓解，这就说明里虚的程度相对比较严重，在这种情况下，就要先补其里，而不再表里同治了。可见对于表证兼里虚的病证，尤其应当注重里虚的治疗。

四、热证

（一）虚烦证

1. 栀子豉汤证、栀子甘草豉汤证、栀子生姜豉汤证

【原文】

……发汗、吐、下后，虚烦[1]不得眠，若剧者，必反复颠倒，心中懊侬[2]，栀子豉汤主之。若少气[3]者，栀子甘草豉汤主之；若呕者，栀子生姜豉汤主之。（76）

栀子豉汤方

栀子十四个（擘） 香豉四合（绵裹）

上二味，以水四升，先煮栀子，得二升半，内豉，煮取一升半，去滓，分为二服，温进一服。得吐者，止后服。

栀子甘草豉汤方

栀子十四个（擘） 甘草二两（炙） 香豉四合（绵裹）

上三味，以水四升，先煮栀子、甘草，取二升半，内豉，煮取一升半，去滓，分二服，温进一服。得吐者，止后服。

栀子生姜豉汤方

栀子十四个（擘） 生姜五两 香豉四合（绵裹）

上三味，以水四升，先煮栀子、生姜，取二升半，内豉，煮取一升半，去滓，分二服，温进一服。得吐者，止后服。

发汗，若下之，而烦热，胸中窒[4]者，栀子豉汤主之。（77）

伤寒五六日，大下之后，身热不去，心中结痛[5]者，未欲解也。栀子豉汤主之。（78）

【注释】

［1］虚烦：指无形邪热郁于胸膈所致的心烦懊侬，因胸膈内无痰、水等有形实邪，故称虚烦。

［2］心中懊憹：懊，ào，音奥；憹，nǎo，音恼；心中懊憹，心胸烦乱极甚，大有无可奈何之感。

［3］少气：呼吸气少力弱、声低气怯，为气虚的表现。

［4］胸中窒：窒，塞也；胸中窒，指病人感到胸中窒塞憋闷。

［5］心中结痛：心胸处结滞疼痛。

【提要】

论汗、吐、下后热扰胸膈证及其兼证的证治。

【讲解】

本证成因：伤寒汗、吐、下后，余热留扰胸膈。

主症和病机：栀子豉汤证，所见虚烦不得眠，反复颠倒，心中懊憹，是无形邪热蕴郁心胸，郁热扰心所致。这里的烦是心胸上脘部一种闷乱不适的感觉，似热非热，似饥非饥，似呕非呕，似痛非痛，莫可名状。名以虚烦，是言热邪未与有形的病理产物相结，以与水热互结的大结胸证、燥热结滞肠道的大承气汤证、湿热郁结的阳明发黄证之实烦区别开来。身热不去是余热未尽所致。胸中窒是热郁气机，胸中气机不畅的表现。心中结痛是热郁气机，由气及血，血脉不和所致。如结合“阳明病篇”所论栀子豉汤证来看，本证尚可见饥不能食、但头汗出、舌苔黄腻等症状。本证属热郁胸膈，治当用栀子豉汤清宣郁热。

栀子甘草豉汤证，是心烦而兼见少气，这是由于误治损伤正气及火热伤气所致，故治当用栀子甘草豉汤清宣郁热，兼以益气。

栀子生姜豉汤证，是心烦而兼见呕吐，这是由于胸膈郁热下扰胃脘，导致胃失和降。治当用栀子生姜豉汤清宣郁热，兼以降逆和胃止呕。

【治法】

清宣郁热。

【方剂】

栀子豉汤，栀子甘草豉汤，栀子生姜豉汤。

【方义】

栀子苦寒，既可清透郁热，解郁除烦，又可清利三焦，导火下行，除热于下，还有通利血脉，止疼痛之效。豆豉气味俱轻，既能透表宣热，辛散在表稽留之邪，又能和降胃气。二药相伍，降中有宣，宣中有降，为清宣胸膈郁热，治疗虚烦懊憹的有效良方。郁热宣散则气机畅达，气机畅达则血脉流利，其胸中窒和心中结痛两证自除。既不必加理气之品，亦不须增活血之药。

若兼见少气，加甘草以益气，方即栀子甘草豉汤。兼见呕吐，加生姜降逆和胃止呕，方即栀子生姜豉汤。

三方在煮服时，豆豉皆后下，乃取其轻清之性。

三方后皆言“得吐者，止后服”。因为在发汗方剂后常有“得汗后，止后服”，在泻下方剂后常有“得下后，止后服”一类的话，所以看到“得吐者，止后服”，容易使人误认为栀子豉汤一类的方剂具有催吐作用，实际上，栀子和豆豉都不具有催吐作用。那么为什么药后会出现呕吐呢？这是因栀子豉汤一类方剂，治疗热郁胸膈证，服药后火郁得开，胃气得伸，正气驱邪外出，往往有一吐为快的机转，故有可能作吐而解。特别是在病人心中懊侬，欲吐不得吐的情况下，服药后更容易一吐为快。吐后胸中郁热随呕吐物得以外泄，所以就不必继续服药了。这正像表邪可随汗解，里热可随下泄，湿热可从尿除一样。胸膈郁热越重，药后出现呕吐的机会也越多。不过，临床上也常见服栀子豉汤后，病情好转或痊愈而不呕吐的情况，因此药后是否呕吐，并不能一概而论。

现代临床单用栀子豉汤一类方剂的机会较少，我常常将栀子配入辨证论治的方剂中，用于治疗神经症、抑郁症、躁狂症、更年期综合征的心火盛的心烦，治疗冠心病心绞痛呈心前区灼热疼痛者。

2. 栀子厚朴汤证

【原文】

伤寒下后，心烦腹满，卧起不安者，栀子厚朴汤主之。(79)

栀子十四个(擘)　厚朴四两(炙，去皮)　枳实四枚(水浸，炙令黄)

上三味，以水三升半，煮取一升半，去滓，分二服，温进一服。得吐者，止后服。

【提要】

论热扰胸膈兼腹满的证治。

【讲解】

本证成因：伤寒误下，导致邪气内陷化热，郁于胸膈，滞于脘腹。

主症和病机：心烦为郁热上扰心神所致。腹满、卧起不安，是邪热壅滞，腹部气机不畅的结果。病人烦闷无奈，腹满不舒，故卧起不安。这和前面谈到的“反复颠倒”有些类似。本证无腹痛拒按、大便不通等腑实症状，说明郁热并未与有形实邪相结。故治之当清热除烦,宽中消满,而不用攻下。方用栀子厚朴汤。

【治法】

清热除烦,宽中消满。

【方剂】

栀子厚朴汤。

【方义】

栀子苦寒,清热除烦;厚朴苦温,行气消满;枳实苦寒,破气消痞。三物配合,共奏清热除烦、宽中消满之效。

本证邪热内陷胸膈,下及脘腹,与栀子豉汤证相比,其病变部位更深、更下,故不用豆豉发散宣通,因为豆豉气味轻清,其作用偏于上、偏于外。枳实、厚朴善理肠胃之气,行气导滞,如果由于无形邪热下扰而见腹满,则与栀子配伍应用,行气清热;如果由于有形实邪结滞,则与硝、黄配伍,行气通下。

鉴别:伤寒误下后出现心烦、腹满,其证有寒热虚实的不同,临床上要详细审辨。如下后心烦仍在,腹满而痛,脉实有力,舌苔黄者,为实邪未尽,可再行攻下。如果下后二便自调,或腹泻,虽见心烦不安,但无热象,且腹满而喜温喜按,脉缓无力、舌淡苔白,此为下后里虚之证,切不可使用本方。腑实者,可用承气汤攻之;虚寒者,可用理中汤温之。

本方加减可以用于治疗急性消化不良、慢性食管炎、慢性胃炎等具有本方证病机特征者。

3. 栀子干姜汤证

【原文】

伤寒,医以丸药[1]大下之,身热不去,微烦者,栀子干姜汤主之。(80)

栀子十四个(擘)　干姜二两

上二味,以水三升半,煮取一升半,去滓,分二服,温进一服。得吐者,止后服。

【注释】

[1] 丸药:古代较常用的丸剂成药,具有强烈的致泻作用。大体有巴豆制剂和甘遂制剂两类。巴豆制剂用于寒实凝滞证,甘遂制剂用于水饮停滞证。

【提要】

热郁胸膈兼中寒下利的证治。

【讲解】

本证成因：太阳伤寒，误以泻下丸药攻下，致使中阳受损，虚寒内生，而且表邪内陷化热，郁于胸膈。

主症和病机：身热、微烦，为表邪入里化热，郁于胸膈，郁热扰心则见心烦；郁热透发于外，则见身热。据"医以丸药大下之"的治疗经过，以及主治方中用温中散寒的干姜，可以推知，本证尚有下利、腹痛等症。上有郁热而下有寒气，故治宜清上温下，寒温并用，方用栀子干姜汤。

【治法】

清热除烦、温中暖脾。

【方剂】

栀子干姜汤。

【方义】

栀子苦寒，清胸膈郁热以除烦；干姜辛热，温中焦之阳气而散寒。二药一清一温，一治上一治下，各司其职，且有相互监制之妙，既不使栀子伤中阳，也不令干姜增郁热。

现代本方多与泻心汤类或黄连汤等合用，治疗寒热错杂之胃脘痛，慢性胃肠炎、慢性胆囊炎、肝炎等。

4. 栀子豉汤禁忌证

【原文】

凡用栀子汤，病人旧微溏[1]者，不可与服之。（81）

【注释】

［1］旧微溏：指病人平时大便溏薄。

【提要】

素体脾阳不足、大便溏薄者忌用栀子汤。

【讲解】

栀子汤指栀子豉汤、栀子生姜豉汤、栀子甘草豉汤、栀子厚朴汤等以栀子为主要药物的方剂。栀子药性苦寒，施之于热证，可以清热除烦。但是如果错误的用于寒证，则可能更伤人体阳气，尤其是损伤脾胃之阳。所以，若体内无热，反而阳虚中寒者，栀子汤类则应禁用。中阳不足之人，多见平素大便溏薄，故仲景即以“病人旧微溏”为例，说明对于中焦虚寒的病人，不可与服栀子汤。推而广之，凡腹满、腹痛、纳差、呕逆，只要是由于中焦虚寒所造成的，都不可轻用栀子汤一类的方剂。

不过，如果遇到上焦热郁，中下焦又有虚寒病变的，可以仿栀子干姜汤法，用栀子清上热以除烦，用干姜温中阳以除寒，寒温并用，可保两全。

（二）邪热壅肺证

【原文】

发汗后，不可更行桂枝汤，汗出而喘，无大热者，可与麻黄杏仁甘草石膏汤。(63)

麻黄四两(去节) 杏仁五十个(去皮尖) 甘草二两(炙) 石膏半斤(碎，绵裹)

上四味，以水七升，煮麻黄减二升，去上沫，内诸药，煮取二升，去滓，温服一升。

下后，不可更行桂枝汤，若汗出而喘，无大热者，可与麻黄杏子甘草石膏汤。(162)

【提要】

论邪热壅肺作喘的证治。

【讲解】

本证成因：太阳病汗不得法或误下，邪气入里化热，壅于肺中。

主症和病机：汗出而喘，邪热壅肺，肺失宣降则喘；邪热逼迫津液外越则见汗出。既为邪热壅肺，则发热、咳吐黄痰，甚至铁锈色痰，喘促胸闷，鼻翼扇动，心烦口渴，尿赤便干，舌红苔黄，脉滑而数等症自在言外。

在《伤寒论》中，涉及的主要喘证有五个，一是麻黄汤证，二是小青龙汤证，三是桂枝加厚朴杏子汤证，四是大承气汤证，五是麻杏石甘汤证。这两条以“汗出而喘”除外了无汗而喘的麻黄汤证，也除外了外寒内饮的小青龙汤证。以“不可更行桂枝汤”，除外了中风兼喘的桂枝加厚朴杏子汤证。以“无大热”，也就是无阳明里大热里大实，除外了阳明实热迫肺而见汗出微喘、喘冒不得卧的大承气汤证。此“无大热”为鉴别诊断而设，并不是说邪热壅肺的麻杏石甘汤证不见发热。看起来平淡无奇的两条原文，却将《伤寒论》中主要的喘证进行了鉴别诊断，这种排除诊断的思路和方法，很值得学习和借鉴。

此证乃表邪已解，邪热壅肺。治宜清热宣肺平喘，用麻黄杏仁甘草石膏汤。

【治法】

清热宣肺平喘。

【方剂】

麻黄杏仁甘草石膏汤。

【方义】

麻黄辛温宣肺平喘。石膏辛寒清肺中壅热，用量倍于麻黄，可监制麻黄的辛温之性，使之宣肺平喘而不助肺热。杏仁宣降肺气，协同麻黄平喘。麻黄一药，有发汗、平喘、利尿三个作用，和桂枝相配，则发汗散寒；和石膏、杏仁相配，则宣肺平喘；和白术相配则利尿退肿。本方用麻黄和石膏、杏仁相配，显然是取其宣肺平喘的作用。炙甘草缓肺气之急，和中护正，避免石膏伤中焦脾胃阳气，又可调和诸药，使诸药相辅相成。

本方现代在临床应用甚广，凡呼吸道传染性、感染性疾病，如急性气管炎、急性支气管炎、急性肺炎、急性咽喉炎、急性扁桃体炎，只要属于肺热壅盛者，皆可使用。临床常加金银花、连翘、黛蛤散、芦根、鱼腥草等，疗效可靠。著名老中医蒲辅周说："支气管炎，外寒内热，无汗而喘，不汗出而烦躁者，大青龙汤发之。麻杏石甘汤亦治寒包火，有汗无汗、汗出不彻者皆可用。年老体弱而有汗或汗多者，用麻黄根代麻黄，通过实践数十年，用之多效。"（《蒲辅周医疗经验》）据刘渡舟教授经验，用本方治疗肺热作喘疗效甚佳，尤其对小儿麻疹并发肺炎而属于肺热者，更有可靠的疗效。肺热重者，加羚羊角粉；痰热壅盛、痰鸣气促者，加黛蛤散或鲜枇杷叶；喘而大便不下者，加栝楼皮、炙桑皮；大便燥结者，加大黄，俾下窍通则上窍利，而喘则愈。若麻疹不透，疹毒内陷，以致喘促不安、鼻翼扇动，唇甲发绀，可用五虎汤，即麻杏甘膏汤加上等好茶叶，同时用三棱针点刺耳背紫色络脉出血，每可取效；若肺气不利，憋气胸闷者，还可加甜葶苈以泻痰热。（《伤寒论诠解》）

（三）胃热弥漫，津气两伤证

【原文】

服桂枝汤，大汗出后，大烦渴不解，脉洪大者，白虎加人参汤主之。（26）

知母六两　石膏一斤（碎，绵裹）　甘草二两（炙）　粳米六两　人参三两

上五味，以水一斗，煮米熟汤成，去滓，温服一升。日三服。

【提要】

太阳病转阳明热盛、气津两伤证治。

【讲解】

本证成因：服桂枝汤，大汗出，津液损伤，表邪入里化热，阳热亢盛于里。

主症和病机：这里的大汗出，既有服用桂枝汤不得法而导致汗出太多的原因，也有表邪入里化热，里热逼迫津液外越的因素。大烦渴不解，一是由于大汗出耗伤津液，阳热亢盛损伤津液，津液大伤，必引水自救，故见口渴；二是由于气随汗泄，热盛耗气，气伤而不能将水液化为津液，故饮不解渴。脉洪大是阳明里热内盛，鼓动气血，血脉偾张所致。证属阳明热盛，气津两伤，治宜白虎加人参汤清热、益气、生津。

【治法】

清热、益气、生津。

【方剂】

白虎加人参汤。

【方义】

生石膏辛甘大寒，清肺胃气分之热；知母苦寒，清热滋阴。与石膏合用，清热而不伤津，滋阴而不恋邪。炙甘草、粳米滋养胃气，以防石膏过寒伤胃。人参益气生津。诸药合用，共奏清热、益气、生津之功。

从麻黄汤证，到大青龙汤证，到麻杏石甘汤证，再到白虎汤证和白虎加人参汤证，是由纯表寒到纯里热发展过渡的四个不同阶段，麻黄汤证是纯表寒，所以只用麻黄发散表寒而不用石膏清里热；大青龙汤证是表寒重而里热轻，所以麻黄之量大于石膏，重用麻黄发散表寒，轻用石膏清热除烦；麻杏石甘汤证是表寒轻而里热重，所以石膏之量大于麻黄，重用石膏清里热，轻用麻黄散表寒，甚至可以说本证已基本无表寒，用麻黄配以大剂量的石膏，再配杏仁，重在宣肺平喘而不在发散表寒了。至于白虎汤证和白虎加人参汤证，则属纯里热而表无寒，因此只用石膏而不用麻黄了。

白虎加人参汤适用于以高热、汗出、口渴、舌燥、脉洪大为临床特点的急性病证，各种病原微生物感染（如细菌、病毒、原虫）、物理因素引起的发热（如暑热）、内分泌紊乱和结缔组织疾病（如糖尿病、风湿热）等，凡热盛于里而气津两伤者，即可用本方治之。

（四）协热下利证

【原文】

太阳病，桂枝证，医反下之，利遂不止。脉促者，表未解也；喘而汗出者，葛根黄芩黄连汤主之。(34)

葛根半斤　甘草二两(炙)　黄芩三两　黄连三两

上四味，以水八升，先煮葛根，减二升，内诸药，煮取二升，去滓；分温再服。

【提要】

论里热下利夹表邪的证治。

【讲解】

本证成因：太阳病的桂枝汤证，医生误用下法，导致表邪内陷，引起变证。

主症和病机：下利不止为表邪入里化热，热邪下迫肠道所致。既为热利，则当具备大便臭秽、肛门灼热、小便短赤等热证特征。脉促为脉数而急促，并有间歇的脉象。数为有热，故促脉反映人体阳热亢盛，正邪激烈相争。表未解也提示表邪尚在。既有表证之发热，又有里热之下利，故本证在后世称为“协热下利”。

副症和病机：喘而汗出，喘为肠热上攻，肺气不利而致；汗出为里热逼迫津液外越的特征。

证属热利兼表，治用葛根黄芩黄连汤清热止利，兼以解表。

鉴别：喘而汗出并不是本方证的主症，也就是说在没有热利的情况下，本方并不治疗喘证。但因原文涉及“喘而汗出”，所以有的教科书上要求与麻黄杏仁甘草石膏汤证和桂枝加厚朴杏子汤证进行鉴别。本证以下利为主，症见下利不止，喘息较轻，是因肠热迫肺所致；而麻黄杏仁甘草石膏汤证和桂枝加厚朴杏子汤证皆以喘为主症，并无下利。

【治法】

清热止利，两解表里。

【方剂】

葛根黄芩黄连汤。

【方义】

黄芩、黄连苦寒，清里热、厚肠胃、坚阴止利；葛根辛凉，既可解散肌表邪热，又能升津液、起阴气而止利。炙甘草和中，调和诸药。四药相配，既能清里热而止利，又能散表邪而退热，为表里双解之剂，但以清里热为其主要作用。

本方用于急性肠道感染性疾患效果较好。如肠炎、痢疾初起，发热恶寒，内有郁热，外有风寒，宜本方加马齿苋、白头翁等清热解毒祛湿；若有宿食，酌加枳实、厚朴、焦三仙之类行气导滞。若兼腹痛，酌加炒白芍、木香等缓急止痛；若兼呕吐，酌加半夏、陈皮、竹茹以降逆止呕；若热邪上攻于心，以致神识昏迷，酌配安宫牛黄丸或苏合香丸清热解毒、芳香逐秽、开窍醒神。

五、虚证

（一）心阳虚证

1. 桂枝甘草汤证

【原文】

发汗过多，其人叉手自冒心[1]，心下悸，欲得按者，桂枝甘草汤主之。（64）

桂枝四两（去皮）　甘草二两（炙）

上二味，以水三升，煮取一升，去滓，温服。

【注释】

[1] 叉手自冒心：即双手交叉按护于心前区。

【提要】

论汗出过多致心阳损伤的证治。

【讲解】

本证成因：发汗过多，导致心阳耗伤。多与素体心阳虚弱有关。

主症和病机：病人汗出过多，心阳暴虚，心脏缺乏阳气的养护，动力不足，于是心中悸动不安，故以双手交叉按护于心胸部位，试图缓解悸动，这正是突然发生心悸而病人出现的被动体位。这里的心下悸，就是指心悸。治宜温补心阳，用桂枝甘草汤。

【治法】

温补心阳。

【方剂】

桂枝甘草汤。

【方义】

桂枝辛温，甘草甘温，二药合用，辛甘化阳，能温补心阳，养心定悸。本方为补益心阳的主方，药味虽然简单，但桂枝用量大至四两，且一次顿服，故清代医家柯韵伯称本方为补心阳之“峻剂”。张仲景治心阳虚常用桂枝、甘草，如治疗误下心胸阳气不足之桂枝去芍药汤和桂枝去芍药加附子汤、治疗心阴阳两虚之炙甘草汤、治疗心脾气血阴阳不足之小建中汤等，皆有桂枝和甘草的配伍。可见桂枝甘草汤是温养心阳最基本的方剂。《伤寒论》补心阳用桂枝、甘草；补脾阳用甘草、干姜；补肾阳用附子、干姜；散肝胃寒邪用吴茱萸和生姜。这些不同脏腑的阳虚寒盛，用不同的药组，是应当注意学习和运用的。

《备急千金要方》记载，用桂心、甘草各等分治疗口中臭，临卧以三指撮，酒服，二十日香。现代在临床上主要用于治疗心悸，其临床特征有脉虚、脉迟缓、舌淡、苔白者。亦可用本方开水冲泡，代茶频饮，治疗血压偏低，而出现乏力倦怠，动则头晕等症状者。

2. 桂枝甘草龙骨牡蛎汤证

【原文】

火逆[1]下之，因烧针[2]烦躁者，桂枝甘草龙骨牡蛎汤主之。（118）

桂枝一两（去皮）　甘草二两（炙）　牡蛎二两（熬）　龙骨二两

上四味，以水五升，煮取二升半，去滓，温服八合，日三服。

【注释】

[1] 火逆：逆指误治，火逆即误用火疗。

[2] 烧针：针刺方法的一种，即火针，又称“温针”。

【提要】

论心阳虚烦躁的证治。

【讲解】

本证成因：误用火疗，又误用攻下，致使心阳受损。

主症和病机：烦躁为心阳虚损，神失所养，以致心神浮越，病人因此而心神不宁，注意力不容易集中，甚至精神恍惚、惶恐不安的一种表现，和热邪上扰心神而致烦躁的感觉是不一样的。

此外古代所用火针，由于受到工艺水平的限制，一般针体较粗，烧令通赤，以此刺人，除其生理的治疗作用外，往往会给病人在心理上造成一种威慑，令人产生一定的恐惧心理，也就是先惊其心，这就是第119条所说的“太阳伤寒者，加温针必惊也”。甚至在“平脉法第二”，张仲景用“此病大重，当须服吐下药，针灸数十百处乃愈”这样的话，来恐吓诈病的病人，这里的“针灸”，当指火针和火灸。于是由于生理和心理的双重作用而导致病人汗出，古人便用这样的方法来达到退热的目的。既然火针有惊心扰神的副作用，本条因火针而导致的烦躁，除汗出心阳被伤、心神失养的因素外，自然也有火针惊心的因素。故治疗用温补心阳，潜镇安神的方法，方用桂枝甘草龙骨牡蛎汤。

一般认为烦躁多属热证，而本条提出心阳虚损而见烦躁，故有较重要的临床意义。

【治法】

补益心阳，潜镇安神。

【方剂】

桂枝甘草龙骨牡蛎汤。

【方义】

桂枝、甘草辛甘化阳，温复心阳。桂枝甘草汤桂枝用四两，且一次顿服，而本方桂枝仅用一两，分三次服；甘草倍于桂枝。之所以如此，是因为本证仅是心主神志的功能失调，心神浮越而致烦躁，故药宜甘缓，而不宜过于辛散。龙骨、牡蛎涩可固脱，重可潜镇，二药重镇潜阳，敛浮越之心神；安神定志，除受惊之惶恐。

现代多用本方治疗神经衰弱、心脏神经症、心动过速或心动过缓，亦可用于心阳虚所致注意力不容易集中，精神恍惚，惶恐烦躁不安、抑郁、焦虑、失眠、心悸、自汗、遗精、遗尿等症。

3. 桂枝去芍药加蜀漆牡蛎龙骨救逆汤证

【原文】

伤寒脉浮，医以火迫劫之[1]，亡阳[2]，必惊狂[3]，卧起不安者，桂枝去芍药加蜀漆牡蛎龙骨救逆汤主之。(112)

桂枝三两（去皮）　甘草二两（炙）　生姜三两（切）　大枣十二枚（擘）　牡蛎五两（熬）　蜀漆三两（洗去腥）　龙骨四两

上七味，以水一斗二升，先煮蜀漆，减二升，内诸药，煮取三升，去滓，温服一升。本云桂枝汤，今去芍药，加蜀漆、牡蛎、龙骨。

【注释】

[1] 以火迫劫之：用火疗，如火针、火熏、火熨、火灸等，强迫发汗。

[2] 亡阳：亡，伤也，失也，此指心阳耗散损伤。

[3] 惊狂：精神惊恐不安、狂躁不宁。

【提要】

论心阳虚惊狂的证治。

【讲解】

本证成因：表证误用火疗强迫取汗，遂致汗出过多，心阳被伤。

主症和病机：汗为心之液，心液丢失过多则心阳亦受损伤。阳气不足者，浊阴必乘，由于心阳不足，不仅心神失养，还会导致痰浊上乘，心神被扰，再加上火疗惊心，于是就出现了精神惊恐、狂躁不宁而坐卧不安的主症。

【治法】

补益心阳，镇惊潜阳，祛痰安神。

【方剂】

桂枝去芍药加蜀漆牡蛎龙骨救逆汤。

【方义】

本方由桂枝汤去芍药加蜀漆、龙骨、牡蛎而成。桂枝、甘草为主要药物，温养心阳，以救损伤之心阳。生姜、大枣调和营卫，补益中焦，以充化源，同时助桂枝甘草温养心阳。龙骨、牡蛎重镇安神；蜀漆即常山幼苗，味辛苦而性寒，配牡蛎，涤痰化浊，安神止狂。今临床以常山代替蜀漆。本方去芍药是为了避其阴寒之性，以利心阳迅速回复。诸药合用，共奏温复心阳、镇惊安神、化痰开窍、止狂救逆之功。本证因火逆为病，故方名“救逆汤”。

现代本方加减可辨证用于治疗普通感冒、流行性感冒、疟疾、神经衰弱、小儿抽动秽语综合征、儿童多动症、躁狂抑郁症、恐惧症、精神分裂症、更年期综合征见心神不宁等。

4. 桂枝加桂汤证

【原文】

烧针令其汗，针处被寒，核起而赤者，必发奔豚[1]，气从少腹上冲心者，灸其核上各一壮[2]，与桂枝加桂汤，更加桂二两也。（117）

桂枝五两（去皮）　芍药三两　生姜三两（切）　甘草二两（炙）　大枣十二枚（擘）

上五味，以水七升，煮取三升，去滓，温服一升。本云桂枝汤，今加桂满五两，所以加桂者，以能泄奔豚气也。

【注释】

[1] 奔豚：豚，小猪。奔豚，病证名。《诸病源候论》：“奔豚者，气上下游

走，如豚之奔，故曰奔豚。”此证病人自觉有气从少腹上冲胸咽，发作欲死，复还止。

［2］壮：艾灸疗法的计量单位。将艾绒作成艾炷，一个艾炷为一壮。

【提要】

论火针汗后心阳虚损，下焦寒气上冲而发奔豚的证治。

【讲解】

本证成因：误用烧针，也就是误用火针发汗，导致两个并发症，一是针处被邪毒感染，二是引发奔豚。

主症和病机：针处被寒，核起而赤，是针孔处被邪毒侵袭，局部气血壅滞，进而化热化火，出现了红肿热痛，也就是局部发生了感染。一般来说，由于针灸用针较细，并不容易感染，何况是用火针，就更不容易感染。在这里为什么导致多处针孔感染，可能是用针较粗，又没有烧令通赤，所以就导致了针处被感染的并发症。对于这一并发症的治疗，用灸其核上各一壮的方法。因古代灸法多用瘢痕灸，即使是保健灸，最少也要灸 7 壮，也就是连续灸 7 个艾炷。至于治疗灸则在 7 壮或 7 壮以上，如“少阴病篇”有“脉不至者，灸少阴七壮”。又在“少阴病，下利，脉微涩，呕而汗出，必数更衣，反少者，当温其上，灸之”一条下，赵开美《翻刻宋版伤寒论》有小注云“《脉经》云，灸厥阴可五十壮”。《金匮要略·杂疗方·救卒死而张口反折者方》“灸手足两爪后十四壮了”。可见本条灸其核上各一壮，仅仅是达到一个热敷的效果而已，也就是温通开结、活血散邪的意思。

必发奔豚，气从少腹上冲心，是本条误用火针的第二个并发症，其病机一方面是误用火针发汗后，心阳虚损，下焦寒气乘机向上奔冲，而发为奔豚。另一方面，用足以使人多处感染的较粗的又没有烧至足够红的火针刺人，使病人心神被扰，而产生惊惧心理，这也是诱发奔豚的一个心理因素，这正像《金匮要略》所说“病有奔豚，从惊发得之”。

奔豚发作时，病人自觉有一股气由少腹上冲心胸，同时伴有胸闷气促、心悸不安，冷汗自出等症；冲至咽部，则窒息憋气，恐怖欲死，有濒死感；有的病人气可冲至头部而见眩晕，或昏厥等现象。当逆气复还于下焦时，诸症消失，一切如常人。其治疗方法，服用桂枝加桂汤扶助心阳、平冲降逆。

鉴别：以上四方证均为心阳虚证，但在具体病机病情上各不同。桂枝甘草汤证以心下悸，欲得按为主症，属于心阳暴虚，动力不足，心脏失养之急证，是心主血脉功能的失调,故用大剂桂枝甘草汤顿服,以急补心阳;桂枝甘草龙骨牡蛎汤证以心神不宁的烦躁为主症,是心阳虚,心神失养,心神浮越,心主神志的功能失调,用桂枝甘草龙骨牡蛎汤扶助心阳,潜镇安神;桂枝去芍药加蜀漆牡蛎龙骨救逆汤证以惊狂、卧起不安为主症,不唯心阳虚损、心神失养,而且兼痰浊扰神,也属心主神志功能的失常,用救逆汤补益心阳,镇惊潜阳,祛痰安神。桂枝加桂汤证以气从少腹上冲心之奔豚为主症,是心阳虚,下焦寒气上冲所致,用桂枝加桂汤温养心阳,平冲降逆。

【治法】

温养心阳,平冲降逆。

【方剂】

桂枝加桂汤。

【方义】

本方为桂枝汤加重桂枝用量而成。重用桂枝,与甘草相配,辛甘化阳,能够温补心阳,强壮君火,以镇下焦寒气。更佐生姜、大枣之辛甘,增强桂枝甘草温阳功效。桂枝还能平冲降逆,即方后所注“泄奔豚气”。芍药酸寒,仲景治心阳虚诸证大多不用芍药,此方用之,旨在缓冲气之急,并且监制桂枝辛散之性。

桂枝在桂枝汤、麻黄汤、葛根汤、大青龙汤、小青龙汤等方剂中用之,具有解表邪的作用;在桂枝甘草汤、桂枝甘草龙骨牡蛎汤、桂枝去芍药加蜀漆牡蛎龙骨救逆汤和桂枝加桂汤等方剂中用之,有助心阳的作用;在桂枝加桂汤中还有降冲气的作用;在桃核承气汤中用之有开结气的作用;后面讲到黄连汤的时候,会提到,在黄连汤中用桂枝,则有交通上下、协调寒热的作用。

桂枝加桂汤现代可辨证用于治疗心脏病、神经症、惊恐发作、更年期综合征、慢性结肠炎等,具有心阳不足,心胸不适,有气向上冲逆的感觉者。

(二)阳虚兼水气证

1. 茯苓桂枝甘草大枣汤证

【原文】

发汗后,其人脐下悸者,欲作奔豚,茯苓桂枝甘草大枣汤主之。(65)

茯苓半斤　桂枝四两(去皮)　甘草二两(炙)　大枣十五枚(擘)

上四味,以甘澜水一斗,先煮茯苓减二升,内诸药,煮取三升,去滓。温服一升,日三服。

作甘澜水法，取水二斗，置大盆内，以杓扬之，水上有珠子五六千颗相逐，取用之。

【提要】

论心阳虚下焦水气欲动而欲作奔豚的证治。

【讲解】

本证成因：发汗导致心阳受损，下焦水气欲乘虚上冲。

主症和病机：脐下悸，欲作奔豚，是由于心阳不足，不能镇摄下焦水气。下焦水气有乘虚上冲之势，但欲冲未冲，故仅见脐下悸动。治当温通心阳，化气利水，方用苓桂枣甘汤。若下焦寒水之气失于制约，逆而上冲，则可表现为气上冲心胸，甚至上冲咽喉，发作欲死复还止的奔豚证。由于此奔豚证的病机是心阳虚，水气上冲，多可兼见小便不利。只要在奔豚发作前，有脐下悸动不宁感的，治之亦用苓桂枣甘汤。

【治法】

温通心阳，化气利水。

【方剂】

茯苓桂枝甘草大枣汤。

【方义】

桂枝、甘草辛甘化阳，温养君火，心火旺则能镇摄下焦寒水。桂枝还能降逆平冲，既可防奔豚于未发，又可降冲气之已发。茯苓强心利水，与桂枝相配，畅达三焦，通阳行水，遏制奔豚之将作。大枣补脾益气，培土制水。四药相配，共奏补益心阳、利尿伐水、平冲降逆之功，将奔豚遏止于发作之前。

病属寒水为患，恐用水煮药可能助水寒，故用甘澜水煮药。甘澜水又称“劳水”，将水反复搅动而得，意在多得天阳之气，减少水的阴寒之性，但其实际意义和机制尚须探讨。

本方临床可加减用于治疗心脏神经症、假性癫痫发作、神经衰弱、慢性胃肠道疾病等，而表现为本方证者。

2. 茯苓桂枝白术甘草汤证

【原文】

伤寒若吐、若下后，心下逆满，气上冲胸，起则头眩[1]，脉沉紧；发汗则动经[2]，身为振振摇者，茯苓桂枝白术甘草汤主之。(67)

茯苓四两　桂枝三两(去皮)　白术　甘草(炙)各二两

上四味，以水六升，煮取三升，去滓，分温三服。

【注释】

[1] 起则头眩：指病人由卧位坐起或起立时感到头目眩晕。

[2] 动经：动，伤害、损伤；动经即损伤经脉之气。

【提要】

论心脾阳虚，水气上逆证治。

【讲解】

本证成因：伤寒吐下后，心脾阳虚，无力温运水饮，导致水气上逆。

主症和病机：心下逆满，为心脾阳虚，运化失司，水饮内生。水饮逆于心下，阻碍气机，则心下胀满且有气向上冲逆的感觉。气上冲胸，为水饮上冲心胸，病人当感觉胸闷、气短、心悸等。起则头眩，则是病人头晕目眩而不敢起动，起动则头晕目眩加重，这既有中焦清阳之气被水饮阻遏，不能上养头目，当病人坐起或起立时，清阳不能随体位而上升的因素；也有水饮邪气上蒙清窍的因素。脉沉紧，沉主病在里，又主水病。正如《金匮要略·水气病脉证并治》所说"脉得诸沉，当责有水"，而紧脉主有寒，故脉沉紧正是体内有水寒之气的特征。此为心脾阳虚、水气上逆之证，治用茯苓桂枝白术甘草汤温化水饮。

误治变证：发汗则动经，身为振振摇，此证如误用发汗的方法，就可能损伤经脉之气，且阳气更虚，经脉失温；而且水邪浸渍经脉，于是经脉不能主持准确有力的运动，而表现为肢体振颤摇动。

鉴别：茯苓桂枝白术甘草汤与茯苓桂枝甘草大枣汤在药物组成上仅一味之差，虽然都为水气而设，但在病机及临床表现方面却有较多不同。苓桂术甘汤证为心脾阳虚，饮邪上逆，症状以中焦为主，心下逆满，气从心下上冲心胸。苓桂枣甘汤证为心阳不足，下焦水邪欲乘虚上冲，症状以下焦为主，脐下悸动。在功效上虽然皆有温阳化气、利水消饮的作用，但前者侧重于治理中焦，用白术健脾；后者侧重于治理下焦，重用茯苓利尿，用大枣培土。苓桂枣甘汤用枣而不用术，因为白术有加重下焦冲气的可能。在"霍乱病篇"的理中丸方后，有"若脐上筑者，肾气动也，去术，加桂四两"，脐上筑，就是脐上悸动有如用物敲击捣动，也就是脐上悸动。肾气动，就是水气动，此时仲景则去白术。可见仲景凡遇脐下悸或脐上悸的时候，都不用白术。

【治法】

温补心脾,化饮降逆。

【方剂】

茯苓桂枝白术甘草汤。

【方义】

方中茯苓淡渗利水;桂枝温阳降冲,配合茯苓温阳化气,淡渗利水。白术与茯苓相配,健脾利水;与炙甘草相配,健脾益气。本方温能化气,甘能补脾,燥能胜湿,淡能利水,合奏温阳健脾、利水化饮之效。

苓桂术甘汤是温化水饮的代表方,也是苓桂剂的代表方,温补心脾阳气善治水气上逆,又治痰饮内留等证。如痰湿特盛者,与二陈汤或温胆汤合用;眩晕重者,加泽泻,取《金匮要略》泽泻汤之意;兼见面热、心烦者,为阳气与水气相搏而有虚热的表现,可加白薇;兼血压高者,可加牛膝、红花、茜草;兼见脉结代者,去白术加五味子;兼咳喘、面目浮肿、小便不利者,去白术,加杏仁或薏苡仁;兼夜寐惊悸不安者,加龙骨、牡蛎等。痰饮(包括急慢性支气管炎、支气管哮喘)、水肿(包括心源性及肾源性水肿等)、眩晕、惊悸、胃痛(胃炎、消化性溃疡)、肠炎、带下、风湿痹证、自主神经功能紊乱等皆可应用。

在《伤寒论》里,苓桂枣甘汤证治疗心阳虚,下焦水邪欲乘虚上冲的脐下悸,欲作奔豚;苓桂术甘汤证治疗心脾阳虚,水邪上逆。在临床实际上,两方都可以治疗阳虚水邪上冲的奔豚证。凡阳虚水邪上冲的奔豚证,在发作前有脐下悸动表现的,用苓桂枣甘汤;发作前没有脐下悸动表现的,用苓桂术甘汤。还应当注意的是,桂枝加桂汤治疗的是心阳虚,下焦寒气上冲的奔豚,在病机上和苓桂枣甘汤证和苓桂术甘汤证是不同的。

3. 桂枝去桂加茯苓白术汤证

【原文】

服桂枝汤,或下之,仍头项强痛,翕翕发热,无汗,心下满微痛,小便不利者,桂枝去桂加茯苓白术汤主之。(28)

芍药三两　甘草二两(炙)　生姜(切)　白术　茯苓各三两　大枣十二枚(擘)

上六味,以水八升,煮取三升,去滓,温服一升。小便利则愈。本云,桂枝汤今去桂枝,加茯苓、白术。

【提要】

论脾虚水停,水邪阻遏太阳经腑的证治。

【讲解】

本证成因:脾虚水停,水邪阻遏太阳经腑之气。

主症和病机:头项强痛、翕翕发热,颇似太阳中风,但用桂枝汤以后,其证仍在,故非太阳中风。心下满微痛,颇似里实,但下后其证仍在,故非里实。症见小便不利,故知水液代谢障碍,内有水结。方用健脾利水的茯苓、白术,因此推知本证属脾气虚,运化失司,水饮内停,水邪进而阻遏太阳经气,太阳经气不利则头项强痛,营卫郁遏则翕翕发热、无汗。水邪凝结于心下,则心下满微痛。证属脾虚水停,太阳经、腑之气被遏。治当健脾利水化饮,用桂枝去桂加茯苓白术汤。

【治法】

健脾化饮。

【方剂】

桂枝去桂加茯苓白术汤。

【方义】

本方即桂枝汤去桂枝加茯苓、白术而成。茯苓、白术健脾行水,既能使水饮从小便而出,亦能使水饮不再形成。所以去桂枝者,恐桂枝之辛散,进一步引水饮外散于太阳经脉;留芍药是取芍药酸寒而利小便,使水饮下行,《神农本草经》也有芍药可以"利小便"的记载。桂枝与芍药皆可在治疗水饮时应用,但作用特点却不同。桂枝侧重于通阳化气而祛水邪,芍药侧重于柔肝助疏泄而利小便;桂枝通阳,芍药和阴。此证水气已外散于太阳经脉,故不再用桂枝之外达;水饮内结于心下,故留芍药之走内以利水。生姜、大枣、甘草和中健脾,协助苓、术除水饮。诸药合用,健脾行水化饮。药后水饮从小便而出,故方后有"小便利则愈"。

鉴别:苓桂术甘汤旨在通阳而治心下逆满,气上冲胸,胸闷心悸,本方旨在和阴利水而治心下满微痛、小便不利。桂枝辛散以通阳,芍药酸收以和阴,《伤寒论》中既然有苓桂术甘汤,就应当有苓芍术甘汤。本方正是由我们虚拟的苓芍术甘汤加姜、枣而成,而下面我们要谈的治疗阳虚水泛的真武汤,便是由苓芍术甘汤去甘草加附子、生姜而成。可见苓、术须得芍药相配才能更好地发挥去水气、利小便的作用。

本方可用于脾虚水停，水邪阻遏内外的各种病证，在里可见水悸、水痞、小便不利、脉沉弦、苔白水滑，在外可见低热，周身重滞等。

4. 真武汤证

诸家多把真武汤证归属于肾阳虚证，这种归类并无原则错误，但临床用真武汤重在利水，没有水邪，只有阳虚，则不用真武汤，因此在这里我将该证归属于水气病一类的证候之中。

【原文】

太阳病，发汗，汗出不解，其人仍发热，心下悸，头眩，身瞤动[1]，振振欲擗地[2]者，真武汤主之。(82)

茯苓　芍药　生姜(切)各三两　白术二两　附子一枚(炮，去皮，破八片)

上五味，以水八升，煮取三升，去滓，温服七合，日三服。

【注释】

[1] 身瞤动：瞤，目动也，本义指眼睑跳动，在此引申为全身筋肉不自主的跳动。

[2] 振振欲擗地：振振，动动也；擗，仆也。振振欲擗地，是指肢体颤动，站立不稳，像是要倒仆于地的样子。

【提要】

论阳虚水泛的证治。

【讲解】

本证成因：太阳病发汗太过，导致少阴阳虚，不能制水化水，于是水邪泛滥。

主症和病机：发热，或为少阴阳虚，虚阳外浮；或为太阳表邪未解。究竟何说为是，不必在文字上找依据，只要面对临床病人，就会有分晓。心下悸，为少阴阳虚，不能制水，水邪泛滥，进而水气凌心所致。头目眩晕，为水邪上冒清阳的结果。筋肉跳动，振颤欲仆，是水邪外浸筋脉肌肉，加之阳虚而筋脉失于温养所致。证属阳虚水泛，治用真武汤温阳利水。

鉴别：本证与苓桂术甘汤证皆属阳虚有水，但两者又有区别，本证病变重心在于下焦，在于肾，病势较重，伴有少阴肾阳虚衰。而苓桂术甘汤证病变在于中上焦，在于心、脾，脾虚不运，心阳不足，水饮停聚，病势较轻。苓桂术甘汤证若误汗进一步损伤阳气，则可能发展成为真武汤证，如苓桂术甘汤证原文中所说“发汗则动经,身为振振摇”即是这个意思。

水是生命之源泉,是人体细胞和体液的主要组成部分,人体重的50%~70%是水。含水量随年龄,性别及身体状况的不同和器官的不同而有差异。水是人体新陈代谢全过程中一切物质的载体,水保持着人体的血容量,还在调节体温中起着至关重要的作用。人可以三日不吃饭,不能一日不喝水。但水性属阴,水的代谢和输布,依靠阳气的温化、推动和制约。如果阳气不足,不能温化、推动、制约,体内病理性的水液就可能增多,继而就可能导致多脏器功能障碍,这就可称水气病。哪些脏器的阳气不足可以导致水气病呢?水液的正常代谢,要依赖下焦肾阳的温煦和气化,中焦脾阳的制约和运化,上焦心阳的温煦和镇摄,此三脏任何一脏的阳气不足,都可能导致水液代谢失调而出现水气病。上面讨论的苓桂枣甘汤证是心阳虚,水气欲乘虚上冲证;苓桂术甘汤证是心脾阳虚,水气上逆证;桂枝去桂加茯苓白术汤证是脾虚水停,阻遏太阳经腑证;真武汤证是肾阳虚衰,水邪上泛证,皆属于水气病。

【治法】

温阳利水。

【方剂】

真武汤。

方义和应用见本书第五章。

(三)脾虚证

1. 厚朴生姜半夏甘草人参汤证

【原文】

发汗后,腹胀满者,厚朴生姜半夏甘草人参汤主之。(66)

厚朴半斤(炙) 生姜半斤(切) 半夏半升(洗) 甘草二两(炙) 人参一两

上五味,以水一斗,煮取三升,去滓,温服一升,日三服。

【提要】

论脾虚气滞腹胀的证治。

【讲解】

本证成因:发汗损伤脾气。

主症和病机:腹胀满,素体脾虚,发汗太过,使脾气进一步虚衰,运化无力,痰湿内生,有形痰湿阻滞气机,故见腹胀满。证属虚中夹实。治之宜攻补兼施，用厚朴生姜半夏甘草人参汤。

鉴别：腹胀满有虚实之别，实证特征为“腹满不减，减不足言”，“按之痛”，治用承气汤类通泻里实。虚证特征为腹满时减、喜温喜按，得温得按则减轻，治用理中汤类温中祛寒。本条所论病证属虚中夹实，腹胀满一般多表现为上午轻，下午重，傍晚尤重，但胀满发作的时候不喜温按。在病机上以脾气虚弱为本，痰湿阻滞、气机不利为标，证属虚实夹杂，本虚标实。

【治法】

健脾除湿，宽中消满。

【方剂】

厚朴生姜半夏甘草人参汤。

【方义】

厚朴苦温，行气燥湿、宽中消满；生姜、半夏辛温，行气散结、化痰导滞。人参、甘草甘温，补益脾气而助运化。诸药配合，补而不壅，消而不损，为消补兼施之剂。但本证腹胀满，是以有形痰湿阻结，气机壅滞为主，因此燥湿化痰行气消满之药的用量大，而补脾益气之药的用量小，可以称作补三消七之法。我早年曾治一腹胀满的病人，每至傍晚则腹胀如鼓，因虑其有贫血病史，用本方治疗，补气药量大而燥湿化痰行气药量小，三剂后腹胀满反而加重。后调整原方剂量比例，则获得疗效。

本方治疗脾虚夹湿的胃肠病证而见腹胀满者、肝胆各种疾病所导致的顽固性腹胀满者，皆有较好的疗效。

2. 小建中汤证

【原文】

伤寒二三日，心中悸而烦者，小建中汤主之。（102）

桂枝三两（去皮）　甘草二两（炙）　大枣十二枚（擘）　芍药六两　生姜三两（切）　胶饴一升

上六味，以水七升，煮取三升，去滓，内饴，更上微火消解，温服一升，日三服。呕家不可用建中汤，以甜故也。

【提要】

论里虚伤寒的证治。

【讲解】

本证成因：平素气血不足，患外感后，正气抗邪于表，里气更加不支而成此证。

主症和病机:伤寒初起仅二三日,未经汗下等误治,为何却见心中悸而烦的主症,这是因为平素心脾不足、气血双亏,今感外邪,正气抗邪于表,里气更加虚衰,气血不足,心失所养则悸;神失所养,心神不安则烦。但这种心烦,是心中恍惚,烦乱不安,注意力不能集中,和热扰心神的烦躁不同。此证属于里虚兼表,当依据“虚人伤寒建其中”的原则,先建中补脾,益气血之源,用小建中汤。待到正气充盛,烦悸自止,外邪也往往可以自退。如表邪不解,可再议用桂枝汤解表。

【治法】

建中补脾,调养气血。

【方剂】

小建中汤。

【方义】

本方为桂枝汤倍芍药加饴糖而成。芍药、甘草酸甘化阴,补益阴血;桂枝、甘草辛甘化阳,温养心阳;生姜、大枣调中健脾;饴糖甘温益气建中,温养脾胃。共成温养气血、补脾建中之剂。

鉴别:本方与桂枝汤在药物组成上是有无胶饴之差,在芍药用量上是六两与三两之异。桂枝汤辛甘发散,重在解肌祛邪;本方温中健脾、补益气血,重在扶助正气。伤寒初起,外有寒热,而以甘温补益治之,后世有人认为,这实际是开甘温除热法的先河,是扶正以驱邪的范例。

小建中汤是治疗各种腹痛的名方,凡是脾胃气血不足筋脉失养而导致的各种腹部疼痛,用之皆有疗效。中国台湾张步桃医师主张“良药甜口”,尤其喜用和善用本方。现代临床应用本方的范围十分广泛,凡腹痛、腹胀、腹泻、便秘、吞酸嘈杂、虚劳遗精、手足烦热、自汗盗汗、心悸鼻衄、形寒低热、夜尿频数等,辨证属心脾气血不足者,皆可用之。其治疗疾病的范围涉及消化性溃疡、胃酸过多症、胃酸减少症、胃下垂、肠系膜淋巴结结核、慢性肝炎、过敏性紫癜、血小板减少性紫癜、贫血、妇女痛经、泡性结膜炎、眼底出血(暴盲)等内、外、妇、儿、五官诸科疾病。

应当注意的是,有的地区药店中没有饴糖,于是就有病人自作主张用蜂蜜或蔗糖替代,结果证明,都达不到治疗效果,甚至有个别人还出现了不良反应。

3. 桂枝人参汤证

【原文】

太阳病，外证未除，而数下之，遂协热而利[1]，利下不止，心下痞硬，表里不解者，桂枝人参汤主之。(163)

桂枝四两(别切)　甘草四两(炙)　白术三两　人参三两　干姜三两

上五味，以水九升，先煮四味，取五升，内桂，更煮取三升，去滓。温服一升，日再夜一服。

【注释】

[1] 协热而利：协，伴随；热，发热。协热而利，即下利并伴有表证的发热。

【提要】

论下后脾气虚寒而表证未解的证治。

【讲解】

本证成因：太阳病屡用攻下，表邪未除而脾气被伤。

主症和病机：协热而利，利下不止，心下痞硬，这是由于脾胃阳气损伤，虚寒内生，运化失职，升降失常所致。清阳不升，故下利不止；浊阴不降，气机滞塞，故心下痞硬。表里不解，是言外有表证，也就是发热、恶寒、头痛等外证依然存在；里有虚寒下利而不缓解。之所以称之为"协热而利"，是指伴随着表证的发热而下利，其实表证是风寒，下利是虚寒，是表里俱寒。因此治之宜温中解表，表里同治，用桂枝人参汤。

鉴别：桂枝人参汤证与葛根芩连汤证皆属表证的发热兼里证的下利，皆是表里同病，也皆可称为"协热下利"。但葛根芩连汤证属表里俱热的协热利，而桂枝人参汤证则属于表里俱寒的协热利。前者宜辛凉解表，清热止利；后者宜辛温解表，温中止利。

【治法】

温中解表。

【方剂】

桂枝人参汤。

【方义】

本方是理中汤加桂枝而成。理中汤亦名人参汤，有温中散寒止利的功效；用桂枝解散表寒，同时助理中汤温中焦之阳。由于此证以里虚寒为主，故理中汤四物先煮;桂枝为解表而设,故桂枝后下,以充分发挥其辛散之力。

注意本方的药物组成,是人参汤也就是理中汤加桂枝,而不是桂枝汤加人参。凡普通感冒、流行性感冒、急慢性肠炎等病程中,出现发热恶寒、头痛恶风、腹泻大便清稀,脉浮而弱者,皆可用本方治疗。

(四)肾阳虚证

1. 干姜附子汤证

【原文】

下之后,复发汗,昼日烦躁不得眠[1],夜而安静,不呕,不渴,无表证,脉沉微,身无大热者,干姜附子汤主之。(61)

干姜一两　附子一枚(生用,去皮,切八片)

上二味,以水三升,煮取一升,去滓。顿服。

【注释】

[1] 眠:通瞑,闭目。

【提要】

论肾阳虚而躁烦的证治。

【讲解】

本证成因:先下后汗,治疗失序,肾阳暴伤。

主症和病机:昼日烦躁不得眠,夜而安静,这是肾阳大伤,少阴阳衰阴盛的表现。肾阳虚衰,阴寒之邪逼迫阳气,弱阳勉强和阴寒抗争,但争而不胜,此时则见肢体躁动不宁。因此这里所说的“烦躁”,实际应是指“躁烦”。由于昼为阳,夜为阴,人体阳气在昼间得天阳相助,尚能与阴寒相争,故昼日躁动不宁而不得闭目静息。至夜则阴气大盛,已虚之阳失助,无力与阴寒相争,不争则静,故夜而安静,这种安静不是病愈,而是病情更加沉重。脉沉微,沉主病在里,微主阳气衰,沉微之脉正是肾阳衰微、阴寒内盛的反映。身无大热,提示还没有发展到阴盛格阳,虚阳外越的地步。阴寒内盛,格阳于外,可见身热,正如第11条所说“身大热,反欲得衣者,热在皮肤,寒在骨髓也”。证属阳虚躁烦,治用干姜汤附子急救回阳。

【治法】

急救回阳。

【方剂】

干姜附子汤。

【方义】

干姜、附子，皆大辛大热之品，煮后一次服下，意在急救肾阳于暴衰。不用甘草，是为避其甘缓，影响急救效果。但药后阳气稍复，则当用四逆汤等巩固疗效。如果继续用姜、附纯辛温之剂，则恐药力猛烈而短暂，难以使疗效持续，这也是本方只服一次的原因之一。

有人观测干姜附子汤和四逆汤对离体蛙心搏动频率和搏动幅度的影响，干姜附子汤可以迅速地使离体蛙心搏动频率加快，搏动幅度增强，但药效持续时间不长，而且随后伴有心力衰竭的现象；用四逆汤后，出现效应的时间明显后延，使蛙心的搏动频率增快、搏动幅度增强的强烈程度都弱于干姜附子汤，但药效持续时间较久，而且随后不伴有心力衰竭的现象。两方在药物组成上的差别就是前者无炙甘草，后者有炙甘草。由此可以诠释甘缓药物配入方剂中的作用是：①使整个方剂的作用和缓。②使全方的药效持续时间延长。③使全方药物出现效应的时间后延。④不过多消耗人体的正气，也就是有保护正气的作用。因此如果证情较急，为了急救，就不要用甘缓的药物，但急救之后的继续治疗，就应当配用甘缓药物，以巩固疗效。

现代临床应用本方多有加味，对一般的慢性疾患，很少只用姜、附纯辛热单刀直入的。临床应用范围与四逆汤一类相同。

2. 茯苓四逆汤证

【原文】

发汗，若下之，病仍不解，烦躁者，茯苓四逆汤主之。(69)

茯苓四两　人参一两　附子一枚（生用，去皮，破八片）　甘草二两（炙）　干姜一两半

上五味，以水五升，煮取三升，去滓。温服七合，日二服。

【提要】

论汗下后阴阳俱虚烦躁的证治。

【讲解】

本证成因：汗下太过，导致阴阳两伤。

主症和病机：烦躁，为阴阳两伤，火水未济，心神不安的表现。本条原文过于简略，没能将此阴阳两虚、心肾损伤病变的临床特征完整表述出来。根据茯苓四逆汤的作用推测，本证除心神不安，烦躁不宁外，还当有畏寒蜷卧、下利清谷、手足逆冷、脉微细、口干渴等临床表现。

【治法】

回阳益阴。

【方剂】

茯苓四逆汤。

【方义】

本方由四逆汤加茯苓、人参而成。四逆汤回阳救逆,人参安精神、定魂魄、益气生津。姜、附与人参同用,则回阳之中有益阴之功,益阴之中有救阳之力。茯苓宁心安神而除烦躁。

本方用于治疗脾肾阳虚所致腹胀、腹泻、水肿、心神不宁等病证,诸如急慢性胃肠炎、结肠炎、肠结核、心脏疾患心功能不全等,辨证属于脾肾两虚者,见烦躁者尤为对证。

(五)阴阳两虚证

1. 甘草干姜汤证、芍药甘草汤证

【原文】

伤寒脉浮,自汗出,小便数,心烦,微恶寒,脚挛急[1],反与桂枝欲攻其表,此误也。得之便厥[2],咽中干,烦躁,吐逆者,作甘草干姜汤与之,以复其阳。若厥愈足温者,更作芍药甘草汤与之,其脚即伸。若胃气不和,谵语者,少与调胃承气汤。若重发汗,复加烧针者,四逆汤主之。(29)

甘草干姜汤方

甘草四两(炙) 干姜二两

上二味,以水三升,煮取一升五合,去滓,分温再服。

芍药甘草汤方

白芍药 甘草(炙)各四两

上二味,以水三升,煮取一升五合,去滓。分温再服。

调胃承气汤方

大黄四两(去皮,清酒洗) 甘草二两(炙) 芒硝半升

上三味,以水三升,煮取一升,去滓,内芒硝,更上火微煮令沸。少少温服之。

四逆汤方

甘草二两(炙) 干姜一两半 附子一枚(生用,去皮,破八片)

上三味,以水三升,煮取一升二合,去滓。分温再服。强人可大附子一

枚、干姜三两。

【注释】

［1］脚挛急：《说文解字》"脚，胫也"，即小腿。脚挛急即小腿肌肉痉挛拘急，伸屈不利，并伴有疼痛。

［2］厥：又作厥逆，指手足逆冷。

【提要】

论伤寒夹虚误汗所致的变证及相应的救治方法。

【讲解】

本证成因：阴阳两虚表未解，误用桂枝汤发汗，导致变证丛生。

主症和病机：脉浮、自汗出、微恶寒，为病在表，属太阳表虚证。小便数，是里阳虚弱不能固摄津液的表现。心烦、脚挛急，是阴液不足，心神失养，筋脉失濡所致。此三证表明，本证为太阳表证而兼阴阳两虚，治之应当扶正祛邪，温阳益阴而解表。如果不顾体内阴阳之气的不足，而贸然使用桂枝汤发汗解表，则会导致阴阳进一步损伤，致使变证丛生。手足厥逆，是阳气更虚，不能温养四肢的表现。吐逆，是阳虚寒盛，阴寒犯胃，胃气上逆的表现。咽中干，是阴液更虚，咽喉失润所致。烦躁，则为阴阳两虚，心神失养失濡所致。病情可谓复杂，由于阳虚为主，故先投甘草干姜汤以复其阳。待阳回厥愈足温之后，再投芍药甘草汤，以滋其阴。先回阳，后救阴，这是仲景治疗阴阳两虚病证的一般次序。由于《伤寒论》主要讨论的是寒邪伤人阳气所导致的各种病证的辨证论治，所以在一般情况下，仲景尤其注意顾护阳气为先。

服温阳药后，有可能阳复太过，邪从燥化，转入阳明胃腑，而出现"胃气不和，谵语"，可以给小剂量的调胃承气汤，以泻热和胃，不可用药太过。如果再次发汗，又用火针强迫发汗，则可能导致阳虚更重，出现四肢逆冷、恶寒蜷卧、躁烦不安、脉微细等少阴病的表现，这就应当与四逆汤回阳救逆了。

【治法】

先温中复阳，后酸甘复阴。胃气不和者泻热和胃；少阴阳虚者回阳救逆。

【方剂】

甘草干姜汤，芍药甘草汤（调胃承气汤与四逆汤分别见本书第二章、第五章）。

【方义】

甘草干姜汤,由甘草、干姜二味组成。甘草甘温,益气和中;干姜辛热,温中复阳。二味辛甘合化为阳,使中焦阳气回复。甘草用量倍于干姜,为的是不使干姜过于温燥,以免损伤不足之阴液。本方主要在于恢复中焦脾阳,其适应证中虽有手足厥冷,但非少阴病,只不过是中阳不达四末而已,因此只用干姜回阳,不用附子救逆。现代临床用其治疗虚寒性胃痛、吐血、咳嗽、吐涎沫、遗尿等病证。

芍药甘草汤,由芍药、甘草二味组成。芍药酸寒,益阴养血;甘草甘温,缓急补虚。二物配伍,酸甘合化为阴,滋阴养血、缓解拘挛,专治阴血不足,筋脉失养所致的筋脉拘挛之证。《朱氏集验方》称其为“去杖汤”,主治脚弱无力,行步艰难。《医学心悟》言其止腹痛如神。脉迟为寒,加干姜;脉洪为热,加黄连。《伤寒分经》用其治至夜发热,血虚筋挛,头面赤热;亦可治过汗伤阴,导致发热不止,或误用辛热,扰其荣血,不受补益者。现代常用本方缓解阴血不足,筋脉失养的拘挛性疼痛,包括胃痛、肠道痉挛性疼痛、痛经、其他内脏绞痛、肌肉疼痛、头痛、目痛、神经痛、支气管痉挛等,虽然可以单独应用,但是在临床上较多的是加味应用。

2. 芍药甘草附子汤证

【原文】

发汗,病不解,反恶寒者,虚故也。芍药甘草附子汤主之。(68)

芍药　甘草(炙)各三两　附子一枚(炮,去皮,破八片)

上三味,以水五升,煮取一升五合,去滓,分温三服。

【提要】

论汗后阴阳两虚的证治。

【讲解】

本证成因:发汗后阴阳两伤。

主症和病机:阳气受损,身体失于温煦,故见恶寒。方用芍药甘草附子汤,以方测证,本证除阳虚外,还应该存在阴血不足的病机。阴阳两伤,阳气不能温养,阴血不能濡润,则可导致筋脉拘急,而见脚挛急等。治用芍药甘草附子汤扶阳益阴,阴阳双补。

【治法】

扶阳益阴。

【方剂】

芍药甘草附子汤。

【方义】

本方可视为芍药甘草汤加附子而成。芍药甘草汤酸甘化阴，养营补血，濡养筋脉，缓解拘急。附子辛热，温经复阳，扶助卫气。卫阳充则恶寒自罢，阴血复则脚挛急自除。三药合用，共奏阴阳双补之效。

本方为止痛的良方，临床对于各种痛证，如头痛、胸背痛、腰痛、关节肌肉疼痛强直、腹痛、痛经等，具备阴阳两虚特征者，皆可应用。

3. 炙甘草汤证

【原文】

伤寒，脉结代，心动悸，炙甘草汤主之。（177）

甘草四两（炙）　生姜三两（切）　人参二两　生地黄一斤　桂枝三两（去皮）　阿胶二两　麦门冬半升（去心）　麻仁半升　大枣三十枚（擘）

上九味，以清酒[1]七升，水八升，先煮八味，取三升。去滓，内胶烊消[2]尽，温服一升，日三服。一名复脉汤。

【注释】

[1] 清酒：清醇的陈米酒。《周礼·天官·酒正》载有“三酒”，即事酒、白酒和清酒，皆用米加酒曲发酵而成。随酿随吃者，名事酒，给办事的人饮用；冬酿春成者名白酒，用于招待宾客；冬酿接夏而成者名清酒，用于祭祀天地和祖先。

[2] 烊消：将胶质药物放入热药液中溶化的过程。

【提要】

论阴阳气血两虚，心脏失养的证治。

【讲解】

本证成因：平素阴阳气血不足，患伤寒后，正气不支，心脏失养。

主症和病机：脉结代，是脉律不整，有歇止，这是阴阳气血两虚，血脉不充，脉道不续所致。心动悸，言心悸之严重，其悸动发作的时候，衣服甚至床铺亦随之而动，这是阴阳气血两虚，心失所养所致。治用炙甘草汤滋阴养血，通阳复脉。

从《伤寒论》原书来看，第177条列在桂枝附子汤证、去桂加白术汤证、甘草附子汤证和白虎汤证之后，前三个证候是风寒湿痹，后一个证候用白虎汤治疗，很有可能是风湿热痹，只惜其临床表现描述不全，至今对其的解释仍是众说纷纭。由此推论，第 177 条所记述的就可能是脏腑痹中的心痹，是痹证邪气内舍于心所导致的。

【治法】

滋阴养血，通阳复脉。

【方剂】

炙甘草汤。

【方义】

炙甘草补益中气，畅经脉，行气血。人参、大枣配合甘草补益中焦，以壮气血化生之源。生地黄、阿胶、麦冬、麻子仁，诸多养阴药合用，滋心阴、养心血。桂枝、生姜，通阳气、行血脉。阴无阳则不生，阳无阴则不长，故在诸滋阴养血药之中，加用二味阳药，以促使滋阴养血药物的吸收和运化。另外本方用清酒与水煮药，清酒可以养血通经，另外方中诸多养血滋阴之品，多有腻膈滞胃的副作用，用清酒煮药，也有行药滞的效果。桂枝与甘草合用，辛甘化阳，这正是仲景补心阳的基本方。本方甘寒养阴，辛温助阳，阴阳气血两补，滋阴养血而不凝滞，通阳行血而不伤阴，阴阳气血复原，阳通脉复，于是脉结代、心动悸之证则可缓解。

方中用清酒煮药，可以看成是用乙醇提取药物有效成分的较早记载。临床应用的时候应当注意，这里并不是让病人饮酒，也不是将煮好的药液和清酒兑在一起喝下，而是用清酒和水混合起来一同煮药。这样药物中可以溶于乙醇的成分就被提取出来了，但在煮药的过程中，清酒中的乙醇也就挥发掉了。在《伤寒论》中用清酒和水混合起来煮药的还有“厥阴病篇”的当归四逆加吴茱萸生姜汤。

本方临床主要用于治疗各种心脏病所导致的心律失常，辨证属于气血两虚，心失所养者。另外也有人用其治疗支气管炎、咽喉炎、老年性肺炎、支气管哮喘、慢性胃炎等，证属气血两虚者。

以上我们讨论的太阳变证，都是以方剂的名称来命名证候的，以下要讨论的结胸、脏结、心下痞证，则是太阳变证中有单独名称的病证。结胸是邪气和痰水结于胸膈脘腹的病证；脏结是内脏阳气虚衰，阴寒内凝的病证；心下痞证是以心下胀满堵塞不通为主症的病证。

六、结胸证

（一）结胸辨证

【原文】

问曰：病有结胸[1]，有脏结[2]，其状何如？答曰：按之痛，寸脉浮，关脉沉，名曰结胸也。（128上）

【注释】

[1] 结胸：为邪气和有形痰水结于胸膈脘腹的病证，以胸膈脘腹疼痛硬满而拒按为主要特征。

[2] 脏结：为内脏阳虚，阴寒凝结于内脏的病证，在临床表现上有胸膈脘腹的疼痛而与结胸相似，但病机和症状特点与结胸不同。

【提要】

论结胸证的脉证特点。

【讲解】

结胸与脏结在病位及症状上有相似之处，因此须要鉴别。结胸是由于寒邪或热邪与有形的痰水结于胸膈脘腹所致的病证，其证属实，以胸膈脘腹的疼痛拒按为临床特点，因此说“按之痛”。寸脉浮，关脉沉，是以脉来代言结胸的成因。寸脉浮，寸以候外，浮主外邪，故代表邪由外来；关脉沉，关以候里，沉主水饮，代表病人在里素有痰水。寸浮关沉相结合，则是代言结胸证是由外来的邪气和内里的痰水相结而形成的病证，并不是结胸证的临床实际脉象。

【原文】

病发于阳而反下之，热入因作结胸；病发于阴而反下之，因作痞[1]也。所以成结胸者，以下之太早故也。（131上）

【注释】

[1] 痞：证候名，也称心下痞，指以胃脘部胀满堵塞不通，按之柔软不痛为主要表现的证候。

【提要】

辨结胸证与痞证的成因。

【讲解】

结胸与痞证皆由误下所致，但结胸从“病发于阳”误下而来，痞证从“病发于阴”误下而来。“病发于阳”是指病发于表。表为阳，病发于表，治当发汗。若医者反用攻下，便可能使表邪内陷，入里化热。如果病人体内素有痰水等有形实邪，或攻下导致脾胃功能失调，运化失职，津液停聚，痰水内生，则热邪与痰水实邪相结于胸膈，便形成了结胸。“病发于阴”是指病发于里，里为阴。病虽发于里，但如果不是腑实证，亦不可攻下。不当下而反下之，必然损伤脾胃之气，使其升降功能失常，气机壅滞，则形成心下痞证。“所以成结胸者，以下之太早故也”一句，进一步强调结胸发生之前，虽然可能有实邪在里，但决不可下之太早，下之太早，邪气乘机内陷，反而促进了结胸的形成。当然形成结胸以后就可以泻热逐水破结了。至于痞证的发生，其原发病本属里虚，毫无可下之理，形成痞证之后，在治疗上也不用下法，故原文不言下之迟早。

误下虽然为结胸的重要诱因，但临床上多有不因误下而形成结胸的情况。故对于结胸的诊断，不可拘泥于是否有过误下的病史，当以脉证表现为凭。

（二）热实结胸证

1. 大陷胸汤证

【原文】

太阳病，脉浮而动数，浮则为风，数则为热，动则为痛，数则为虚。头痛发热，微盗汗出，而反恶寒者，表未解也。医反下之，动数变迟，膈内拒痛，胃中空虚，客气[1]动膈。短气烦躁，心中懊侬，阳气内陷[2]，心下因硬，则为结胸[3]，大陷胸汤主之。若不结胸，但头汗出，余处无汗，剂颈而还[4]，小便不利，身必发黄。(134)

大陷胸汤

大黄六两(去皮)　芒硝一升　甘遂一钱匕

上三味，以水六升，先煮大黄取二升，去滓，内芒硝，煮一两沸，内甘遂末，温服一升。得快利，止后服。

伤寒六七日，结胸热实，脉沉而紧，心下痛，按之石硬者，大陷胸汤主之。(135)

伤寒十余日，热结在里，复往来寒热者，与大柴胡汤；但结胸，无大热者，此为水结在胸胁也。但头微汗出者，大陷胸汤主之。(136)

太阳病，重发汗而复下之，不大便五六日，舌上燥而渴，日晡所[5]小有潮热[6]，从心下至少腹硬满而痛，不可近[7]者，大陷胸汤主之。(137)

【注释】

［1］客气:外来的邪气。邪气从外而来,非身体素有,故称客气。

［2］阳气内陷:此指太阳阳气不能向上向外抗邪于表,也就意味着表邪将随阳气的内陷而入里。

［3］结胸:证候名,指邪气和有形的痰水结于胸膈脘腹,以胸膈脘腹疼痛拒按为主症的一种病证。

［4］剂颈而还:剂通齐。剂颈而还,指只见头部出汗,汗至颈部而止,颈部以下无汗。

［5］日晡所:日晡,申时的别称,为下午 3~5 时;所,不定指代词,是前后、左右的意思。日晡所,即下午 3 至 5 时前后或左右。

［6］潮热:发热如潮水之起落,定时而发,至时而降。

［7］不可近:形容疼痛拒按不可触碰的样子。

【提要】

论大陷胸汤的适应证及其与发黄证、大柴胡汤证、阳明腑实证的鉴别。

【讲解】

本证成因:太阳病或少阳病误下,邪气入里化热,或太阳表邪入里化热,邪热与水饮结于胸膈脘腹。

主症和病机:心下痛,按之石硬;或膈内拒痛;或从心下至少腹硬满而痛不可近,这都是大结胸证的主要临床表现。水热互结,邪气盛实,气血遏阻,不通则痛。临床所见,疼痛拒按、压痛、反跳痛、肌紧张诸症皆会出现。短气,是水热邪气阻遏,胸中气机不畅的表现。烦躁、心中懊侬,是水热互结,郁热扰心所致。但头微汗出,为水热互结,郁热不得外越,故身无汗,头为诸阳之会,阳热上蒸,则可见头部汗出。脉沉而紧,沉主病在里,紧主邪气实,又主疼痛。证属水热互结,治用大陷胸汤泄热逐水破结。

可伴见的证候:第 137 条有不大便、舌上燥而渴、日晡所小有潮热等,这属于阳明里实证。燥热结滞阳明则不大便。阳明燥热伤津则舌上燥而渴。由于阳明之热和糟粕相结,热邪内收内敛,因此在平常时间内表现不出明显的发热。但在日晡前后,太阳偏西,自然界阳气内收内合,而在生理上,阳明的阳气也是主合的,此时阳明的阳气和大自然阳气的运动趋向同步,可谓得天时而旺,正邪斗争激烈,于是就表现了明显的发热。每日如此,有如江河湖海的涨潮退潮,发有定时,所以叫潮热。但本条言小有潮热,说明阳明的实热邪气并不严重。可见第 137 条是大结胸证伴有较轻的阳明腑实证。

鉴别：湿热发黄证、大柴胡汤证、阳明腑实证皆可有胸膈脘腹的疼痛，故需和大陷胸汤证相鉴别。其中湿热发黄证的特征是：但头汗出，余处无汗，剂颈而还，小便不利，身必发黄。这是由于湿热互结，热邪因受到湿邪的牵制，不得外越而为汗，故身无汗，但阳热上蒸，可以见到但头汗出；湿欲下泄，但因受到热邪的牵制，而不得下泄，故见小便不利；湿热瘀结体内，迫使胆液外泄，则身发黄色。大柴胡汤证则既有阳明热结在里之证，又有少阳往来寒热之特征。阳明腑实证则有不大便，舌上燥而渴，日晡潮热的特点，虽有绕脐痛、腹满痛而拒按，但腹部无结胸证按之石硬的特征，如果兼有整个腹部硬满疼痛，按之石硬，则是兼有结胸证了，就要按照结胸证来治疗。

【治法】

泻热逐水破结。

【方剂】

大陷胸汤。

【方义】

本方为泻热逐水之峻剂。甘遂辛苦而寒，既能泻热，又能逐水，长于泻胸腹之积水。大黄、芒硝泻热荡实，与甘遂配合，共成泻热逐水的峻剂，能使水热之邪从大便泻出。因其泻下之力峻猛，应中病即止，不可过服，稍过则易伤正，故方后注云“得快利，止后服”。

在煮本方的药物时，要注意各药的先后顺序：先煮大黄，去掉药滓，纳入芒硝，上火煮一两开，最后入甘遂末。因芒硝易溶于水，不需要多煮，甘遂泻下的有效成分不溶于水，需要以末冲服，才能发挥药效，所以只能先煮大黄。本方现代用于治疗急性肠梗阻、急性胰腺炎、急性胆管炎、特发性腹膜炎、局限性腹膜炎、消化道穿孔所引起的腹膜炎、胸膜炎、腹水、水肿等。北京市某医院，治疗上消化道穿孔所致的弥漫性腹膜炎 40 例，病重者用大黄 9g，芒硝 9g，甘遂末 3g（分 2 次冲服），煮为汤剂，每日 1 剂，分 2 次服用；病轻者用甘遂末 0.9g，大黄粉 0.6g，芒硝粉 0.3g，装入胶囊吞服，每日服 2 次。配合西医的输液等支持疗法，40 例病人，穿孔全部闭合，腹膜炎的体征消失。

2. 大陷胸丸证

【原文】

结胸者，项亦强，如柔痉[1]状。下之则和，宜大陷胸丸。（131 下）

大黄半斤　葶苈子半升(熬)　芒硝半升　杏仁半升(去皮尖,熬黑)

上四味,捣筛二味,内杏仁、芒硝,合研如脂,和散。取如弹丸一枚,别捣甘遂末一钱匕,白蜜二合,水二升,煮取一升,温顿服之。一宿乃下,如不下,更服,取下为效。禁如药法。

【注释】

[1] 柔痉:痉病的主要表现为颈项强直,角弓反张,口噤不开。有汗者名柔痉,无汗者名刚痉。

【提要】

论热实结胸病位偏上的证治。

【讲解】

主症和病机:项亦强,如柔痉状,是由于水热互结于胸膈,导致项部经脉受阻,津液不布,经脉失养而出现颈项拘紧类似痉病。水热向外蒸腾,故见汗出,所以说如柔痉状。既名结胸,水热互结,阻遏气血,则当有胸膈疼痛、短气,邪热扰心,则当见烦躁等症。治用大陷胸丸泻热逐水,峻药缓攻。

【治法】

泻热逐水,峻药缓攻。

【方剂】

大陷胸丸。

【方义】

本方由大陷胸汤加杏仁、葶苈子、白蜜而成。方中大黄、芒硝、甘遂合用,既可泻热破结,亦能攻逐水饮,为本方主药。因本证病位偏上,故用杏仁宣利肺气,葶苈子泻肺利水,务使肺气宣达,药力能走行于上,水之上源畅通,则高处之邪可去。本方药物的作用虽猛,但由于采用煮丸的方法,硝、黄、葶、杏四药合研,又仅仅取如弹丸大一枚,用量较小,而且方中还有白蜜,味甘而缓,能使泻下之力缓缓发出,药效持续时间延长,而不是一掠而过,这样就有利于去上部之邪,体现了峻药缓攻之法。

任应秋教授在世时,招收研究生举行面试,任老问学生十枣汤中哪个是君药?应试者迟疑良久未能回答。面试结束后,我请教任老标准答案,任老嘱我回家看《史记·淮阴侯列传》。当我读到刘邦将韩信软禁起来以后,还经常找韩信聊天,其中有一段对话是:"上常从容与信言诸将能不,各有差。上问曰:如我能将几何?信曰:陛下不过能将十万。上曰:于君何如?曰:臣多多而益善尔。上笑曰：多多益善，何为为我禽？信曰：陛下不能将兵，而善将将，此乃信之所以为陛下禽也，且陛下所谓天授，非人力也。"我读到这里，恍然大悟。十枣汤原本是治疗悬饮的，悬饮也就是水停胸胁的病证，即胸腔积液、胸水。十枣汤有大戟、芫花、甘遂三个泻下逐水之力极其峻猛的药物，攻城陷阵，直下肠胃，可谓有将军之猛。但要使胸膈间的水饮邪气从二便排出体外，必须用甘缓的药物驾驭三员猛将，使其逐水之力缓缓发出，也就是使药物作用和缓，药效持续时间延长，这样才能使胸膈间的水饮邪气，缓缓地通过二便排出体外。由此看来驾驭三员猛将的药物应当是大枣，所以大枣当是十枣汤的君药，因此才以"十枣"来命名。

我们现在讨论大陷胸丸，它是治疗水热互结于胸膈的大结胸证的，病位偏上，邪结高位，用大黄、芒硝、甘遂、葶苈子、杏仁，药力峻猛，直下肠胃，为了驱除胸膈间的水热邪气，必须配入甘缓的药物来驾驭这些峻猛的药物，使其作用和缓，药效持续时间延长。因方中有甘遂，选择甘缓的药物时显然不能选用甘草，于是就用了白蜜。这种峻烈药物配合甘缓药物的妙用，我们应当理解并很好地应用。

大陷胸丸在临床上可用于治疗急性渗出性胸膜炎、肺水肿等，但因药性峻猛，对正气虚衰者应当慎用。

3. 小陷胸汤证

【原文】

小结胸病，正在心下，按之则痛，脉浮滑者，小陷胸汤主之。（138）

黄连一两　半夏半升（洗）　栝楼实大者一枚

上三味，以水六升，先煮栝楼，取三升，去滓，内诸药，煮取二升，去滓。分温三服。

【提要】

论小结胸病的证治。

【讲解】

本证成因：伤寒表邪入里化热，与痰邪结于心下。

主症和病机：正在心下，按之则痛，提示本证病变部位局限，仅在心下，病势和缓，按之则痛，即不按无显著疼痛。脉浮滑，浮主热，滑主痰，提示小结胸的主要病机是痰热互结。由于病位局限而病势和缓，故命名为"小结胸"。治用小陷胸汤清热化痰开结。

在《伤寒论》中，浮脉可以主表，也可以主热。主表的浮脉特征是轻取即得，按之少力，举之有余，按之不足，如水漂木；主热的浮脉特征是，轻取即得，按之滑数有力，这是因为里热盛，鼓动气血，气盛血涌，血脉偾张所致。但后世不再把这种主热的脉象叫浮脉了。

鉴别：小结胸与大结胸皆为热实结胸，但两者邪结部位有深浅广狭之分，症状有轻重之别，病势有缓急之异。大结胸病为水热互结，病位以心下为主，可以上涉胸肺颈项，下至少腹，旁及两胁。其临床表现见心下硬满疼痛，按之石硬，或从心下至少腹硬满而痛不可近，脉沉紧，证重势急，所以治当泻热逐水破结，用大陷胸汤。小结胸病为痰热互结，病位局限，正在心下，病势和缓，按之则痛，脉浮滑，所以治当清热化痰开结，用小陷胸汤。

【治法】

清热化痰开结。

【方剂】

小陷胸汤。

【方义】

黄连苦寒，泻心下热结；半夏辛温，化心下痰饮。栝楼实甘寒滑利，既能助黄连清热泻火，又能助半夏化痰开结，同时还有润便导下的作用，使痰热从大便而出，而且还有活血化瘀、通痹止痛的作用。三药合用，共成辛开苦降、清热化痰开结之良方。本方药性和缓，远不如大陷胸汤峻猛，故名为小陷胸汤。

本方在现代临床上可加减应用于治疗急慢性食管炎、急慢性胃炎、胃溃疡或十二指肠溃疡、急慢性呼吸系炎症、心脏病、急慢性胆囊炎、乳腺炎、肋软骨炎等，凡属痰热互结于中上焦，舌质红，舌苔黄厚而腻者，皆可应用。

（三）寒实结胸证

【原文】

寒实结胸，无热证者，与三物小白散[1]。（141 下）

白散方

桔梗三分　巴豆一分（去皮心，熬黑研如脂）　贝母三分

上三味为散，内巴豆，更于臼中杵之，以白饮和服，强人半钱匕，羸者减之。病在膈上必吐，在膈下必利，不利进热粥一杯，利过不止，进冷粥一杯。

【注释】

[1] 三物小白散：本条文原为“寒实结胸，无热证者，与三物小陷胸汤，白散亦可服”。《金匮玉函经》《千金翼方》均无“陷胸汤”及“亦可服”六字，故据此校正。

【提要】

论寒实结胸病的证治。

【讲解】

本证成因：寒邪和痰、水等有形实邪互结于胸膈脘腹。

主症和病机：具备结胸的特征，见心下硬满而痛，或及于胸胁，甚则可连及少腹等。无热证，即无发热、烦躁、渴饮、面赤、脉数、苔黄燥等热象。治用三物小白散，温散寒邪，攻逐水饮，除痰破结。

鉴别：结胸有热实与寒实之分。热实结胸的病变性质为阳热实证，病机是热与痰水相结；寒实结胸的病变性质为阴寒实证，病机是寒与痰水相结。热实者，以大结胸为例，症见心下痛，按之石硬，甚则从心下至少腹硬满而痛不可近，亦可见项强如柔痉状，脉沉紧。寒实者，症状类似大结胸证，但无热象。所以，原文“无热证者”四字是鉴别二证的关键。以方测证，寒实结胸或可以有咳喘等症。

【治法】

温散寒邪，攻逐痰水。

【方剂】

白散方。

【方义】

巴豆辛热，攻逐寒水，泻下冷结，其作用十分峻猛，为主药。贝母化痰开结。桔梗开提肺气，既可散结化痰，又可载药上行，使药力作用于上部。三药合用，可将寒水痰饮一举排出体外。因其药性均猛，故用白饮（米汤）和服，既便于散剂的吞服，又能监制巴豆之毒性。服药后的反应，病在膈上者可能会呕吐，病在膈下者可能出现下利，但实际上大多是既吐且利。本方属温下寒实之剂，其性大热。如果为了加强其泻下作用，可进服热粥以助药物的辛热之性；如果下利太过，可进冷粥以抑制其辛热毒性，减轻泻下作用。无论是热粥还是冷粥，都有养胃效果。所以服粥体现了张仲景保胃气的原则。

现代有人用其治疗支气管炎、支气管哮喘、肺炎等呼吸系疾病而属于寒实者；还有人用其治疗寒实性胃痛、肠梗阻、腹水肿胀等。

（四）结胸证治禁与预后

【原文】

结胸证，其脉浮大者，不可下，下之则死。（132）

【提要】

论结胸脉浮大者不可下。

【讲解】

结胸证，邪气结聚于里，其脉象应沉紧或沉实有力。结胸证见浮大脉，如果主表有邪气，应当遵照实人伤寒发其汗的原则，先解表，后攻里。如果先攻里，在表之邪乘机内陷，易使病情复杂化，但不至于下之则死。因此我倾向于另外一种解释，这里的脉浮大，是邪实而正气大虚，正不胜邪，正气外脱的表现，其脉象应当是浮大而无力的。此时如果投攻逐之剂，必定导致正气虚脱，而有性命之忧，故曰“下之则死”。

【原文】

结胸证悉具，烦躁者亦死。（133）

【提要】

辨结胸证的预后。

【讲解】

结胸证悉具，是指心下痛，按之石硬，或从心下至少腹硬满而痛不可近，脉沉实等结胸证的主症全部具备。此时又伴见“烦躁”，应当如何辨证？结胸证，尤其是大结胸证，水热互结，郁热扰心，原本就有烦躁，甚至出现心中懊侬，为什么在这里出现“烦躁”就主死呢？可见这里所说的烦躁，和结胸证本有烦躁的临床表现与病机都不相同。主死的“烦躁”应当是躁烦，症见肢体躁动不宁，病机是正不胜邪，真气散乱，预后凶险，故曰“死”。正如成无己《注解伤寒论》所说：“结胸证悉具，邪结已深也。烦躁者，正气散乱也。邪气胜正，病者必死。”结胸证，尤其是大结胸证，从临床表现看，多属急腹症。重证病人，常会出现感染中毒性休克，并因感染中毒性休克而导致死亡。而在休克前期，病人往往躁动不安，因此本条所说的“烦躁者亦死”，当属感染中毒性休克前期的表现，临证一定要积极抢救，万万不可掉以轻心。

七、脏结证

（一）脏结辨证

【原文】

何谓脏结？答曰：如结胸状，饮食如故，时时下利；寸脉浮，关脉小细沉紧，名曰脏结。舌上白胎滑者，难治。（129）

【提要】

论脏结的脉证与预后。

【讲解】

脏结是内脏阳衰、阴寒凝结的病证，病性属正衰邪实。因脏结与结胸有相似的临床表现，如心下硬满、疼痛拒按，甚至连及少腹硬痛等，故原文曰“如结胸状”。阴寒凝结在脏，胃腑无实邪壅滞，故病人饮食如故。不过，脏结的“饮食如故”，是与结胸病对比而言，并不是说其饮食正常。在结胸病形成之前，病人能食；待其病形成之后，便不能食。脏结病人素体内脏虚寒，平日饮食不佳，既病之后，饮食情况与平时无异，故曰“如故”。本病脏虚阳衰，阴寒内凝，阳气不能温运，常常发生下利。寸脉浮者，言邪由外来；关脉小细沉紧，言在里有阴阳气血的虚衰。脏结证若见舌苔白滑，为阳气虚衰，寒湿凝聚不化的表现。阴寒凝结，非攻不去；而脏气大虚，又不耐攻伐。真可谓正衰邪实，攻补两难，因此为预后不良的难治病证。

鉴别：结胸与脏结有寒热虚实的不同。在病机上，结胸为寒热之邪与有形痰水相结于胸膈脘腹。脏结是内脏阳气大虚，阴寒凝结在脏。在症状上，结胸多见心下硬满，疼痛拒按，不能食，大便燥结；脏结虽然亦见心下硬满疼痛，但饮食如故，时时下利；结胸舌苔燥黄，脏结舌苔白滑。

（二）脏结证治禁及其危候

【原文】

脏结无阳证，不往来寒热，其人反静，舌上胎滑者，不可攻也。（130）

【提要】

补述脏结的临床表现及治禁。

【讲解】

脏结无阳证，概括了脏结证的临床特征。无阳证，是说脏结不出现发热恶寒等太阳表证，亦无渴饮、烦躁、面赤、脉数等在里的阳热盛的表现。无往来寒热，是排除了少阳病。其人反静，进一步申明无烦躁等阳热证候。由此可见，脏结为阳虚阴寒内凝之证。舌上苔滑反映阳虚而寒湿不化。对于这种正衰邪实的病证，用温化寒湿，补益阳气之法或可多延时日，决不可单用攻下。清代柯韵伯《伤寒来苏集》说："结胸是阳邪下陷，当有阳证见于下，故脉虽沉紧，有可攻之里。脏结是积渐凝结而为阴，五脏之阳已竭也，外无烦躁潮热之阳，舌无黄黑芒刺之苔，虽有硬满之证，慎不可攻。理中、四逆辈温之，尚有可生之义。"

【原文】

病胁下素有痞[1]，连在脐旁，痛引少腹入阴筋[2]者，此名脏结，死。(167)

【注释】

[1] 痞：此指肿块。

[2] 阴筋：外生殖器。

【提要】

辨脏结的危候。

【讲解】

胁下素有痞，连在脐旁，是指两胁素有可以触及的肿块痞积，其大小一直连到肚脐的旁边。这是脏结重证，由于阴寒凝结于内脏日久，气血瘀滞，络脉闭阻所致。从今天的临床角度来看，这很像是肿大的肝脾或者肝脾的肿瘤。痛引少腹入阴筋，是指胁下痞块疼痛向少腹部放散，并且拘挛痛牵引至外生殖器，使外生殖器挛缩。由于足厥阴肝经绕阴器，循胁下；足太阴脾经循行大腹，而少腹乃肝肾所主，肾又开窍于二阴。因此出现胁下痞块痛引少腹入阴筋，则提示肝脾肾三脏阳气大衰，阴寒凝结，病势危重，预后不良，故仲景断为"死"证。

现代临床把男子外生殖器挛缩的病证称作缩阴证，也称作缩阳证，其诱因多和性生活过度，或性生活后涉冰河、强体力劳动有一定关系。这种病证，大多属寒凝肝脉，筋脉失养，可以用多支艾条一同点燃，灸关元、气海、会阴，内服养血、通阳、散寒、解痉药物，病情很快就可缓解，注意不要把普通的缩阴证当作脏结死证看待。脏结死证有胁下素有痞的宿疾，而一般的缩阴证没有宿疾。

在《伤寒论》中，特别强调脏结和结胸的鉴别，但在临床上也真有将两者混淆而导致不良后果者。2019 年春，一年轻人匆匆来门诊咨询，说他亲戚患肝脏肿瘤，上腹部有巨大肿块，按之石硬，疼痛难忍。他根据《伤寒论》“心下痛，按之石硬”，用了大陷胸汤。但心中无数，所以给药后马上驱车百多公里来询问用药是否正确。我问药服了吗？他说已经服药快3个小时了。我让他马上打电话问情况。电话接通了，接电话的是病人家属，说病人服药后吐泻不止，不到1个小时就离世了。这就是误把脏结当作结胸治疗的案例。结胸证病位偏中和偏下的“心下痛，按之石硬”，“从心下至少腹硬满而痛，不可近”，是压痛、反跳痛、肌紧张都存在，是腹膜刺激征，是腹膜炎的体征。而脏结则是内脏肿大、内脏肿瘤，可以有按之石硬，可以有压痛，但没有反跳痛和肌紧张，两者不可混淆。脏结证如果误用治疗结胸证的大陷胸汤，常是祸不旋踵。

八、痞证

痞证也叫心下痞证，是指以心下痞为主要临床表现的一组证候。心下也就是上腹部、胃脘部。痞者塞也，是病人感到堵塞胀满不通的自觉症状。心下位于人体的中焦，心火的下交，肾水的上奉；肺气的肃降，肝气的展发；胃气的降浊，脾气的升清，都要通过这个部位。而中焦胃气对人体的阴阳、气血、水火、气机的升降有主动的调节、促进和控制作用，我们把中焦的这一作用，叫作中焦的斡旋作用，也把中焦叫作升降之枢。当胃气虚，或者由于邪气的干扰，或者既有胃气虚又有邪气的干扰，都可能会导致中焦斡旋失司，升降之枢不利，气机壅滞，因此就出现了心下痞这一主症。如果进一步发展，还可能会导致升降紊乱，上热下寒。

（一）热痞证

1. 大黄黄连泻心汤证

【原文】

心下痞，按之濡[1]，其脉关上浮者，大黄黄连泻心汤主之。（154）

大黄二两　黄连一两

上二味，以麻沸汤[2]二升渍之须臾，绞去滓，分温再服。

伤寒大下后，复发汗，心下痞，恶寒者，表未解也。不可攻痞，当先解表，表解，乃可攻痞。解表宜桂枝汤，攻痞宜大黄黄连泻心汤。（164）

【注释】

［1］濡：通软。

［2］麻沸汤：正沸腾的水，因水面上有无数沸腾的气泡，故名。

【提要】

辨热痞及热痞兼表的证治。

【讲解】

本证成因：里未成实，误用下法中气被伤，邪气入里化热，壅塞于中焦，致使中焦斡旋失司，气机痞塞，窒而不通，如此便形成心下痞。

主症和病机：心下痞，按之濡，是指病人自觉胃脘部有堵闷痞塞之感，不痛，按之柔软，说明此病乃气机痞塞所致，而不是痰水实邪的凝结。关脉浮，关脉主候中焦病证，浮主阳热有余，其机制已在小陷胸汤证中有所阐述。这样的脉证，提示是无形邪热干扰了中焦的斡旋功能，而导致中焦枢机不利，气机痞塞。治当用大黄黄连泻心汤泻热消痞。

如热痞兼表证，症见心下痞而伴见恶寒者，当先解表，后攻痞。表邪解除以后，再去攻痞，就没有后顾之忧了。

【治法】

泻热消痞。

【方剂】

大黄黄连泻心汤。

【方义】

大黄苦寒泻热、和胃、开结，又有推陈致新之力；黄连苦寒清心胃之火。两药合用，共奏清热消痞之功。但是大黄、黄连苦寒，气味俱厚，如果水煮取液，则药力走肠胃而泻下。本证病在中焦，属无形邪热痞塞心下，因此不可直下肠胃。所以在服用方法上，用麻沸汤浸泡二药少顷，绞汁而服，意在取其寒凉之气，以清中焦无形之热；薄其苦泄之味，以防直下肠胃。

本方现代用于治疗原发性高血压、神经性头痛、口腔溃疡、糖尿病、动脉硬化、脑血管意外、面神经麻痹、三叉神经痛、急慢性结膜炎、急慢性胃炎、痢疾、结肠炎、各种热迫血妄行的出血证等，凡具备热实火盛特征者，皆可应用。临床多加黄芩而成三黄泻心汤，火热盛而大便干燥者，也可以煮汤剂服用，唐容川《血证论》用三黄泻心汤治疗胃热盛的吐血衄血，就是水煮后服用的。动物实验提示三黄泻心汤有较好的降脂作用。

2. 附子泻心汤证

【原文】

心下痞，而复恶寒汗出者，附子泻心汤主之。(155)

大黄二两　黄连一两　黄芩一两　附子一枚(炮,去皮,破,别煮取汁)

上四味,切三味,以麻沸汤二升渍之须臾,绞去滓,内附子汁,分温再服。

【提要】

论热痞兼阳虚的证治。

【讲解】

本证成因:肾阳不足,复患热痞。

主症和病机:热痞而兼见恶寒汗出,由于没有发热,故其恶寒、汗出非太阳表证,而是肾阳不足,表阳虚衰,肌肤失温则恶寒,阳不摄阴则汗出。阳虚之恶寒汗出,非附子莫治;热邪痞结于中焦,非三黄不除。故治用三黄泻心汤清热消痞,另加附子扶阳固表。

【治法】

泻热消痞,扶阳固表。

【方剂】

附子泻心汤。

【方义】

大黄、黄连、黄芩三药,沸水浸泡,取其寒凉之气,以清中焦无形之热而消痞;附子辛热,单煮浓取其汁,温肾阳以助表阳。四药配伍,寒热异其气,生熟异其性,药同行而功各异,共奏泻热消痞,扶阳固表之功。

临床大凡里热盛而同时见阳虚者,比如里有热而表阳虚,虚寒之体新患里热之证,老年阳虚之人而感受热邪,皆可考虑使用本方。

(二)寒热错杂痞证

1. 半夏泻心汤证

【原文】

伤寒五六日,呕而发热者,柴胡汤证具,而以他药下之,柴胡证仍在者,复与柴胡汤。此虽已下之,不为逆。必蒸蒸而振[1],却发热汗出而解。若心下满而硬痛者,此为结胸也,大陷胸汤主之。但满而不痛者,此为痞,柴胡不中[2]与之也,宜半夏泻心汤。(149)

半夏半升(洗)　黄芩　干姜　人参　甘草(炙)各三两　黄连一两　大枣十二枚(擘)

上七味,以水一斗,煮取六升,去滓,再煎[3]取三升。温服一升,日三服。

【注释】

［1］蒸蒸而振：蒸蒸，盛也；振，动也，战也。蒸蒸而振，身体剧烈振颤的样子，形容寒战程度较重，这是战汗前的表现。蒸蒸为联绵词，蒸蒸发热，是发热盛的样子；蒸蒸而振，是寒战盛的样子。

［2］不中：犹言不宜、不可。为楚地方言。

［3］煎：将液体加热浓缩的过程。《方言》："凡有汁而干谓之煎。"在秦汉，煮和煎的含义是不同的，《伤寒论》对两者的使用很严格。到晋唐以后两者的含义逐渐接近，以致互用。《金匮要略》里常常"煮""煎"不分，显然是经过晋唐之人抄写时按抄写人当时、当地的语言习惯修改所致。

【提要】

论痰气痞的成因和证治。

【讲解】

本证成因：少阳病误下，中气受伤，斡旋失司，气机壅滞，而成心下痞。

呕而发热，是少阳病热郁胆腑的表现，胆腑郁热犯胃，胃气上逆，故见呕吐，热郁胆腑，故见持续发热，因此说柴胡汤证具。少阳病禁用汗、吐、下，因为少阳是一阳，小阳，抗邪的能力较差，汗、吐、下不能祛除少阳的邪气，只能损伤少阳的正气，于是就容易导致变证的发生。本条"以他药下之"，出现了三种结果，一是柴胡证仍在，有是证则用是方，于是复与柴胡汤。此虽已下之，但所幸没有酿成大的错误。然而毕竟因为误下损伤了正气，于是再用小柴胡汤后，就出现了战汗作解的表现。战汗的特征是，先有剧烈寒战，这是邪气与正气相争的反映；随后又出现了发热，这是正气与邪气相争的反映；随发热之后出现汗出而病解，这是正胜邪却的表现。如果战而不热，是邪盛正衰，正不抗邪；如果热而不汗，是正不却邪，都需要继续用药物治疗。二是少阳病误下后，邪热陷于胸膈，和水邪相结，形成了大结胸证，于是就出现了心下满而硬痛，当用大陷胸汤泻热逐水破结。三是出现了心下痞，这才是本条所谈的重点。

主症和病机：心下"但满而不痛者，此为痞"，少阳病误下后，中气被伤，斡旋失司，中焦枢机不利，气机壅滞，因此就出现了心下胀满堵塞不通的痞证。因为是气的壅滞，并没有痰饮、水湿、食积、瘀血等有形邪气的阻滞，所以只是胀满而没有明显的疼痛，更没有按之石硬的表现。由于气机壅滞于中焦，中焦又是人体的升降之枢，进一步必然会导致升降紊乱，上热下寒。因此《金匮要略》说“呕而肠鸣，心下痞者，半夏泻心汤主之”，就补充了升降紊乱上热下寒的表现。胃热气逆则呕，脾寒气陷则肠鸣，以至便溏下利，治用半夏泻心汤，和中降逆，化痰消痞。

鉴别：小柴胡汤证为少阳枢机不利，半夏泻心汤证为中焦枢机不和，故而需要进行鉴别。如果少阳误下，出现呕而肠鸣，心下痞，则属心下痞证。因其病变部位已经发生了变化，故不可以再用小柴胡汤治疗，而应当用半夏泻心汤。

大结胸证是热邪和有形痰水相结，以心下硬满而痛，按之石硬为特征。心下痞证则是气机的壅滞，以心下但满而不痛，按之柔软为特征。

【治法】

和中降逆，化痰消痞。

【方剂】

半夏泻心汤。

【方义】

半夏辛温，为君，化痰和胃、降逆消痞。以方测证，仲景用半夏为君药，提示本证除中焦胃气虚，无力斡旋外，还受到了痰邪的干扰，以致使中焦枢机不利而成心下痞证，于是就有医家称此证为“痰气痞”，应当注意的是，这里讲的只是“痰气”，而不是有形的痰浊。干姜温中暖脾而除寒气，且和半夏相配，有辛开散结之功；黄芩、黄连苦寒，清热降逆而和胃，并有苦降泄满之效。人参、甘草、大枣甘温，以调补脾胃之虚，脾升胃降，中焦气机调畅，痞塞自消。本方辛开、苦降、甘调并用，是和解中焦枢机的代表方。

特别要注意本方的煮服方法，要求煮后“去滓，再煎”，也就是煮后去掉药渣，把药液再加热浓缩。这样做，意在使药物寒热并行，攻补同施，更好地起到和解作用。在《伤寒论》中，除半夏泻心汤外，还有生姜泻心汤、甘草泻心汤、旋覆代赭汤、小柴胡汤、大柴胡汤、柴胡桂枝干姜汤，都要求煮后去滓再煎，其意义是一样的。

现代本方广泛应用于急慢性胃炎、顽固性呕吐、慢性结肠炎、消化性溃疡、消化不良、胃肠功能紊乱、慢性肝炎、痢疾、口腔溃疡等。凡症见心下痞满、时时呕逆、大便稀溏、肠鸣不适、苔薄白或淡黄、脉沉弦者，皆可以本方为基本方，加减治之。

2. 生姜泻心汤证

【原文】

伤寒汗出解之后，胃中不和，心下痞硬，干噫食臭[1]，胁下有水气，腹中雷鸣[2]，下利者，生姜泻心汤主之。(157)

生姜四两（切）　甘草三两（炙）　人参三两　干姜一两　黄芩三两　半夏半升（洗）　黄连一两　大枣十二枚（擘）

上八味，以水一斗，煮取六升，去滓，再煎取三升，温服一升，日三服。

【注释】

[1] 干噫食臭：噫，同嗳，即嗳气；臭，气味。干噫食臭，即嗳气有饮食的气味或嗳气有饮食的酸馊腐败气味。

[2] 腹中雷鸣：肠鸣音亢进。

【提要】

论水饮食滞痞的证治。

【讲解】

本证成因：表证汗后，表解里未和。

主症和病机：胃中不和，心下痞硬，为中气不足，斡旋失司，枢机不利，气机痞塞的表现。干噫食臭，为饮食停滞，胃热气逆的特征。腹中雷鸣，下利，是脾寒不运，水饮不化，脾气不升所致。胁下有水气，从病机角度来说，本证属于中气虚，又有水邪的干扰；从临床表现的角度来说，腹部肠鸣辘辘有声，是水邪下浸肠道所致。证属中气虚，复受水邪干扰、饮食停滞而成心下痞。治用生姜泻心汤和胃降逆，散水消痞。

【治法】

和胃降逆，散水消痞。

【方剂】

生姜泻心汤。

【方义】

生姜泻心汤为半夏泻心汤减二两干姜，加四两生姜而成。二方组方原则相同，皆属辛开苦降甘调之法。生姜泻心汤证因胃中不和且有水气，故本方重用生姜为君，生姜气薄，性辛温，功偏宣散，能开胃气、辟秽浊、散水气。干姜辛热，功兼内守；生姜走而不守，干姜守而不走，两者相伍，散中有宣，既能宣散水气，又能温补中州。生姜、半夏、黄芩、黄连合用，辛开苦降以和胃气；

干姜、人参、大枣、甘草合用，扶中温脾以补中虚。脾升胃降，斡旋复常，其痞自消。

本方可用于半夏泻心汤的临床应用范围，但以其证兼有水饮食滞者为辨证指征。

3. 甘草泻心汤证

【原文】

伤寒中风，医反下之，其人下利日数十行，谷不化[1]，腹中雷鸣，心下痞硬而满，干呕心烦不得安。医见心下痞，谓病不尽，复下之，其痞益甚。此非结热[2]，但以胃中虚，客气[3]上逆，故使硬也。甘草泻心汤主之。(158)

甘草四两(炙)　黄芩三两　干姜三两　半夏半升(洗)　大枣十二枚(擘)　黄连一两

上六味，以水一斗，煮取六升，去滓，再煎取三升，温服一升，日三服。臣亿等谨按：上生姜泻心汤法，本云理中人参黄芩汤。今详泻心以疗痞，痞气因发阴而生，是半夏、生姜、甘草泻心三方，皆本于理中也，其方必各有人参。今甘草泻心汤中无者，脱落之也。又按：《千金》并《外台秘要》，治伤寒慝食用此方皆有人参，知脱落无疑。

【注释】

[1] 谷不化：大便夹有未消化的食物。

[2] 结热：实热内结于阳明胃肠。

[3] 客气：外来的邪气。

【提要】

论胃虚客气上逆痞的证治。

【讲解】

本证成因：表证误下，中气损伤，斡旋失司，外邪上扰，以致气机痞塞于中焦，进而导致寒热错杂，升降失常。

主症和病机：心下痞硬而满，为脾胃气虚，斡旋失司，气机壅滞，中焦枢机不利。下利日数十行，谷不化，腹中雷鸣，为脾寒气陷，水谷不化，而直趋大肠。干呕、心烦不得安，是胃虚气逆伴客热上扰所致。治用甘草泻心汤补中和胃消痞。

鉴别：本证与半夏泻心汤证、生姜泻心汤证俱为寒热错杂之心下痞证。半夏泻心汤证的临床表现以心下痞、呕吐为主，后世医家认为其夹有痰邪，故有人称其为痰气痞。生姜泻心汤证的临床表现除心下痞、呕吐下利以外，尚见干噫食臭、肠鸣辘辘，胁下有水气，后世医家认为或可见小便不利，轻度浮肿等，故有人称其为水气痞。甘草泻心汤证的临床表现除心下痞硬外，其下利最重，甚至日数十行，谷不化，这是脾虚气陷的表现，此外尚见干呕心烦不得安等，于是就有人称其为胃虚客气上逆痞，当然这里的“胃虚”实际上应当是脾虚。

甘草泻心汤证的下利谷不化，是因脾寒气陷，下利次数太多，水谷在胃肠道转输时间太短而来不及腐熟消化。少阴病之下利清谷，完谷不化，是因肾阳虚衰，火不暖土，腐熟无权，每日的下利次数并不一定多。两者的病机和治法是完全不同的，应当注意鉴别。

【治法】

补中和胃消痞。

【方剂】

甘草泻心汤。

【方义】

甘草泻心汤即半夏泻心汤加炙甘草至四两而成。炙甘草温中补脾，本证脾虚较重，故重用炙甘草以补其虚，佐用人参、大枣，则补中益气之功更著。半夏和胃止呕，黄芩、黄连苦寒清胃中邪热。干姜与人参、甘草同用，温脾散寒而益气。诸药相合，虚得以补，热得以清，寒得以温，脾胃升降之机恢复，中焦枢机运转，诸证则除。

《伤寒论》载本方无人参。但据宋臣林亿等在本方后的按语，及《千金翼方》《外台秘要》《金匮要略》等载本方皆有人参，更据本证脾虚下利严重的病情，本方以用人参为是。

临床应用范围同半夏泻心汤和生姜泻心汤。本方应用于口舌生疮、白塞综合征等辨证属于寒热错杂者也有显效。

4. 旋覆代赭汤证

【原文】

伤寒发汗，若吐若下，解后，心下痞硬，噫气不除者，旋覆代赭汤主之。(161)

旋覆花三两　人参二两　生姜五两　代赭一两　甘草三两(炙)　半夏半升(洗)　大枣十二枚(擘)

上七味，以水一斗，煮取六升，去滓，再煎取三升。温服一升，日三服。

【提要】

论胃虚痰阻痞的证治。

【讲解】

本证成因：伤寒，汗不得法，或经误吐、误下，表证虽然解除，但脾胃之气损伤，以致运化失常，痰浊内生并进而中阻。

主症和病机：心下痞硬，是痰浊阻滞中焦，脾胃气机壅滞的表现。噫气不除，一是指噫气频作，久不缓解；二是指虽噫气频频，但心下痞硬之证不因嗳气而缓解。由此提示此证不仅仅是中焦的斡旋失司，气机壅滞，而且已经有了有形的痰浊邪气阻滞，只凭嗳气是不能缓解有形痰阻所导致的心下痞硬的，于是我们把此证称作胃虚痰阻痞。治用旋覆代赭汤和胃降逆，化痰消痞。

【治法】

和胃降逆，化痰消痞。

【方剂】

旋覆代赭汤。

【方义】

旋覆花消痰下气散结；代赭石重镇降逆；半夏、生姜除痰消饮，和胃降逆；人参、甘草、大枣益气补中。共成除痰消痞，和胃降逆之剂。

本方常用于呕吐、反胃、噎嗝、嗳气、反酸、大便秘结、膈肌痉挛、消化性溃疡、幽门不全梗阻、胃扩张、胆道感染、慢性肝炎、咳嗽、眩晕等病证以痰气内阻为特点者。旋覆花要布包煮，以防止极其细小的绒毛状种毛混入药液，喝下后刺激咽壁。代赭石用量少则化痰降胃气，用量大则镇肝降逆气，尤其是生代赭石，用量大时可以直抵下焦，通泻大便，而且易伤胃气。所以仲景在这里用其治疗胃虚痰阻的噫气不除，代赭石用量仅是旋覆花用量的三分之一。但如果临床用于治疗肝气、膈气上逆的呃逆不止，也就是膈肌痉挛，代赭石就需要适当多用一些，用量要大于旋覆花，以加强重镇降逆的效果。又因为旋覆花极轻，布包后放在药锅里常常浮在水面上，不利于有效成分的提取，因此北京四大名医之一的施今墨先生，主张旋覆花和代赭石同包煎煮，这样就能把旋覆花压入药液中。这是一个很好的建议，可惜这个建议没有能得到广泛的重视和应用。

九、痞证类证

由于心下痞证多有升降紊乱，寒热错杂的特点，所以要注意和一些升降紊乱的下利证，上热下寒的寒热错杂证，以及胸中痞硬等证候相鉴别。我在这里把以下要讨论的证候，叫作痞证类证。此外除了我们上述讨论的大黄黄连泻心汤证、附子泻心汤证、半夏泻心汤证、生姜泻心汤证、甘草泻心汤证、旋覆代赭汤证，皆以心下痞为主症，而称作痞证外，五苓散证因水蓄下焦，下窍不利，水邪上逆，阻滞中焦气机，可兼见心下痞；桂枝人参汤证，因脾阳虚，寒湿阻滞中焦气机，可兼见心下痞硬；大柴胡汤证，胆腑实热阻滞中焦气机，可兼见心中痞硬，呕吐而下利；十枣汤证，水停胸胁，水邪阻滞中焦气机，可兼见心下痞硬而满。这四个方证，在其病程中虽然都可以出现心下痞，或心中痞硬，但都不是该方证的主症，所以我们一般不把它们归属于痞证的范畴。但常常作为痞证的类证，进行鉴别。这四个方证，我们在各相关章节都会讲到，不在这里多赘。

（一）下利证

1. 治利四法

【原文】

伤寒服汤药，下利不止，心下痞硬。服泻心汤已，复以他药下之，利不止。医以理中与之，利益甚。理中者，理中焦，此利在下焦，赤石脂禹余粮汤主之。复不止者，当利其小便。（159）

赤石脂禹余粮汤

赤石脂一斤（碎） 太一禹余粮一斤（碎）

上二味，以水六升，煮取二升，去滓，分温三服。

【提要】

论治利四法。

【讲解】

因心下痞证有下利的见证，故下利一证当属痞证的类似证候。本条所列治利四法，包括了泻心汤类的燮理升降治利法，适用于中焦斡旋失司，枢机痞塞，升降失调的下利；理中汤的温中补虚止利法，适用于脾阳脾气虚，运化失司，寒湿下注，升降紊乱的下利；赤石脂禹余粮汤的涩肠固脱止利法，适用于关门不固，纯虚无邪，大肠滑脱不禁的下利；利尿方剂（如五苓散、真武汤、猪苓汤）的利小便实大便法，适用于清浊不分，水浸肠道的下利。

曾有人以本条为例，说张仲景认证不准，辨证不确，随便以药试人。我想，我们可以认为，这是仲景列举治利四法的一种写作方法，或者说是设法御变的思考。

【治法】

对下利滑脱证，当用固脱止利法。

【方剂】

赤石脂禹余粮汤。

【方义】

方由赤石脂、禹余粮二药组成。赤石脂甘酸性温而涩，禹余粮甘涩而平，二物配伍，涩肠固脱而止利。

本方以收涩为主，古代医家除了用本方治疗久泻滑脱以外，还用其治疗久咳不止，邪气已去而肺气不收者；现代用本方治疗慢性肠炎、慢性痢疾、脱肛、崩中漏下等属于滑脱不禁者。滑脱不禁之证，应是纯虚无邪，如果病人下利伴有里急后重，则不能用此方涩肠固脱。因为有一分里急便有一分热，有一分后重便有一分湿。湿热未尽而用涩肠固脱法，便会闭门留寇，后患无穷。

2. 太阳少阳合病下利

【原文】

太阳与少阳合病，自下利者，与黄芩汤；若呕者，黄芩加半夏生姜汤主之。（172）

黄芩汤方

黄芩三两　芍药二两　甘草二两（炙）　大枣十二枚（擘）

上四味，以水一斗，煮取三升，去滓，温服一升，日再夜一服。

黄芩加半夏生姜汤方

黄芩三两　芍药二两　甘草二两（炙）　大枣十二枚（擘）　半夏半升（洗）　生姜一两半（一方三两，切）

上六味，以水一斗，煮取三升，去滓，温服一升，日再夜一服。

【提要】

太少合病下利或呕吐的证治。

【讲解】

因心下痞证有下利的特征，故将此条附心下痞证之后，以资鉴别。

本证成因：太阳与少阳两经同时受邪而发病，邪入胆腑化热，胆热迫于胃肠。

主症和病机：虽言太阳与少阳合病，但条文中并没有提到太阳证的临床表现，方中也没有治疗太阳病的药物，所论乃是少阳胆热迫于胃肠，而出现下利或呕吐的证治。自下利，是由于少阳火郁不伸，内迫阳明大肠所致。少阳邪热下迫，疏泄不利，气机不畅，其下利必有肛门灼热、腹痛，甚则里急后重等；而少阳之邪不解，则口苦、咽干、目眩等症亦自在其中。治用黄芩汤清少阳胆热，坚阴止利。若少阳胆热犯胃，胃气上逆而见呕吐者，则用黄芩汤加半夏、生姜，清热止利兼以和胃降逆止呕。

【治法】

清热止利；或清热止利兼降逆止呕。

【方剂】

黄芩汤，黄芩加半夏生姜汤。

【方义】

黄芩苦寒，清解少阳及内犯胃肠之邪热；芍药酸寒、泄热敛阴和营，并于土中伐木而缓急止痛；甘草、大枣益气和中。四药合用，共奏清热坚阴止利之功。若呕者，加半夏、生姜则为黄芩加半夏生姜汤，以清热止利，兼以和胃降逆止呕。

本方是治疗热利的基础方，后世治疗痢疾的名方如黄芩芍药汤、张洁古的芍药汤等，皆从本方化裁而来，因此《医方集解》称其为“万世治痢之祖方”。现代多加味用于治疗泄泻、痢疾等。

（二）上热下寒证

【原文】

伤寒胸中有热，胃中有邪气，腹中痛，欲呕吐者，黄连汤主之。(173)

黄连三两　甘草三两(炙)　干姜三两　桂枝三两(去皮)　人参二两　半夏半升(洗)　大枣十二枚(擘)

上七味，以水一斗，煮取六升，去滓，温服，昼三夜二。疑非仲景方。

【提要】

论上热下寒腹痛欲呕吐的证治。

【讲解】

因心下痞证有上热下寒的特征,故将此条附痞证之后,以资鉴别。

主症和病机:腹中疼痛,是由寒邪在下,寒气犯脾,寒凝气滞所致。欲呕吐,为邪热居于胸膈、胃脘,影响胃之和降。热与寒分居上下,热者自热,寒者自寒,阴阳寒热上下不相交通。严格地说,腹中痛属脾寒,欲呕吐属胃热。因此原文中的"胸中有热",当是指胃热;"胃中有邪气",当是指脾寒。治宜黄连汤清上温下,和胃降逆。

鉴别:本证与半夏泻心汤证、生姜泻心汤证、甘草泻心汤证同属寒热错杂之证,但三泻心汤证是中气不足,复受邪扰,斡旋失司,中焦枢机不利,气机痞结心下,继而导致上热下寒,升降紊乱,故以心下痞为主症;本证是寒热上下阻隔,寒自为寒,热自为热,故以欲呕吐,腹中痛为主症,并无心下痞。

【治法】

清上温下,和胃降逆。

【方剂】

黄连汤。

【方义】

黄连苦寒,以清胃热;干姜辛热,以温脾寒;半夏降逆和胃,以止呕吐;桂枝辛温,通阳散寒,交通上下寒热阴阳;人参、炙甘草、大枣益胃健脾和中。俾脾胃气和,升降协调,呕吐腹痛悉除。

桂枝在《伤寒论》中应用范围较广,桂枝汤、麻黄汤等用其解表邪;桂枝甘草汤、桂枝甘草龙骨牡蛎汤、桂枝去芍药加蜀漆龙骨牡蛎救逆汤等用其补心阳;桂枝加桂汤既用其补心阳,又用其降冲气;桃核承气汤用其开结气;黄连汤用其交通上下,协调上下之寒热阴阳。桂枝在这些方面的应用,应当注意学习。

本方现代主要用于:急性胃肠炎、慢性胃炎、胃及十二指肠溃疡、急慢性胆道感染、复发性口腔溃疡、痢疾等属于上热下寒、寒热错杂者。

(三)胸膈痰实证

【原文】

病如桂枝证,头不痛,项不强,寸脉微浮[1],胸中痞硬,气上冲喉咽,不得息者,此为胸有寒[2]也。当吐之,宜瓜蒂散。(166)

瓜蒂一分(熬黄) 赤小豆一分

上二味，各别捣筛，为散已，合治之，取一钱匕，以香豉一合，用热汤七合，煮作稀糜，去滓，取汁和散，温顿服之。不吐者，少少加，得快吐乃止。诸亡血虚家，不可与瓜蒂散。

【注释】

［1］微浮：指略有浮象，非脉微而浮。

［2］胸有寒：寒，此处作“邪”字解。第355条瓜蒂散证有“邪结在胸中”一语可证。此指痰实之邪结聚胸膈。

【提要】

论胸中痰实阻滞的证治。

【讲解】

本条既是心下痞证的类证，也是太阳病的类证。“病如桂枝证”是言其有烦热、恶风、自汗等，很类似于太阳病的桂枝汤证，但又明确指出头不痛，项不强，则知非桂枝汤证。从寸脉微浮及胸中痞硬，气上冲咽喉不得息综合分析，此证为胸中有形痰浊实邪阻滞，气机被遏，故见胸中痞硬；正气欲祛邪上越，故见气上冲咽喉不得息，主候上焦的寸脉也因此而略呈浮象。痰实阻滞上焦，致使营卫之气宣发布达不利，肌肤腠理开合失司，故见烦热、汗出、恶风等类似桂枝汤证的表现。“此为胸有寒也”是仲景的自注句，意为此证是因胸中有形痰浊邪气阻滞所致。根据《素问·阴阳应象大论》“其高者，因而越之”的治疗原则，于是用瓜蒂散涌吐胸中痰实。

【治法】

涌吐痰实。

【方剂】

瓜蒂散

【方义】

因势利导，给邪气以出路，是中医重要的治疗原则，因邪在上焦，“其高者，因而越之”，故用吐法祛邪外出。方中瓜蒂味苦，性升有催吐之功，为方中主药；赤小豆味苦酸，取酸苦涌泄之意；配豆豉清宣胸膈，载药上行，共奏涌吐之效。

本方涌吐之力甚猛，用之得当，取效甚捷，用之不当，也易伤人，因此体虚，失血之人，皆当慎用。正如方后所云：“诸亡血虚家，不可与瓜蒂散。”还应中病即止，不可持续服用。临床使用时，瓜蒂以新鲜者为佳，或者阴干亦可，炒黄，与赤小豆等分，分别捣细末和匀，每服 1.5~3.0g，用淡豆豉 10g 左右煮汤送服。现代药理研究证实，瓜蒂所含的甜瓜蒂毒素，能使狗呼吸中枢麻痹而死亡。临床亦有成人以 50g 甜瓜蒂煎服后中毒死亡的报道，因此本方必须在审证无疑的情况下使用，而且药量不可过大。

本方现代临床应用的报道不多，主要用于治疗痰浊阻滞胸膈的精神分裂症、癫痫等。

十、欲愈候

【原文】

凡病，若发汗，若吐，若下，若[1]亡血，亡津液，阴阳自和者，必自愈。（58）

大下之后，复发汗，小便不利者，亡津液故也。勿治之，得小便利，必自愈。（59）

【注释】

［1］若：前三个“若”表并列，第四个“若”表因果。全句译为现代汉语应是：凡是疾病，或者经过发汗，或者经过涌吐，或者经过泻下，结果导致了大邪虽去，津液阴血已伤，只要能够阴阳自我调和，就会自行痊愈。

【提要】

论阴阳自和是各种疾病自愈的基础。

【讲解】

一切病证，或汗，或吐，或下后，大邪已去，但阴血、津液已伤。当此之时，疾病是否可以痊愈，要根据病人自我康复能力强弱来决定。如果正气尚旺，机体之自我康复能力、调节能力强，则可通过机体自身的调节，经饮食和起居调摄，使机体阴阳之气达到新的平衡协调状态，“阴平阳秘”，疾病就可以痊愈。这就是“阴阳自和者，必自愈”的意思。第 59 条则举例说明，大下之后，又经发汗，大邪已去，出现了小便不利，也就是小便少，这是津液被伤，化源不足所致。千万不可见到小便不利而再利小便，通过正常的饮食调养，待津液恢复，小便得以畅利，其证必自愈。

从而提示：阴阳失调，是一切疾病的基本病机；使阴阳和谐，既是治疗一切疾病的总原则，也是一切疾病痊愈的基础。人体本身具有自我康复的调节能力，在一定范围内可以通过自我调节而出现阴阳平衡疾病自愈的结果，临证时要充分考虑并发挥机体的这种自我康复调节功能。

十一、火逆证

【原文】

太阳病二日,反躁,凡熨[1]其背,而大汗出,大热入胃,胃中水竭,躁烦,必发谵语。十余日,振栗[2],自下利者,此为欲解也。故其汗从腰以下不得汗,欲小便不得,反呕,欲失溲,足下恶风,大便硬,小便当数,而反不数及不多,大便已,头卓然[3]而痛,其人足心必热,谷气下流故也。(110)

太阳病中风,以火劫发汗,邪风被火热,血气流溢,失其常度。两阳相熏灼,其身发黄。阳盛则欲衄,阴虚小便难。阴阳俱虚竭,身体则枯燥,但头汗出,剂颈而还,腹满微喘,口干咽烂,或不大便,久则谵语,甚者至哕[4],手足躁扰,捻衣摸床。小便利者,其人可治。(111)

形作伤寒,其脉不弦紧而弱,弱者必渴,被火必谵语,弱者发热,脉浮,解之当汗出愈。(113)

太阳病,以火熏之,不得汗,其人必躁。到经不解,必清血[5],名为火邪。(114)

脉浮,热甚,而反灸之,此为实。实以虚治,因火而动,必咽燥,吐血。(115)

微数之脉,慎不可灸。因火为邪,则为烦逆[6],追虚逐实[7],血散脉中,火气虽微,内攻有力,焦骨伤筋,血难复也。脉浮,宜以汗解,用火灸之,邪无从出,因火而盛,病从腰以下必重而痹,名火逆[8]也。欲自解者,必当先烦,烦乃有汗而解。何以知之?脉浮,故知汗出解。(116)

【注释】

[1] 熨:火疗法之一,一般用吸热材料如瓦片泥砖等烧热后,用布包好热熨后背或患处,已达到散寒通络或发汗退热的目的。

[2] 振栗:寒战。

[3] 卓然:突然。

[4] 哕:呃逆,即膈肌痉挛。

[5] 清血:清同圊,指厕所。此处活用如动词,作便、排、拉解。清血,即便血。

[6] 烦逆:烦,热也,火也;逆,错也。烦逆即火逆,指误用火疗。

[7] 追虚逐实:使虚证更虚,使实证更实。

［8］火逆：误用火疗。

【提要】

论误用火疗所导致多种变证的临床特征。

【讲解】

火疗是用火热来治疗疾病的一类方法，在《伤寒论》中涉及的火疗包括火针、火灸、火熏、火熨等。火疗一般具有温通经脉，祛寒止痛的作用，对于沉寒痼冷性的疼痛性疾病，有一定疗效。但对于外感发热性疾病，尤其对里热证，误用火疗，以火治火，必然会导致病证恶化，而成坏病。在《伤寒论》中把误用火疗所导致的坏病，叫作火逆证。火逆证的临床表现多种多样，如第110、113条论述了火热入胃，胃热津伤，燥热扰心而发谵语；第111条论述了火热内伤营血，营气不布而导致发黄；第114条论述了火热内入，迫血妄行而导致便血；第115条论述了火热伤津动血而导致了咽燥、吐血；第116条则泛论火热焦骨伤筋、耗津伤血的病变特点。这些条文，虽以火逆立论，但是实际上揭示了火热邪气伤人以后出现的病证特征。也就是说，火逆证诸条揭示了火热邪气容易伤津、动血、扰神、发黄的特点，再结合第6条误用火疗而出现了动风的论述，这就把火热邪气致病的特征大体概括无遗，这对后世医学家创立温病学说，阐述温病发病的规律，无疑有很大的启示。此外在"太阳病篇"还有一些杂病，比如悬饮证（十枣汤证）、风湿身痛证（桂枝附子汤证、去桂加白术汤证、甘草附子汤证）等，在其病程中，有类似太阳病的一些表现，所以有的医家就将其作为太阳类证放在了"太阳病篇"之后来讨论。由于这部分内容，在《金匮要略》都有详细论述，我们这里也就从略了。

第 二 章
辨阳明病脉证并治

概　　说

（一）阳明病的性质和特点

阳明病是外感病病程中，邪入阳明经、腑，正邪相争激烈，邪热极盛的阶段，以内热亢盛，津伤化燥成实为主要特点。故阳明病的性质为里、热、实证。

（二）阳明病的病位

在《黄帝内经》里，用阳明命名大肠经、大肠腑和胃经、胃腑。在《伤寒论》中的阳明病，从原文所描述的症状表现来看，一般认为病变部位涉及手阳明大肠腑、足阳明胃经和胃腑。但胃和大肠之间，有小肠联通，胃肠道的热实证候，不可能只和胃与大肠相关，而和小肠无关。因此实际上，阳明病的病变部位应当涉及整个胃肠系统。在《伤寒论》中，统称作“胃家”。

（三）阳明病的成因

阳明本经受邪：阳明经脉被风寒邪气所伤，邪气进而循经入里化热而形成阳明病，这在《伤寒论》中称正阳阳明。

邪由他经传来：①太阳病失治、误治，邪传阳明，这在《伤寒论》中称太阳阳明。②少阳病误治，邪传阳明，这在《伤寒论》中称少阳阳明。③太阴病腐秽不去，日久从阳明燥化而出现大便硬，于是邪气外出阳明而成阳明病。这也叫脏邪还腑，阴病出阳。这一成因，我们到本书第四章会谈到。

上述提到的正阳阳明、太阳阳明、少阳阳明，虽然注家有一些不同的解释，但一般把其当作邪气的不同来路来理解。所幸的是，这些术语今天在临床上已经很少用到了，临床总以辨证为准，对这些词汇理解的歧义，并不影响临床辨证论治。

（四）阳明的生理

经脉：足阳明胃经行于头面胸腹。起于鼻旁，下循鼻外，入上齿中，还出夹口环唇，下交承浆，循颊车，经耳前，上发际至额颅；其支者，从大迎前下人迎，循喉咙，入缺盆，下膈属胃络脾；其直行者，从缺盆下循胸腹而至足。足阳明经别上通于心，沟通了阳明与心的关系。这就是阳明经脉受邪，出现额头疼痛、目痛鼻干的原因所在；也是阳明胃热可以循经上扰心神，而出现心主神志功能失常之谵语的原因所在。

腑：足阳明胃腑，与脾同居中州，脾和胃以膜相连，经脉相互络属，相为表里。胃主受纳、腐熟水谷，其气以降为顺，喜润而恶燥；脾主运化、转输精微，其气以升为健，喜燥而恶湿。脾胃纳化相因，升降相依，燥湿相济，合为气血化生之源，后天之本。于是《素问·血气形志》就有了“阳明常多气多血”的说法。

手阳明大肠腑，与手太阴肺，有经脉相互络属，故相为表里。大肠主传化物，排糟粕，其功能的正常发挥，须依赖肺气的肃降、脾气的布津和胃气的降浊。

阳气：“明”，著也，就是显著的意思，“阳明”就是阳气显著的意思，《黄帝内经》称其为“二阳”，后世医学家称其为“盛阳”。在生理上，其阳气的量比太阳之三阳要小，但比少阳之一阳要大，仍然是比较旺盛的。阳明阳气作用部位在胃肠之里，具有腐熟水谷，变化糟粕的功能。我们喝的冷饮，吃的饮食物，甚至生食，要在胃肠道发酵、分解、消化，没有足够的热能是不行的，这一热能就是阳明的阳气。其气以降为顺，以通为用，也就是说阳明阳气的运动趋向是内收下降。在一天的申酉戌三个时辰，太阳逐渐西沉，自然界的阳气开始内收下降。此时人体阳明之气的运动趋向正好和大自然阳气的运动趋向同步，人体阳明之气得天阳相助则大为振作，这就叫得时而旺。于是正邪斗争开始激烈，发热以及所有其他症状都会明显加重。当然在这个时段，也为阳明病的正胜邪却，创造了最为有利的时机，于是也就成了阳明病的欲解时。又由于胃肠道是人体最内部的器官，而阳明的阳气作用于胃肠道，所以说阳明主里。

（五）阳明病的证候分类与治法

邪入阳明，多易化热化燥，因此阳明病的主要证候是盛阳感热邪，两阳相合，机体调动了全身的抗病能力，正邪斗争激烈，而表现出一派大热大实的证候，于是就可以把阳明病的主要证候看成是外感病阳证的极期阶段。但阳明病也有风寒邪气侵袭经脉的阳明经表之证，还有阳明胃家的里虚寒证，也有热邪和胃肠道素有的瘀血相结的阳明蓄血证。

1. 阳明经表之证

由于经脉是循行于人体的体表的,风寒邪气侵袭阳明经脉,阳明经的阳气被郁,于是就出现了阳明的经表之证。症见额头疼痛,缘缘面赤,目痛鼻干,夜卧不宁,发热恶寒无汗等,治宜发汗解表,疏通经脉,根据具体情况,可以选用葛根汤、麻黄汤、桂枝汤等。正如《医宗金鉴·伤寒心法要诀》所说“葛根浮长表阳明,缘缘面赤额头疼,发热恶寒而无汗,目痛鼻干卧不宁”。但由于阳明的阳气主要作用部位在胃肠道,而不在阳明经脉,所以正邪斗争在阳明经表的持续时间往往只有一日,邪气便很快循经入里化热,因此第184条说:“始虽恶寒,二日自止,此为阳明病也。”正因为阳明经表之证存在的时间很短,所以在临床上医生们就较少遇到,因此《伤寒论》和后世的文献也就较少记载。

2. 阳明热证

由于阳明经脉行于胸腹,故大多传统注家们把“阳明病篇”涉及的上、中、下之热证归属于阳明病。

(1) 热在上焦,邪热留扰胸膈证:阳明经热误下,使邪热留扰胸膈,症见心烦不得眠,心中懊憹等。治以清宣郁热法,方用栀子豉汤。

(2) 热在中焦,胃热弥漫和胃热弥漫津气两伤证:症见身热、多汗、烦渴、脉浮滑或脉洪大等。治以辛寒折热法或益气生津法,方用白虎汤,或白虎加人参汤。

(3) 热在下焦,阴伤水热互结证:阳明经热误下,使下焦阴伤,邪热与水相结,症见脉浮、发热、渴欲饮水、小便不利等。治以育阴利水清热法,方用猪苓汤。

当然也有人认为,阳明热证只是指胃热弥漫证和胃热弥漫、津气两伤证,而热在上焦和热在下焦的证候,是阳明经脉有热的证候误治以后的变证。其实这只是一个分类的观念不同,并不影响临床的辨证论治。

3. 阳明实证

阳明实证为阳明病的主要证候。

(1) 阳明腑实证:邪热与阳明糟粕相结,既见潮热、谵语、烦躁、多汗、不恶寒反恶热等燥热内盛之象,又有不大便、腹胀满,或绕脐痛、腹满痛等阳明腑气不畅之证。治疗宜用下法。可根据具体情况分别选用大承气汤的泄热通腑峻下法、小承气汤的通腑导浊缓下法、调胃承气汤的泄热通便和下法。

(2) 脾约证:胃阳强而脾阴弱,脾不能为胃行其津液,津液不能还入胃肠道而偏渗膀胱,症见小便数多,大便硬结,数日不大便而无所苦。治以滋津通便润下法，方用麻子仁丸。

（3）津枯便结证：津液内竭，肠道失润，而见干燥的粪便结滞肛内，大便难出。治用蜜煎方的导便法或猪胆汁的灌肠法。

（4）阳明蓄血证：阳明之热与阳明久有的瘀血相结，症见其人喜忘、屎虽硬反易解，其色必黑。治以逐瘀泻热法，用抵当汤。

4. 阳明其他证候

胃腑虚寒气逆证：症见食谷欲呕，治以温补法，用吴茱萸汤。

还有胃家虚冷哕逆证，当以温中为治，本讲稿则从略。

5. 阳明变证

主要是阳明湿热发黄证。阳明之热与太阴之湿相合，湿热互结，郁蒸发黄，症见身黄如橘子色、但头汗出身无汗、小便不利、渴饮水浆、腹胀满。治以清利湿热法，据情分别选用茵陈蒿汤，栀子柏皮汤，麻黄连轺赤小豆汤。

我在本书中，把阳明热入血室证也列入了阳明变证之中。

（六）阳明邪气的传经和阳明病的预后

《伤寒论》中明言，“阳明居中，主土也，万物所归，无所复传”。凡阳明热、实之邪，多不再传其他经，务以清、下二法从本经论治。但阳明燥热之邪上迫肺气，下劫肝肾之阴，轻则伤津耗液，重则阴损及阳，这种对其他脏腑的影响却是客观存在的。

阳明与太阴同属中土，中土热实证多为阳明病，中土虚寒证多为太阴病，阳明病过用清下，损伤脾阳脾气，病可转为太阴；太阴病湿去而腐秽内留日久，邪从阳明燥化，又可外出阳明，故后世医学家就有了“实则阳明，虚则太阴”的说法。

第一节　阳明病辨证纲要

一、阳明病提纲

【原文】

阳明之为病，胃家实是也。（180）

【提要】

阳明病提纲。

【讲解】

"胃家"泛指胃肠而言。《灵枢经·本输》说:"大肠小肠,皆属于胃,是足阳明也。"这原本是说经脉的相互联系关系的,后世医学家则据此说明,"胃家"包括了足阳明胃、手阳明大肠以及手太阳小肠在内,泛指胃肠系统。《伤寒论》原文有"胃中有燥屎"之语,也知"胃"字含肠在内。

"实",是指病证的性质。

一般来说,人们常常认为,凡是邪气盛就叫实证,这是根据《素问·通评虚实论》的"邪气盛则实"的说法而来的。因此阳明病无形邪热内炽,胃热弥漫的阳明热证,为邪气盛,属"实";阳明病有形燥热内结,腑气不畅的阳明实证,为邪气盛,也属"实"。正如《伤寒论本旨》所说:"胃家者,统阳明经腑而言也。实者,受邪之谓。"故"实"字概括了以上两种情况。

但据我的看法,这里的"实"字,仅指阳明有形邪气内结的实证而言。就《伤寒论》原文来看,张仲景只是把有形之邪如痰、饮、水、湿、食积、瘀血等称作"实"。如在三承气汤证的原文中,曾多处用到"实"字。邪气与痰水互结的结胸证,称"结胸热实"或"寒实结胸";痰阻胸膈的瓜蒂散证,称"胸中实";治疗瘀热互结的热入血室证,要"随其实而取之"等。至于邪热没有和有形的邪气相结,仲景则不用"实"字,如在白虎汤证和白虎加人参汤证中,皆不曾用到过"实"字。不仅不用"实"字,甚至还要用"虚"字,如称无形邪热蕴郁胸膈为"虚烦",即是其例。因此,就仲景用"实"字的词例来看,"胃家实"当专指阳明之热和阳明糟粕相结的有形邪气阻结的实证而言。亦如《伤寒贯珠集》所说:"胃家实者,邪热入胃,与糟粕相结而成实,实非胃气自盛也。"

本条明确了阳明病的病位在胃肠系统,突出了阳明病的病机重点在于"实",这就是阳明病的主要证候,故作为阳明病的辨证提纲。

二、阳明病病因病机

【原文】

问曰:病有太阳阳明,有正阳阳明,有少阳阳明,何谓也?答曰:太阳阳明者,脾约[1]是也;正阳阳明者,胃家实是也;少阳阳明者,发汗,利小便已,胃中燥、烦、实,大便难是也。(179)

问曰:何缘得阳明病?答曰:太阳病,若发汗,若下,若利小便,此亡津液,胃中干燥,因转属阳明。不更衣[2],内实,大便难者,此名阳明也。(181)

本太阳初得病时，发其汗，汗先出不彻，因转属阳明也。伤寒发热，无汗，呕不能食，而反汗出濈濈然者[3]，是转属阳明也。（185）

伤寒转系阳明者，其人濈然微汗出也。（188）

【注释】

［1］脾约：胃热肠燥，津液受伤，脾阴不足，使脾为胃行津液的功能受到约束，而见大便硬，小便数，叫作“脾约”。可与第247条麻子仁丸证合参。

［2］不更衣：更衣，为解大便之婉辞。不更衣，即不大便。

［3］汗出濈濈然：濈，jí，音急。汗出濈濈然，汗出连绵不断的样子。

【提要】

此4条论阳明病的成因、分类和症状特征。

【讲解】

阳明病的成因有三：一是太阳病汗不得法或发汗不彻，或误用吐、下、利小便，损伤津液，继而导致邪入阳明化燥成实，《伤寒论》称之为太阳阳明；二是外邪侵袭阳明经表，进而循经入腑化热成燥，因燥成实，或宿食化燥成实，《伤寒论》称之为正阳阳明；三是少阳病误用汗、吐、下，损伤津液，少阳之邪入于阳明，由热化燥成实，《伤寒论》称之为少阳阳明。

阳明实证的分类有三：一是阳明燥热约束脾阴，使其不能为胃行其津液，津液不能还入胃肠，而致大便秘结，小便数多，叫脾约。二是形成胃中燥热实证，即阳明腑实证。三是津伤便结，而见大便难。

阳明病的症状特征和病机：汗出濈濈然，是太阳之邪已经完全转属阳明，其症状由无汗变为汗出连绵不断，为太阳表寒全部入里化热，里热逼迫津液外越所致；濈然微汗出，是伤寒转系阳明，也就是太阳之邪初传阳明，里热虽成但未炽盛，太阳表邪未尽，表气尚有不畅。表气不畅，其证仅是微汗而非大汗。因此可见传而已尽曰转属，传而未尽曰转系。

三、阳明病脉证

（一）阳明经表初感外邪的表现

【原文】

问曰：病有得之一日，不发热而恶寒者，何也？答曰：虽得之一日，恶寒将自罢，即自汗出而恶热也。（183）

问曰：恶寒何故自罢？答曰：阳明居中，主土也[1]。万物所归，无所复传，

始虽恶寒，二日自止，此为阳明病也。(184)

【注释】

[1] 阳明居中，主土也：阳明在五行中属土，土居中央，故云阳明居中，主土也。

【提要】

论阳明经表初感外邪的见证及转归。

【讲解】

不发热而恶寒，是指阳明经表感寒之初，寒伤阳气，温煦失司，而见恶寒，里阳又未能及时伸展，热势未显，故无发热。这正是阳明经表感寒的临床特征之一，此外还应当见到额头疼痛、缘缘面赤、目痛鼻干等症。但阳明的阳气主要作用部位在胃肠之里，并不在阳明经表，因此寒伤阳明经表，邪气极易循经入里，从阳化热化燥，而成里热、里实证。所以阳明经表受邪，恶寒历时短暂，程度亦轻，在大多数情况下，虽得之一日，恶寒也将会自罢，而转为自汗出而恶热的阳明里热证。这是和太阳表证完全不同的地方，因为太阳的阳气主要作用于体表，风寒邪气侵袭太阳经表，太阳阳气持续抗邪于表，太阳表证的自然病程一般就有七日之久。

万物所归，无所复传，是说阳明胃居中焦，就其生理而言，具有土德之性，既能长养万物，也是万物的归宿。从病理而言，阳明以燥为本，诸经病邪，无论表里寒热，只要并入阳明，则易从阳从燥而化，因燥成实，好像广袤的土地，既能生长万物，又是万物的归宿，故云“万物所归”。一但邪气进入阳明，从阳从燥而化，进而成实，实则秘固，能够得到通畅则生，止于秘固则死，又怎能传其他经？所以说“无所复传”。

(二) 阳明病里热实证的外证和脉象

【原文】

问曰：阳明病外证云何？答曰：身热，汗自出，不恶寒，反恶热也。(182)

伤寒三日，阳明脉大。(186)

【提要】

论阳明病里热、里实证的外证和阳明热证的脉象。

【讲解】

阳明外证，是指阳明里热、里实证反映于外的证候，并不是指表证。这是阳明热证与实证所共有在外的表现，是阳明病的辨证要点之一。

阳明外证的表现和病机：身热，是阳明热证和阳明实证都可以见到的临床表现。胃热弥漫，或燥热内实，皆为里热炽盛，里热蒸腾于外则见身热。胃热弥漫时，则表现为表里俱热、身大热；里实已成时，则表现为蒸蒸发热或日晡所发潮热。汗自出，是里热炽盛，逼迫津液外泄的表现，或是大汗出，或是身濈然汗出，或是手足濈濈汗出，或是手足漐漐汗出。不恶寒，反恶热，则提示表无寒，故不恶寒；里热盛，故恶热。

阳明病的脉象：伤寒三日，如果邪在阳明，则见大脉，这里所说的大脉，一般注家都解释为洪大脉。阳明为水谷之海，多气多血之经，且阳气隆盛。邪入阳明，多会从阳化热化燥，邪热鼓动气血，致使气血涌盛，其脉形必宽阔而大，其脉势必澎湃而如洪水，故脉洪大当为阳明热证的主脉。

鉴别：阳明胃热弥漫证可见脉洪大。阳明燥热内结成实证，则以实脉、沉迟脉为特征，故阳明病之主脉并不唯洪大一种。且阳明脉大，又当大而有力，是邪盛正不衰之象，若大而无力，甚或浮大中空，则属虚证，《金匮要略》所说“脉大为劳”即是其例。

第二节　阳明病证

一、阳明热证

（一）栀子豉汤证

【原文】

阳明病，脉浮而紧，咽燥，口苦，腹满而喘，发热汗出，不恶寒，反恶热，身重。若发汗则躁，心愦愦[1]，反谵语。若加温针，必怵惕[2]，烦躁不得眠。若下之，则胃中空虚，客气动[3]膈，心中懊憹，舌上胎[4]者，栀子豉汤主之。(221)

阳明病，下之，其外有热，手足温，不结胸，心中懊憹，饥不能食，但头汗出者，栀子豉汤主之。(228)

【注释】

[1] 愦愦：愦，kuì，音愧。愦愦，形容心中烦乱不安的样子。

[2] 怵惕：怵，chù，音处；惕，tì，音替。怵惕，恐惧的样子。

[3] 动：伤犯。

[4] 胎：苔本字，舌苔。

【提要】

论阳明热证误治后的诸种变证及下后余热留扰胸膈的证治。

【讲解】

阳明病,脉浮而紧,虽与太阳伤寒的脉象相似,但发热汗出,不恶寒反恶热,则不属太阳伤寒,而属阳明热证。浮主阳明热盛,紧主邪气盛。咽燥为胃热循经上熏,灼伤津液所致。口苦为胃火上炎的表现。腹满而喘,热壅于里,气机壅滞则腹满;阳明气机壅滞,迫使肺气不得肃降则喘。身重为阳热充斥经脉,气机不畅的表现。发热汗出,不恶寒反恶热,正是阳明热盛,逼迫津液外越的表现。后世医学家有人认为,此证当用辛凉清解为宜。

以下连用三"若"字,言误治后的不同变证。若误用辛温发汗,必然伤津助热,燥热上扰心神,则可能会出现心神浮躁,烦乱不安,反增谵语的变证;若误用火针强发其汗,以火治热,心神被扰,则会出现恐惧不安,烦躁不得眠的变证;若误用苦寒攻下,因腑实未成,必徒伤无辜,使胃中空虚,邪热乘虚伤犯胸膈,从而就可能形成热扰胸膈证。

热扰胸膈证的见证和病机:心中懊憹,为无形邪热留扰心胸,郁热扰心所致。舌上胎,是指舌苔或黄,或黄白相间,主热郁于上。但头汗出,也就意味着身上没有汗,这是由于热郁胸膈,郁热不得外越,故身上无汗,而头为诸阳之会,郁热上蒸,就会只见头部汗出。饥不能食,是一种嘈杂烦饿的感觉,胃有热则消谷善饥,故有饥饿之感,但此为邪热,不能化谷,并非胃阳旺盛,因而不欲食。外有热,手足温,是阳明热邪未除的表现。

治宜清宣胸膈郁热,方用栀子豉汤。

"太阳病篇"出现热郁胸膈证,是因太阳病汗、吐、下后,表邪乘机内陷胸膈,邪气化热,蕴郁心胸。"阳明病篇"出现热郁胸膈证,是阳明热证误下,余热留扰胸膈。邪气来路不同,但临床表现一致。需将两篇所述证治内容结合起来,归纳对比学习。

治法、方剂、方义、临床应用,皆见本书第一章。

(二)白虎汤证

【原文】

伤寒,脉浮滑,此以表有热,里有寒[1],白虎汤主之。(176)

知母六两　石膏一斤(碎)　甘草二两(炙)　粳米六合

上四味,以水一斗,煮米熟汤成,去滓。温服一升,日三服。

三阳合病，腹满，身重，难以转侧，口不仁[2]，面垢[3]，谵语，遗尿。发汗则谵语[4]，下之则额上生汗，手足逆冷。若自汗出者，白虎汤主之。(219)

【注释】

[1] 表有热，里有寒：宋臣林亿等有按语云："前篇云热结在里，表里俱热者，白虎汤主之，又云其表不解，不可与白虎汤。此云脉浮滑，表有热，里有寒者，必表里字差矣。又阳明一证云，脉浮迟，表热里寒，四逆汤主之。又少阴一证云里寒外热，通脉四逆汤主之。以此表里自差明矣。"据此理校，表有热，里有寒句，当作表里俱热解释为是。又桂林古本《伤寒杂病论》作"里有热，表无寒"。"里有热"自是白虎汤的适应证，"表无寒"则提示无白虎汤的使用禁忌证，这一修改，可供参考。当然也有个别医家认为，"表有热，里有寒"是指热痹，关节有红肿热痛，因为关节在四肢体表，这就是表有热；而热痹在里并无一般意义上的热邪，所以可以说里有寒。而《伤寒论》原书第176条是放在两条风寒湿痹证治的原文之后的，将其看成是热痹，并非没有道理，何况用白虎汤加减来治疗热痹也是有效的。

[2] 口不仁：口舌麻木，食不知味。

[3] 面垢：面部如蒙尘垢。

[4] 谵语：《金匮玉函经》"谵语"下有"甚"字。

【提要】

论阳明表里俱热的证治和三阳合病阳明热盛的证治。

【讲解】

阳明胃热弥漫证的主症和病机：

脉浮滑，浮主热盛于外，滑主热炽于里。故其证当为胃热弥漫，邪热充斥内外，表里俱热，见证当有身热、汗自出、不恶寒反恶热、心烦、舌干、口渴等。"表有热，里有寒"句，是《伤寒论》悬而未决的问题之一，诸注虽难如意，似也不必强解。然以方药而测病证，是研究《伤寒论》的基本方法之一，白虎汤为甘寒重剂，故当用于胃热弥漫之证，若非邪热充斥，表里俱热，恐不得妄投。至于用白虎汤加减治疗热痹，则以关节红肿热痛为辨证要点，不必拘泥于里热是否炽盛。

仲景脉学，在脉学发展史上，介于《黄帝内经》脉学和王叔和、李时珍脉学的中间阶段，故与叔和、时珍脉象主病有不同之处。所谓浮脉主热，是因邪热内盛，鼓动气血，气盛血涌，血脉偾张，也就是血管扩张，因此脉轻取即得，重按则滑数有力。这和主表的浮脉，举之有余，按之不足，如水漂木是不同的。在“太阳病篇”提到的“心下痞，按之濡，其脉关上浮者，大黄黄连泻心汤主之”；“正在心下，按之则痛，脉浮滑，小陷胸汤主之”，皆是浮脉主热的例证。

三阳合病阳明热盛的主症和病机：三阳合病，是言太阳、阳明、少阳三经同时发病。但从原文所描述的临床表现来看，是以阳明热盛为主。腹满，为阳明邪热壅滞气机，腹部气机不畅所致。身重，难以转侧，是邪气弥漫三阳，三阳经气不利的结果。口中麻木，食不知味；面色不泽，如蒙尘垢等，是因为阳明经脉绕口、过面部，阳明之热循经上熏所致。谵语，是由于阳明经别上通于心，胃热循经上扰心神，使心主神志和心主言的功能失常所致。遗尿，则是热盛神昏，膀胱失约所致。有人认为遗尿是太阳病的表现，其实无论太阳表证还是太阳腑证，都没有出现过遗尿。自汗出，为阳明热盛，迫津外泄的表现。虽说是三阳合病，但以阳明热盛为主，因此治宜白虎汤辛寒清热。

三阳合病的治疗禁忌和误治变证：三阳合病，禁用汗下二法。误用辛温发汗，会更伤津液，使胃家燥热益甚，谵语加重。误用苦寒泻下，因里未成实，必伤伐无辜，使阴液竭于下，阳气无所依附而脱于上，故见额上汗出如油珠，手足厥冷之危证。

【治法】

辛寒清热。

【方剂】

白虎汤。

【方义】

生石膏味辛甘寒，辛能解肌，甘能守中，寒能清热，故可清解表里上下内外之热，尤以治胃热弥漫见长。知母苦寒而润，既能清热，又能滋阴养液，与石膏相配，既清阳明独盛之热，又能养护津液。炙甘草、粳米，甘温益气，滋养后天化源，又可以监制石膏、知母之寒凉，使其清热而不损脾胃之阳，共成辛寒清热之重剂。

王子接《绛雪园古方选注》说：“白虎汤治阳明经表里俱热，与调胃承气汤为对峙。调胃承气导阳明腑中热邪，白虎泄阳明经中热邪。石膏泄阳，知母滋阴，粳米缓阳明之阳，甘草缓阳明之阴。因石膏性重，知母性滑，恐其疾趋于下，另设煎法，以米熟汤成，俾辛寒重滑之性，得甘草、粳米载之于上，逗留中宫，成清化之功。名曰白虎者，虎为金兽，以明石膏、知母之辛寒，肃清肺金，则阳明之热自解，实则泻子之理也。”其说可供参考。

本方无论古今，应用都十分广泛，《类证活人书》用本方加苍术，名“苍术白虎汤”，治湿温多汗足冷证。《太平惠民和剂局方》用本方治夏月中暑毒，汗出恶寒，身热而渴。《小儿药证直诀》用本方解暑毒烦躁，身热痰盛，头痛口燥，大渴。《温热经纬》用本方加羚羊角、犀角，名“羚犀白虎汤”，治温病气血两燔，高热神昏、抽搐。《成方切用》用本方加柴胡、黄芩、半夏，名“柴胡石膏汤”，治暑嗽喘渴。《温病条辨》用本方加玄参、犀角，名“化斑汤”，治温病神昏谵语，发斑。《集验良方》用本方治中暑，口渴欲饮水，身热，头昏晕等症。《医学入门》用本方治一切时气瘟疫、杂病、胃热、咳嗽、发斑及小儿疱疮、瘾疹、伏热等证。《重订通俗伤寒论》用本方加葱白、豆豉、细辛，名葱豉白虎汤，治温病内热，风寒外束之证；用本方加大黄、芒硝，名白虎承气汤，治温毒发斑，烦热错语不得眠之证。

现代则广泛应用于以下多方面：一是急性传染性和感染性疾病：如流行性乙型脑炎、流行性出血热、中暑、大叶性肺炎、钩端螺旋体病、流行性脑脊髓膜炎、流行性感冒、肠伤寒、急性细菌性痢疾、疟疾、麻疹、败血症、原因不明的高热等，表现为气分热炽者。二是新陈代谢疾病：如本方加减应用于糖尿病，对表现为多饮、多食、多尿者有效。三是五官科疾病：如加减应用于急性口腔炎、牙龈炎、眼结膜炎、巩膜炎、角膜炎、虹膜炎、交感性眼炎、视神经乳头炎等，辨证属胃热上攻者有效。四是关节疾病：本方合桂枝汤治疗活动性风湿性关节炎，辨证属热痹者有效。五是过敏性疾病：对皮肤瘙痒证、过敏性皮炎、药疹、夏季皮炎、过敏性紫癜等，辨证属血热或血燥生风者，用本方加减应用有效。也可以加减应用于其他疾病：如脑血管意外、癫病、产后高热、小儿哮喘等，属阳明热炽所致者。

（三）白虎加人参汤证

【原文】

服桂枝汤，大汗出后，大烦渴不解，脉洪大者，白虎加人参汤主之。（26）

伤寒若吐若下后，七八日不解，热结在里，表里俱热，时时恶风，大渴，舌上干燥而烦，欲饮水数升者，白虎加人参汤主之。（168）

知母六两　石膏一斤（碎）　甘草二两（炙）　人参二两　粳米六合

上五味，以水一斗，煮米熟汤成，去滓。温服一升，日三服。此方立夏后，立秋前乃可服，立秋后不可服。正月、二月、三月尚凛冷，亦不可与服之，与之则呕利而腹痛。诸亡血、虚家，亦不可与，得之则腹痛、利者，但可温之当愈。

伤寒，无大热，口燥渴，心烦，背微恶寒者，白虎加人参汤主之。(169)

伤寒脉浮，发热无汗，其表不解，不可与白虎汤。渴欲饮水，无表证者，白虎加人参汤主之。(170)

若渴欲饮水，口干舌燥者，白虎加人参汤主之。(222)

【提要】

论阳明胃热弥漫、津气两伤的证治。

【讲解】

本证成因：伤寒汗、吐、下后，邪入阳明，或伤寒邪气自传阳明。

主症和病机：一是热结在里，表里俱热，这是阳明胃热炽盛，里热外蒸，邪热弥漫周身，充斥内外所致。至于“无大热”，则可能是因为里热盛，迫津外泄，汗出极多，使外表之热得以宣散，扪其肌肤，反觉无大热。但从口燥渴、心烦可知，里热殊甚。二是大汗出，这是里热逼迫津液外泄所致。三是大烦渴不解；舌上干燥而烦，欲饮水数升；口燥渴；渴欲饮水，口干舌燥等，也就是说白虎加人参汤的适应证共5条，每条都提到口渴，这是因为里热伤津，津伤则引水自救，故见口渴；热盛耗气，气伤则不能将水化为津液，故饮水数升而口渴不解。四是脉洪大，这是里热炽盛，鼓动气血，使气盛血涌，血脉偾张所致。但洪大脉有来盛去衰的特点，来盛提示里热邪气盛，去衰提示人体的津液和正气已经有所耗伤。至于背微恶寒和时时恶风，则是由于阳明里热太盛，汗出肌疏，汗孔开张，不胜风袭所致；同时也有大热耗气，气不固表的因素。这里既非太阳表寒，也非少阴里虚。

后世的温病学家，称白虎汤证的临床表现是，身大热、汗大出、口大渴、脉洪大等四大症状。现代编写的一些方剂学讲义，一般也称白虎汤证是四大症状。其实在《伤寒论》里，出现身大热、汗大出、口大渴、脉洪大等四大症状的，原本是白虎加人参汤证。

【治法】

清热、益气、生津。

【方剂】

白虎加人参汤。

【方义】

本方由白虎汤加人参而成，加人参益气生津，主要针对本证气津两伤的病机，共成辛寒清热，益气生津之剂。

禁忌：伤寒脉浮，发热无汗，其表不解，不可与白虎汤。其中脉浮，发热，无汗，为寒邪闭表，用白虎汤类方剂，则易冰伏寒邪而生他变。故后世有“有汗不可用麻黄，无汗不可用白虎”的警示，临床应特别注意。

方后所言本方立夏后，立秋前方可服，而立秋后不可服，是根据时令用药的一般原则，提示在一般情况下，秋冬寒冷季节，慎用大寒大凉之剂。这就像在寒冷的冬季，如果大量食用夏季的时令食品如西瓜，或大量食用冷饮冰糕，就容易导致胃脘疼痛或腹泻一样。但是在秋冬寒冷季节，当确有胃热弥漫的证候时，仍当以辨证用方为准，使用白虎汤类，这叫有是证即用是方，不必拘泥于时令季节。

本方现代临床应用范围和白虎汤基本相同，但辨证当属于阳明气分热盛，气阴两伤者。此外，还用于治疗消渴（如糖尿病、尿崩症、神经性多饮、多尿症等表现为多饮多尿者）、红斑狼疮等内伤杂病属肺胃热盛、津气两伤，大渴喜饮之病人。我用其和生脉饮、益胃汤，或生脉饮、六味地黄汤合用，治疗糖尿病以口渴为主，辨证属胃热弥漫，津气两伤者，有一定疗效；用其和生脉饮、缩泉丸合用，治疗神经性多饮多尿症有较好疗效，治疗尿崩症，在一定阶段可以改善一些症状。

（四）猪苓汤证

【原文】

若脉浮发热，渴欲饮水，小便不利者，猪苓汤主之。（223）

猪苓（去皮）　茯苓　泽泻　阿胶　滑石（碎）各一两

上五味，以水四升，先煮四味，取二升，去滓，内阿胶烊消。温服七合，日三服。

阳明病，汗出多而渴者，不可与猪苓汤，以汗多胃中燥，猪苓汤复利其小便故也。（224）

【提要】

论阳明热证误下后阴伤水热互结的证治和猪苓汤的使用禁忌。

【讲解】

本证成因：第223条承第221条和第222条而来，言阳明热证误下后，热入下焦,由于下焦是水液代谢的重要场所,又是人体真阴化生之地,所以热入下焦,邪热极易与水相结,又极易伤损下焦阴液,而误下也易伤阴,于是就形成了阴伤水热互结之证。

主症和病机:脉浮、发热,为阳明余热尚存,在这里我们再一次遇到浮脉主热的问题。渴欲饮水,一是由于热与水结,津液不化;二是由于热盛津伤,津液不足。小便不利,为水热结于下焦,气化不利所致。本证之小便不利,因有热邪,症应见小便短赤急迫,尿道涩痛,也就是尿频、尿急、尿痛,与五苓散证或真武汤证之小便量少是完全不同的。证属阴虚而水热互结,治用猪苓汤清热利水育阴。猪苓汤的适应证在“少阴病篇”第 319 条还会遇到,应将两条结合起来学习。

鉴别与禁忌:第 224 条乃言,中焦胃家燥热盛,见汗出多而渴,应清胃热和胃燥,禁用猪苓汤,以防利水伤津。下焦阴虚水热互结,见小便不利而渴,应清热利水育阴,当用猪苓汤。也就是说,中焦胃热弥漫,津气两伤的多汗和口渴,一定要和下焦阴虚水热互结的口渴鉴别清楚。热在中焦的证候,有口渴而没有小便不利和尿道涩痛;而热在下焦,水热互结的证候,有口渴又有小便不利、尿道涩痛。

如果将第 221、222、223 条联系起来看,仲景连用五个若字,论述了阳明热证误治后所造成的不同后果。其中误下后热郁上焦胸膈者,治以栀子豉汤清宣郁热;误下后热留中焦,胃热弥漫,津气两伤者,治用白虎加人参汤清热益气生津;误下后热入下焦,水热互结又有阴虚者,治用猪苓汤滋阴清热利水。这就是清代医家柯韵伯所说的“阳明起手三法”。热在上焦,离肌表尚近,治用清宣;热在下焦,离下窍犹近,治用清利;热在中焦,往外不能宣,往下不能利,于是便用辛寒折热。充分体现了中医学因势利导,给邪以出路的治疗原则,这对后世在清法的应用和发展方面有着深刻的启迪。

【治法】

清热利水育阴。

【方剂】

猪苓汤。

【方义】

猪苓、茯苓、泽泻甘淡渗泄以利水;滑石甘寒,通窍利水,导热下行;阿胶为驴皮所制,属血肉有情之品,甘平育阴润燥,滋养真阴。共成清热利水育阴之剂。

本方清热利水滋阴,为主治下焦蓄热之利尿专剂,适用于本已阴虚,邪热在里,水气不化所致小便不利、排尿涩痛、尿血、淋病,或兼下利、咳、呕、心烦失眠诸证。现代临床广泛用于:慢性肾炎、泌尿道感染、肾结核、肾盂积水、肾结石、乳糜尿、血尿等病证,见有小便不利、微热或低热、舌红少苔或少津、脉细数等临床表现,具有本方证特征者。临床应用时,可随证加减。如阴虚明显而伴见腰酸、潮热、舌红少苔者,可配用知柏地黄丸;若水湿明显而伴见少腹胀满,服猪苓汤后仍小便不利者,可加薏苡仁、车前子等淡渗利湿之品;若热邪明显而伴见心烦不眠、发热、渴欲饮水者,可配合导赤散。如血尿明显或尿液检查红细胞多者,酌加旱莲草、大蓟、小蓟、白茅根、三七粉;若小便有热感或尿液检查有白细胞者,酌加黄柏、竹叶、金银花、蒲公英、紫花地丁等;肾结核者,可酌加百合、鱼腥草、百部;肾结石者,可酌加鸡内金、金钱草、海金沙等。我除用本方治疗上述泌尿系统病证外,还用其治疗顽固的神经性呕吐、胃肠神经症而见吐利,辨证属于阴虚水热互结,水邪浸扰胃肠者。

二、阳明实证

(一)三承气汤证

1. 调胃承气汤证

【原文】

阳明病,不吐不下,心烦者,可与调胃承气汤。(207)

甘草二两(炙)　芒硝半升　大黄四两(清酒洗)

上三味,切,以水三升,煮二物至一升,去滓,内芒硝,更上微火一二沸,温,顿服之,以调胃气。

太阳病三日,发汗不解,蒸蒸发热[1]者,属胃也,调胃承气汤主之。(248)

伤寒吐后,腹胀满者,与调胃承气汤。(249)

【注释】

[1] 蒸蒸发热:蒸蒸,兴盛貌。蒸蒸发热,形容里热炽盛的样子。

【提要】

论阳明燥热内郁的证治。

【讲解】

本证成因:伤寒或汗或吐后,邪气传入阳明化热成燥。或阳明经表受邪,邪气循经入里化热成燥。

主症和病机：心烦，由于阳明经别上通于心，当阳明胃肠实热壅结，浊热循经上扰心神时，则可见心烦。蒸蒸发热，这是邪已化热，内传阳明，里热炽盛的表现，所以说“属胃也”。腹胀满，是由于燥热结滞，腑气不畅所致。综合以上3条所述，调胃承气汤证当见心烦、蒸蒸发热、腹胀满，其病机当是邪热与阳明糟粕初结，里热炽盛为主，腑气不畅为辅。也就是燥热内盛，里实初成。治法应是泄下燥热，调畅胃气。方用调胃承气汤。

阳明腑实证，也就是三承气汤证，是由全身热毒内盛的证候和腹部的实证表现两组证候组成的。如果只有第一组证候，充其量可以诊断为阳明热证，只能用清法，而不可以用下法。如果只有第二组证候，这不是外感病而是杂病，属于杂病“腹满”中的实证，虽然可以用下法治疗，但不能称其为“阳明病”，更不能称其为“阳明腑实证”。比如单纯性肠梗阻，只有腹部的实证表现，而没有全身的热毒证候，虽然可以用承气汤等攻下的方法来治疗，但是在诊断上不可以称其为阳明腑实证。所以只有全身热毒内盛的证候和腹部的实证表现两组证候同时存在的时候，才可以诊断为阳明腑实证。当全身热毒内盛的证候明显，而腹部的实证表现较轻时，这就是调胃承气汤的适应证了，因为调胃承气汤是重在泻热的方剂。正因为调胃承气汤重在泻热，所以仲景在治疗太阳蓄血证，热重而瘀血初成的时候，所用的桃核承气汤，就是以调胃承气汤作底方，重在泻热，加桃仁、桂枝兼以化瘀开结。

鉴别：前述栀子豉汤证，经汗、吐、下后，无形邪热留扰胸膈，郁热扰心而见心烦，故心烦属于“虚烦”；此则实邪壅结，有形之邪留滞，燥热上扰心神而见心烦、蒸蒸发热、腹胀满，故心烦属于“实烦”。

【治法】

泄下燥热，调畅胃气。

【方剂】

调胃承气汤。

【方义】

大黄苦寒，攻积导滞，荡涤肠胃，推陈致新，泻热去实。芒硝咸寒辛苦，润燥软坚，泻热导滞。硝黄合用，正合《黄帝内经》“热淫于内，治以咸寒，佐以辛苦”的原则，清胃热，和胃燥，泻热通便。但硝黄合用，泻下之力峻猛，往往可以直下肠胃，而在此用本方，旨在通过胃肠道来排泄体内的燥热、毒素。因此用甘草一味，甘缓和中，使硝黄峻下之力缓缓发出，也使药效持续时间延长，只有这样，才能够达到以泻热为主的作用，仲景把甘草放在此方的首位，可见其作用的重要。王子接《绛雪园古方选注》说："调胃承气者，以甘草缓大黄、芒硝留中泄热，故调胃，非恶硝黄伤胃而用甘草也。泄尽胃中无形结热，而阴气亦得上承，故亦曰承气。其义亦用制胜，甘草制芒硝，甘胜咸也；芒硝制大黄，咸胜苦也；去枳实、厚朴者，热邪结胃劫津，恐辛燥重劫胃津也。"强调甘草能使硝黄留中的作用，实为中的之言。

第 29 条用本方"少少温服之"，取其微和胃气，治疗使用温热药物后所见的胃热谵语。第 207 条则取一升顿服之，泻阳明实热以和胃除烦。这种一方二法的应用，值得注意和效法。

调胃承气汤无论在古代还是现代的临床应用，都体现了其泻热为主的作用。

如《太平惠民和剂局方》用本方加黄芩、栀子、连翘、薄荷，名"凉膈散"，治上、中二焦热邪炽盛，或胃热发狂及小儿急惊、痘疮黑陷等证。《卫生宝鉴》用本方加犀角、黄连，治面部燎热证。《医垒元戎》用本方加牛蒡子、寒水石，治大头病；又以本方加当归，名"涤毒散"，治时气疙瘩、五发疮疡、喉闭雷头。《东垣试效方》用本方治消中，渴而饮食多。《经验良方》用本方治热留胃中、发斑及服热药过多亦发斑。《温病条辨》导赤承气汤，即本方去甘草，加生地黄、赤芍、黄连、黄柏，治阳明温病，小便赤痛，大便秘结，时烦渴甚；新加黄龙汤，即本方加生地黄、人参、玄参、麦冬、当归、海参、姜汁，治阳明温病，应下失下，正虚不能运药；增液承气汤，即本方去甘草，加生地黄、麦冬、玄参，治温病热结阴亏，燥屎不行，下之不通，口干，舌绛苔黄者。可见古代医家用本方的目的皆在泻热。

现代医家应用本方治疗中消、湿疹、荨麻疹、慢性复发性口腔溃疡、齿龈出血、功能性低热等。应用方面最多的，则是酌情配合清热解毒中药或抗生素，治疗急性感染性疾病和传染性疾病，如急性扁桃体炎、急性肺炎、上呼吸道感染、急性细菌性痢疾、急性胰腺炎、急性泌尿系感染、金黄色葡萄球菌感染所导致的败血症、成人急性呼吸窘迫综合征等，全身症状有发热、咽干舌燥、渴思冷饮、不欲食、面红耳赤；神志症状有烦躁、谵语或昏迷；胸部症状有呼吸急促、胸满胁痛、气喘痰多；腹部症状有腹胀、腹痛拒按；二便症状有小便短赤灼热、大便秘结不畅或自利清水；舌象见舌红绛起刺，苔黄厚燥或黄褐而厚；脉象见实数有力或滑数，或沉伏有力等。凡符合以上辨证要点的，不论男女老幼，皆可应用。

2. 小承气汤证

【原文】

阳明病，其人多汗，以津液外出，胃中燥，大便必硬，硬则谵语，小承气汤主之。若一服谵语止者，更莫复服。（213）

小承气汤方[1]

大黄四两　厚朴二两（炙，去皮）　枳实三枚（大者，炙）

上三味，以水四升，煮取一升二合，去滓，分温二服。初服汤当更衣，不尔者尽饮之，若更衣者，勿服之。

阳明病，谵语发潮热，脉滑而疾[2]者，小承气汤主之。因与承气汤一升，腹中转气[3]者，更服一升；若不转气者，勿更与之。明日又不大便，脉反微涩者，里虚也，为难治，不可更与承气汤也。（214）

太阳病，若吐、若下、若发汗后，微烦，小便数，大便因硬者，与小承气汤，和之愈。（250）

【注释】

[1] 小承气汤方：本方原在第208条下，今移至此。

[2] 脉滑而疾：脉来滑利而疾数。

[3] 腹中转气：即转矢气，俗谓放屁。

【提要】

论阳明燥结的证治。

【讲解】

本证成因：太阳病汗、吐、下后，津液受伤，邪气入里，从阳明燥化，燥实内结，而形成阳明燥结证。或阳明病，其人多汗，伤津化燥成实。

主症和病机：多汗为里热迫津外泄所致。大便结硬是汗出太多，津液耗伤，邪气化燥成实，燥实结滞的结果。心烦、谵语，是由于阳明经别上通于心，阳明燥热秽浊之气循经上扰心神，则见心烦；使心主神志和心主言的功能失司，则见谵语。这正如柯韵伯《伤寒来苏集》所说："多汗是胃燥之因，便硬是谵语之根。"小便数，是阳明燥热逼迫津液偏渗的表现，从小便数多，可知津液不能还入胃肠，大便必然硬结。

一般说来里热实证，大多表现为小便黄赤而短少，在这里为什么可以表现为小便数多呢？回答这个问题，我们要从阳明燥热损伤津液的不同途径谈起。阳明燥热损伤津液的途径大体有三：一是阳明燥热逼迫津液外越而表现为多汗，我们见到多汗，就可以推知阳明燥热已成。二是阳明燥热逼迫津液偏渗而表现为小便数多，我们见到小便数多，同样也可以推知阳明燥热已成。我的体会是，如果热邪比较弥散，使病人的外周血脉以扩张为主，病人就表现了多汗；如果热邪相对内敛，使病人的内脏血脉以扩张为主，就可能表现为多尿。但就临床所见，多汗者一般不多尿；多尿者，一般不多汗。在白虎汤证和白虎加人参汤证中，因为热邪尚弥散，所以没有提到多尿的问题，也就是说，仲景没有观察到多尿的现象。而在三承气汤证中都提到过小便利或小便数。但在大承气汤证的后期，尽管热邪已经内敛，但仍然会出现小便不利、小便短少，这是全身津液耗伤，化源不足的缘故。三是阳明燥热逼迫津液下泄，表现为下利，这种下利，有大量的肠液丢失，所造成的伤津耗液，亡阴失水也是最严重的。以上《伤寒论》提到的阳明燥热损伤津液的三种途径，临床仔细观察体会，是不难理解的。

发潮热，是阳明病尤其是大承气汤适应证的特征之一。当阳明之热弥散周身，充斥内外时，发热的特点是“热结在里，表里俱热”，也就是 24 小时持续发热，如白虎汤证和白虎加人参汤证。但当阳明之热内收内敛时，如大承气汤证，由于热邪和糟粕相结，就导致了热邪内收内敛、内郁内聚，在平时发热反而不容易表现出来。时逢申酉戌，太阳西沉，自然界的阳气开始内收下降，而人体阳明之气的运动趋向也是内收下降的，此时与自然界阳气的运动趋向同步，于是得时而旺，正邪斗争激烈，发热等症状就表现出来了。这就是大承气汤证出现日晡所发潮热的原因所在。脉滑而疾，即脉滑而疾数，大承气汤证是邪热和阳明糟粕敛结最深的证候，所以脉象当见沉实，但这里的阳明病，谵语发潮热，虽然是大承气汤证的见证，只是其脉滑利而疾数，并不是大承汤证的沉实脉象，因此犹恐燥实敛结程度尚浅，故而不敢贸然投用大承气汤，于是就试投小承气汤治疗。但毕竟谵语、潮热皆见、燥实已结，故将小承气汤的服药量由常规药量的每次服六合，增至每次服一升。

综上所述，小承气汤证的病机应是实邪痞结，腑气不畅。其治法应是，破滞除满，通便泻热。

药后反应及对策：用小承气汤一升后，如见腹中转气，是肠中燥屎已动，只因药轻病重而未致泻下，因此可以再服一升，以便通热泄为愈。如果不见转气，传统注家则认为，这提示腑实未成，就不可以再服承气汤了。如便通热泄后，第二日又出现不大便，脉反见涩滞不利之象，这是气血津液大亏又有结滞的表现，正衰邪结，攻补两难，故为难治，就不能再用承气汤了。

这里有一个问题需要讨论。一个健康的人，肯定没有阳明“腑实”的存在，服用小承气汤后，自然也会出现泻下和排矢气的现象，难道出现矢气就意味着有阳明“腑实”吗？因此我认为，“若不转气者，勿更与之”，不能简单地理解为没有“腑实”，而是另有原因。仲景在这里究竟遇到的是一个什么样的病人呢？竟然服用小承气汤一升后，既不转气，又没有大便，而且还伴有谵语、发潮热？从临床观察看来，这很可能是一个肠麻痹的病人。在外感热病病程中，由于致病微生物毒素的作用，可以导致肠麻痹，甚至可以导致麻痹性肠梗阻，于是在服用泻下剂之后，才没有肠道反应。对于这种情况，当然不能继续用泻下剂强攻，强攻就有可能出现肠穿孔。在古代的医疗条件下，出现肠穿孔则是九死一生的危证。

【治法】

破滞除满，通便泻热。

【方剂】

小承气汤。

【方义】

大黄苦寒，泻热去实、推陈致新。厚朴苦辛而温，行气除满。枳实苦而微寒，理气消痞。三药合用，共成通便导滞之剂。本方不用芒硝而用枳、朴，泻热之力较调胃承气汤为弱，但通腑之力又较调胃承气汤为强。所用枳、朴之量，较大承气汤为小，又无芒硝，故泻热或通腑之力，皆逊于大承气汤，因此名曰小承气。柯韵伯对大、小承气汤的用药区别颇有见地，他在《伤寒来苏集》中说：“厚朴倍大黄，是气药为君，名大承气；大黄倍厚朴，是气药为臣，名小承气。味多性猛，制大，其服欲令泄下也，因名曰大；味少性缓，制小，其服欲微和胃气也，故名曰小。二方煎法不同，更有妙义，大承气用水一斗，先煮枳朴，煮取五升，内大黄，煮取三升，内硝者，以药之为性，生者气锐而先行，熟者气钝而和缓，仲景欲使芒硝先化燥屎，大黄继通地道，而后枳、朴除其痞满，缓于制剂者，正以急于攻下也。若小承气则三物同煮，不分次第，而服只四合（当为六合——本书作者注），此求地道之通，故不用芒硝之峻，且远于大黄之锐矣，故称为微和之剂。”方后所言“初服当更衣”，而不言泻下，可见其通下之力较缓。“若更衣者，勿服之”，是言中病即止，不可过用，以免损伤正气。

我们前面说过，阳明腑实证是由全身热毒内盛的证候和腹部的实证表现两组证候组成的。我认为如果全身热毒内盛的证候为主，则用调胃承气汤；如果腹部的实证表现为主，则用小承气汤。也就是说，调胃承气汤以泻热为主，小承气汤以通便为主。

现代临床多用小承气汤治疗胃肠实热性便秘、蛔虫性肠梗阻、手术后肠麻痹等属燥实内结，腹满腹痛，大便秘结不通，或伴潮热者。还可用于X线腹部诊断前的肠道清洁。仲景用麻子仁丸治疗脾约证，主要目的在于通便。而麻子仁丸正是以小承气汤为基础，再加麻子仁、杏仁和芍药所组成的。

3. 大承气汤证

【原文】

阳明病，下之，心中懊憹而烦，胃中[1]有燥屎者，可攻。腹微满，初头硬，后必溏，不可攻之。若有燥屎者，宜大承气汤。（238）

大承气汤方[2]

大黄四两（酒洗）　厚朴半斤（炙、去皮）　枳实五枚（炙）　芒硝三合

上四味，以水一斗，先煮二物，取五升，去滓，内大黄，更煮取二升，去滓，内芒硝，更上微火一两沸。分温再服，得下余勿服。

病人不大便五六日，绕脐痛，烦躁，发作有时者，此有燥屎，故使不大便也。（239）

阳明病，谵语，有潮热，反不能食者，胃中必有燥屎五六枚也；若能食者，但硬耳。宜大承气下之。（215）

大下后，六七日不大便，烦不解，腹满痛者，此有燥屎也。所以然者，本有宿食故也，宜大承气汤。（241）

病人小便不利，大便乍难乍易，时有微热，喘冒[3]不能卧者，有燥屎也，宜大承气汤。（242）

伤寒，若吐若下后，不解，不大便五六日，上至十余日，日晡所发潮热，不恶寒，独语如见鬼状。若剧者，发则不识人，循衣摸床[4]，惕而不安[5]，微喘直视[6]，脉弦者生，涩者死。微者，但发热谵语者，大承气汤主之。若一服利，则止后服。（212）

伤寒六七日，目中不了了[7]，睛不和[8]，无表里证[9]，大便难，身微热者，此

为实也。急下之，宜大承气汤。(252)

阳明病，发热汗多者，急下之，宜大承气汤。(253)

发汗不解，腹满痛者，急下之，宜大承气汤。(254)

腹满不减，减不足言[10]，当下之，宜大承气汤。(255)

二阳并病，太阳证罢，但发潮热，手足漐漐汗出[11]，大便难而谵语者，下之则愈，宜大承气汤。(220)

【注释】

[1] 胃中：泛指肠道。

[2] 大承气汤方：本方原在第208条下，今移至此。

[3] 喘冒：气喘而头昏目眩。

[4] 循衣摸床：病人意识障碍时，所出现的不自主的循衣被、床帐反复摸弄的动作，也叫捻衣摸床，多见于热病后期或其他危重证。

[5] 惕而不安：心中惶恐悸动不安。

[6] 直视：两目呆滞凝视，和"睛不和"义近。

[7] 目中不了了：目睛昏黯无神，不清爽。

[8] 睛不和：目睛呆滞凝视，转动不灵活。

[9] 无表里证：外无明显的发潮热、汗自出、不恶寒、反恶热等阳明外证；里无明显的腹满痛、绕脐痛、谵语等阳明燥热内盛的里证。

[10] 腹满不减，减不足言：腹满持续存在，没有减轻的时候，即使偶尔有减轻，这种减轻的程度也是微不足道的。

[11] 手足漐漐汗出：手足汗出潮润的样子。

【提要】

论阳明燥热实邪内结证治。

【讲解】

本证成因：或伤寒吐下后，津液被伤，邪气传入阳明化热化燥；或阳明经脉受邪，邪气循经入里化热化燥；或素有食积内停，邪气与食积相合，化热成燥。

主症和病机：综合《伤寒论》大承气汤适应证的原文，其主症和病机主要是：

日晡所发潮热，"日晡"是申时的别称，也就是下午3~5时。"所"是不定指代词，是前后左右的意思。由于从申时起到戌时，人体阳明之气的运动趋向和自然界阳气的运动趋向同步，于是阳明之阳气得天阳相助，则旺盛起来，如果阳明燥热邪气内盛，此时正邪斗争必然激烈，发热就会明显增高，每日如此，就像江河湖海的涨潮发有定时，故称发潮热。第242条的时有微热，也就是日晡时微有潮热的意思。由白虎加人参汤证的“热结在里，表里俱热”，到调胃承气汤证的“蒸蒸发热”，再到大承气汤证的“日晡所发潮热”，是热邪由弥漫到内敛的三个不同阶段。白虎加人参汤证属胃热弥漫，热邪充斥周身，弥散内外，因此24小时持续高热；调胃承气汤证，热邪和阳明糟粕初结，热势已经有所内收，但仍然可以表现为24小时的里热炽盛，这就是蒸蒸发热；大承气汤证属邪热完全和阳明糟粕相结，热邪已经内收、内敛、内聚、内郁，在平常时间，发热表现不出来，只有在日晡前后，也就是下午3~5时前后，阳明经的阳气得时而旺的时候，正邪斗争激烈，发热则明显地表现了出来。

汗多、手足濈然汗出、手足漐漐汗出，这是阳明燥热逼迫津液外越所致，又因阳明主四肢，在阳明实热证的后期，津液已经耗伤时，则不能表现为全身多汗，而仅表现为手足多汗，或是手足汗出连绵不断，或是手足潮润不断出小汗。

不恶寒，但热，提示表无寒邪，表证已解，而里有热。

谵语、烦躁、心中懊侬而烦、烦不解、独语如见鬼状、不识人、循衣摸床、惕而不安，这是由于阳明经别上通于心，阳明燥热循经上扰心神，使心主神志和心主言的功能失常所致，轻则致谵语、烦躁、烦不解；重则热盛神昏，而见独语如见鬼状、不识人；津竭正衰，心神失养还可导致循衣摸床，惕而不安等神气散乱的危象。

身重、短气而喘、微喘直视、喘冒不能卧、目中不了了、睛不和等，其中身重是阳热壅滞经脉，经气不利所致；短气而喘、微喘、喘冒不能卧，是阳明燥热耗伤肺气，肺虚气逆并有燥热迫肺的表现；直视、目中不了了，睛不和，则属肝肾阴精被阳明燥热所耗，目睛失养的表现。应当提醒的是，目中不了了，有注作视物不清楚者。视物不清楚，是病人的主诉症状，病人现在已经是“直视”“睛不和”了，也就是肝肾阴精大伤，目睛失养至两目呆滞凝视无神的状态了，甚至已经到了不识人，循衣摸床的地步了，不可能再有视物不清楚这样的主诉，因此目中不了了就应当解释成，目睛昏黯无神，不清爽，这是医生观察到的客观体征，而不是主诉症状。

腹胀、腹满、绕脐痛、腹满痛、腹满不减，减不足言等，是燥热实邪阻滞阳明，腑气壅遏所致，当是腹满疼痛而拒按。正如《金匮要略》所说"腹满按之痛为实"。应当注意的是，阳明腑实证腹部实证表现的部位在脐周或全腹部，既不是少腹，也不是心下；腹满是病人的自觉症状，并不是腹部膨隆鼓胀；有腹满疼痛并有压痛，但腹壁柔软，没有按之石硬的感觉，也就是没有腹肌的痉挛紧张。如果腹部按之有石硬的腹肌紧张痉挛的感觉，这就是并发了大结胸证。

大便难、大便硬、有燥屎、不大便、大便乍难乍易，阳明燥热实邪阻结，则大便难、大便硬、不大便、有燥屎；阳明燥热下迫，则大便乍易，甚至可以见到下利。在大承气汤适应证的原文中，最多见到的是有"燥屎"，甚至还有"燥屎五六枚"的记述，于是就有医家从大便的性状来鉴别三承气汤证，认为调胃承气汤证是不大便；小承气汤证是大便硬，大便成硬条状；大承气汤证是有燥屎，也就是粪便燥结成硬球状。其实从临床角度来看，这种鉴别方法是没有实际意义的，因为在泻下之前，大便的性状究竟如何？没有人能看得到。用过泻下药之后，大便干湿杂下，不可能再去辨别其原来的性状，即使能辨别，也已经没有意义。所以我的理解是，《伤寒论》所说的"大便硬""燥屎"，并不是指大便的具体性状，而是指燥结的轻重程度，也就是说，"大便硬"是燥结程度较重的意思，而"燥屎"是燥结程度最重的意思。至于燥屎五六枚的话，也是言燥结程度已经相当严重。仲景原文，也是以外在的症状表现来判断是否大便硬，是否有燥屎的。

小便利，就是尿量多，这是燥热邪气逼迫津液偏渗的表现；小便不利、小便少、小便短赤，则是燥热伤津，化源不足所致。这两种情况，分别见于阳明腑实证的不同阶段。

不能食是实热壅滞，腑气闭阻的特征。

关于脉象，可以见到脉实、脉迟、脉滑而数。实邪内盛故脉实；有形之邪阻滞，脉气不利，故脉迟；邪热内盛，故脉滑而数。

综合上述症状和病机，本证属阳明燥热内盛，腑气壅滞，是阳明腑实证中病情最重者。治法当是攻下实热，荡涤燥结。方用大承气汤。

第252、253、254三条原文，因原文中都有"急下之"三字，所以后世的医家把其称作阳明急下三证。前述第214条"阳明病，谵语发潮热"，只因"脉滑而疾"而不是沉实，仲景还要小心翼翼，用小承气汤试探是否有转气。然而在这三条原文中,并没有提到谵语、发潮热、腹满痛、绕脐痛等很严重的阳明腑实证的临床表现,为什么要急下呢?三条原因各有不同。

第252条“目中不了了,睛不和”已经提示肝肾阴精大伤,从病史看,原有阳明燥热,已经迁延发展至肝肾阴精大伤的地步。此时是养肝肾阴精呢,还是泻下阳明燥热?阳明燥热不去,病因不除,用养肝肾阴精之法,就等于扬汤止沸,无济于事;而急下阳明燥热,就相当于釜底抽薪,可以从根本上解决问题。所以仲景采取了急下阳明燥热的方法。但是为什么仅凭“无表里证,大便难,身微热”就可以判断“此为实”?这是因为当阳明燥热下伤肝肾阴精之后,人体亡阴失水,正气大耗,对邪气的反应能力低下,正邪斗争的激烈程度也相对减缓,所以那些潮热、谵语、腹满痛等表现,反而隐匿不见的缘故。在这种情况下,对“大便难,身微热”,就不可以轻视,而应当把其看成是阳明燥热内盛的表现。在临床实际中,对这类病人追溯病史,更显得有重要的意义。但随着医学的发展,这类阳明燥热又伴有亡阴失水、肝肾阴精大伤的病人,扶正与驱邪并用的方法就更容易被人们所接受。

第253条“阳明病,发热汗多者”,提示阳明燥热伤津耗液、逼迫津液外越之势猛烈,因此要急下。第254条“发汗不解,腹满痛者”,提示阳明燥热形成迅速,汗后迅速出现了腹满痛,也要当头急下。

【治法】

攻下实热,荡涤燥结。

【方剂】

大承气汤。

【方义】

大黄苦寒,攻积导滞,荡涤肠胃,推陈致新,泻热去实。芒硝咸寒辛苦,润燥软坚,泻热导滞。枳实辛而微寒,理气消痞。厚朴苦辛而温,利气消满。四药相合,共成攻下实热、荡涤燥结之峻剂。

鉴别:三承气汤皆用于治疗阳明腑实证,我们前面说过,阳明腑实证是由全身热毒内盛的证候和腹部的实证表现两组证候组成的。调胃承气汤重在泻热,故全身热毒内盛的证候偏重者宜用;小承气汤重在通腑,故腹部的实证表现为主者宜用;而大承气汤泻热与通腑之力俱重,故全身热毒内盛的证候和腹部的实证表现两组证候皆重者宜用之。调胃承气汤证之所以以泻热为主,主要是因为在大黄、芒硝中加用了炙甘草,其作用机制我们在前面已经有所讲解。如果在临床上我们想提高大承气汤的泻热作用,是增加大承气汤中大黄、芒硝的用量呢？还是加入一味炙甘草？我的答案是,加入一味炙甘草,这样就可以使整个方剂的药物作用时间延长,使体内的热毒邪气缓缓地通过肠道排出体外。其实这并不是我的创意,早在刘完素的《黄帝素问宣明论方》中就这样做了,《宣明论方》中的三一承气汤就是大承气汤加甘草,又以生姜为引,治疗伤寒、杂病,内外所伤,日数远近,腹满咽干,烦渴谵妄,小便赤涩,大便结滞,或湿热内甚,而为滑泄,热甚喘咳闷乱,惊悸狂颠,目痛口疮,舌肿喉痹,痈疡,阳明胃热发斑,脉沉,可下者。小儿热极,风惊抽搐,宿喘昏塞,并斑疹黑陷,小便不通,腹满欲死……疮癣久不已……卒暴心痛,风痰酒隔,肠垢积滞。可见在大承气汤中加入一味甘草,真的就可以增强该方的泻热解毒效果。

大承气汤的临床应用十分广泛,古代如《卫生宝鉴》用本方加黄连,治发狂,触冒寒邪,因失解利,转属阳明证,胃实谵语。《古今医统》用本方治癫狂热壅,大便秘结。《伤寒绪论》用本方治病人热甚,脉来数实,欲登高弃衣,狂言骂詈,不避亲疏。《仁斋直指方》用本方治热厥,其人畏热,扬手掷足,烦躁饮水,头汗,大便秘,小便赤,怫郁昏愦。《外台秘要》崔氏承气汤即本方去厚朴,加杏仁、生姜,治十余日不大便者。《医经会解》用本方加黄连、木香、皂角刺,治痢疾邪毒在里。

现代用其治疗传染性和感染性疾病,如乙型脑炎神昏抽搐、急性细菌性痢疾、急性重型肝炎、肝昏迷、流行性出血热、伤寒、副伤寒、流行性感冒、破伤风、急性阑尾炎、急性胆道感染、胆囊炎、急性胃肠炎、肺炎、猩红热、疟疾、麻疹等;治疗消化系统疾病,如急性肠梗阻、急性胰腺炎、胆石症、肝硬化腹水、胃痛、呃逆等;治疗泌尿系统疾病,如泌尿系统结石、尿毒症等;治疗其他疾病,如产后腹痛、食物中毒、风火牙痛、中风、癫狂、痫病等,只要抓住毒热内盛,又有腹部的实证表现这两个特征性病机,均可选用。

近代药理研究证明:大承气汤能改善胃肠的血液循环,降低毛细血管的通透性,可减少内毒素进入血液循环,加强胃肠道蠕动和扩大肠容积,有利于把郁积在肠道内的有害物质排出体外,促进胆囊收缩,增加胆液分泌,从而增加肝脏解毒能力。

三承气汤证治比较见表2。

表 2　三承气汤证治比较表

		调胃承气汤证	小承气汤证	大承气汤证
全身热毒内盛的表现	发热	蒸蒸发热	发热、发潮热	日晡所发潮热
	汗出		其人多汗	汗多、手足濈然汗出 手足漐漐汗出
	恶热	不恶寒，但热		不恶寒
	精神 神志	谵语、心烦 郁郁微烦	谵语、微烦 烦躁	谵语、烦躁、心中懊侬而烦 烦不解、独语如见鬼状 不识人、循衣摸床、惕而不安
	其他症状			短气而喘、微喘直视 喘冒不能卧、身重 目中不了了，睛不和
腹部症状		腹微满、腹胀满	腹大满不通	腹胀、腹满、绕脐痛、腹满痛 腹满不减，减不足言
大便		不吐不下	大便硬、下利	大便难、大便硬、有燥屎 不大便、大便乍难乍易
小便		小便利	小便数	小便利或小便不利
饮食			能食	不能食
脉象		阴脉微、尺脉实	脉滑而疾	脉实、脉迟、脉滑而数
病机		燥热内盛 里实初成	实邪痞结 腑气不畅	燥热内盛，腑气壅滞
治法		泄下燥热 调畅胃气	破滞除满 通便泻热	攻下实热，荡涤燥结
用药	大黄	四两，清酒洗 与甘草同煮	与枳、朴同煮 四两，清酒洗	四两，清酒洗，后煮
	芒硝	半升，后入		三合，后入
	厚朴		二两，炙去皮，与大黄同煮	半斤，炙去皮，先煮
	枳实		三枚，大者，炙，与大黄同煮	五枚，炙，先煮
	甘草	炙，二两		

（二）麻子仁丸证

【原文】

趺阳脉[1]浮而涩，浮则胃气强，涩则小便数，浮涩相抟[2]，大便则硬，其脾为约，麻子仁丸主之。(247)

麻子仁二升　芍药半斤　枳实半斤(炙)　大黄一斤(去皮)　厚朴一尺(炙，去皮)　杏仁一升(去皮尖，熬，别作脂)

上六味，蜜和丸如梧桐子大，饮服十丸，日三服。渐加，以知为度[3]。

【注释】

[1] 趺阳脉：足阳明胃经的冲阳穴处，可扪及足背动脉的搏动，此即趺阳脉，可候脾胃之气的盛衰。

[2] 抟：tuán，音团。结合、聚合的意思，繁体字作"摶"。因"摶"与"搏"的繁体字形近，近代铅字排印本和电脑打字印刷本皆误作"搏"，今据赵开美《翻刻宋版伤寒论》径改。

[3] 以知为度：以愈为准。《方言》："差、间、知，愈也。"

【提要】

论脾约证治。

【讲解】

本证成因：胃阳盛，脾阴虚，津液不能还入胃肠道，而致小便数多，大便硬结。

主症和病机：趺阳脉浮而涩，趺阳脉浮，主胃有热，胃阳亢盛，所以说"浮则胃气强"；趺阳脉涩，主脾阴虚。胃阳盛和脾阴虚这两个因素相合，脾胃阴阳失衡，这就是医学家通常所说的胃强脾弱。于是脾只能把胃肠道中的水液吸收走，无力把津液还入胃肠道，导致胃肠失润而出现大便硬。由于脾阴虚，为胃行其津液的功能被胃阳所制约，水液只能偏渗膀胱而出现小便数多，故曰"涩则小便数"。这就叫脾约证。

脾约证的临床特点是，大便干结，甚则干如羊屎，但不更衣十日无所苦，不见潮热、谵语、腹满痛等全身毒热内盛的表现和腹部的实证特征，只见小便量多。治用麻子仁丸润肠通便。

【治法】

润肠通便。

【方剂】

麻子仁丸。

【方义】

本方由小承气汤加麻子仁、杏仁、芍药组成。以小承气汤为底方，在于用其去实通便，行气导滞的作用。用麻子仁滋燥润肠，通利大便为本方主药。杏仁降肺气、润肠道。芍药缓急解痉、和营养血。共成润肠通便之剂。制成蜜丸，用量渐加，皆取缓、润通下之义。

现代临床常用本方治疗产后、手术后、老年人或素体阴津不足所致的大便困难，习惯性便秘等。病人常表现为大便干结难下，小便数多，可以伴有轻度腹满，常伴有口臭、口干、口渴、口腔溃疡、口唇干裂，头晕、寐差、消瘦、舌红少津、脉细数等。也用于治疗肛肠疾患手术后，防止大便干燥而引起的疼痛或出血。市售成药麻仁润肠丸和麻仁滋脾丸，皆是以本方为基础适当化裁而制成的丸药。我在临床应用时，多嘱病人在每晚用麻仁润肠丸或麻仁滋脾丸1~2丸，一般可在次日排便，如不排便，晚上再用1~2丸。

应当注意的是，本方虽为润下剂，但毕竟含有小承气汤之破泻，故老年体虚、久病津枯血燥之便秘应慎用，孕妇则不宜用。

（三）蜜煎方证

【原文】

阳明病，自汗出，若发汗，小便自利者，此为津液内竭，虽硬不可攻之，当须自欲大便，宜蜜煎导[1]而通之。若土瓜根及大猪胆汁，皆可为导。（233）

蜜煎方

食蜜[2]七合

上一味，于铜器内，微火煎，当须凝如饴状，搅之勿令焦著，欲可丸，并手捻作挺，令头锐，大如指，长二寸许。当热时急作，冷则硬。以内谷道中，以手急抱，欲大便时乃去之。疑非仲景意，已试甚良。

又大猪胆一枚，泻汁，和少许法醋[3]，以灌谷道内。如一食顷，当大便出宿食恶物，甚效。

【注释】

[1] 导：导便法，为外治法之一。

[2] 食蜜：即蜂蜜。

[3] 法醋：即食用醋。

【提要】

论津伤便结的证治。

【讲解】

本证成因:病人原本自汗出,再用汗法伤津液,加之小便自利,这就造成了津液内竭。

主症及病机:大便结滞近于肛门,欲解而硬涩难解,这是汗、尿过多,津液内竭,而导致大便干结的缘故。

鉴别:本证无身热、烦躁、谵语等阳明热炽之象,也无腹满痛、绕脐痛、腹大满不通等腑气壅滞之征,因此大便虽然硬结,却不可用承气汤一类攻下。应在病人欲解大便时,用润通之法,或者导便,或者灌肠,取因势利导,软化排出结粪的方法。

【治法】

滋津润燥,导下通便。

【方剂】

蜜煎方,土瓜根,大猪胆汁。

【方义】

蜜煎方的成分就是蜂蜜一味,蜂蜜甘平润滑。将液汁状的蜂蜜小火慢慢加热浓缩至黏稠如饴糖状,用手搓成长短粗细适当的栓剂,使一头稍尖,冷却后则变硬,可用锡箔纸包好备用。用时将稍尖的一头蘸少许温水,就会非常润滑,塞入肛门即可。此法可润滑肠道,软化结粪,利于干结燥粪排出。还可以调节结肠功能,对于顽固性大便干结者,用几次后,多可以自主排便,远期疗效很好。土瓜根方已佚。猪胆汁苦寒清热,但因其属碱性,纯胆汁对结肠黏膜有一定的刺激,因此和入少许食用醋,以中和其碱性,灌肠后就可以减轻对肛门结肠黏膜的刺激。此法可润燥清热导便,又可调节肠道功能,也为治疗津伤便结的佳方。在1800年前,没有胶管、塑料管,仲景用何物灌肠?其实连着胆囊管的完整的猪胆囊就是一个类似于现代开塞露的很好的灌肠器,胆囊管稍干即变硬。使用时从胆囊管注入少许食用醋和胆汁混合,将胆囊管的开口一头蘸温水润滑后,就可以直接插进肛门内,将胆囊中混合了少许食用醋的胆汁挤入肛门内即可,当然也是一次性使用的。

上述肛门栓剂及灌肠剂的应用,在世界医学史上是最早的。

蜜煎方在古代应用就比较广泛，如《丹溪心法》治诸秘服药不通，或兼他证，又或老弱虚极不可用药者，用蜜熬，入皂角末少许作兑，以导之。冷秘，生姜兑亦可。《类聚方广义》治伤寒热气炽盛，汗出多，小便自利，津液耗竭，肛门干燥，便硬不得通者；诸病大便不通，呕吐而药汁不入者；老人血液枯燥，大便每秘闭，小腹满痛者，共用此方。蜜一合，温之，以唧筒射入肛中，尤为简捷。蜜煎方现代主要用于老年性便秘、习惯性便秘、某些疾病所导致的体弱性便秘和幼儿便秘等。我的临床体会是，蜜煎方不仅可以软化结硬的粪便，而且可以调整结肠功能，其远期疗效远比开塞露或肥皂条导便法为优。

猪胆汁方灌肠治疗肠燥有热的便秘为佳，但因其苦寒，老年性便秘、习惯性便秘、某些疾病所导致的体弱性便秘等均应慎用。亦有用其灌肠治疗粘连性肠梗阻、蛔虫病等的报道。但因新鲜的猪胆汁在一般情况下不易得到，因此在大城市里此方的应用常常受到限制。

（四）阳明蓄血证

【原文】

阳明证，其人喜忘[1]者，必有畜血[2]，所以然者，本有久瘀血，故令喜忘。屎虽硬，大便反易，其色必黑者，宜抵当汤下之。（237）

【注释】

［1］喜忘：喜，善也。《外台秘要》作“善忘”，可证。喜忘，即善忘，健忘。

［2］畜血：“畜”同“蓄”，瘀血停积称为蓄血。

【提要】

论阳明蓄血的证治。

【讲解】

本证成因：阳明之热和阳明胃肠素有的瘀血相结。

主症和病机：阳明证，指本证病在阳明胃肠，并有“屎硬”。喜忘，心主血，又主神明，因为胃肠素有瘀血，瘀血不去，则新血不生，心神失养而出现健忘。屎虽硬，大便反易，其色必黑，这是阳明蓄血证的特征。阳明之热与糟粕相结，大便则硬。但离经之血液与燥屎相混，因血液属阴，其性濡润，则化坚为润，大便虽硬而排便却容易。其色黑，为蓄血的特征。

鉴别：蓄血证有太阳蓄血和阳明蓄血，太阳蓄血证，为太阳表邪在经不解，循经入腑化热，热与血结在下焦，以致出现少腹急结，或少腹硬满，小便自利，其人如狂或发狂等症。阳明蓄血证为阳明邪热与胃肠道久有之瘀血相结于肠内，新血不生，心神失养，故见喜忘，大便虽硬而易出，其色黑。太阳蓄血多为“新瘀”，而阳明蓄血为“本有久瘀血”，也即内有“宿瘀”。两者成因和证候虽有差异，但其病理机转都是邪热与血相结，同为蓄血证，所以治疗都可用抵当汤。

我们这里应当讨论的是，阳明蓄血究竟是什么病证？我个人认为，可能有两种情况，一是在外感热病的病程中，由于致病微生物毒素的作用，出现了肠道黏膜少量渗血，而热邪和肠道的糟粕及离经之瘀血相结，于是就可能形成此证。二是病人素有消化道慢性少量出血的病证，又患有外感热病，热邪入阳明后，和消化道的糟粕及离经之瘀血相结，于是也可能形成此证。从病变部位来说，阳明蓄血和小肠、大肠以至胃都可能有关。从病变特点来说，阳明蓄血有大便黑，实际上存在着消化道的出血。因此在这种情况下，是否都能用抵当汤来治疗，一定要看病人的具体情况。

【治法】

见本书第一章。

【方剂】

见本书第一章。

（五）下法禁忌

【原文】

伤寒呕多，虽有阳明证，不可攻之。（204）

阳明病，心下硬满者，不可攻之。攻之利遂不止者死，利止者愈。（205）

阳明病，面合色赤[1]，不可攻之。必发热，色黄者，小便不利也。（206）

阳明病，不能食，攻其热必哕[2]，所以然者，胃中虚冷故也。以其人本虚，攻其热必哕。（194）

【注释】

[1] 面合色赤：满面通红。合，通也。

[2] 哕：呃逆，也就是膈肌痉挛。“哕”字在宋代以后的医书里，词义发生了变化，意思变成了“干呕”，这是需要注意的。

【提要】

论下法使用禁忌。

【讲解】

禁下证和禁下机制:伤寒呕多,不可下。注家一般认为,这或者是胃热气逆,邪结偏上,不可逆其势而攻下;或者是少阳有邪,横逆犯胃,胃失和降而见呕多。因少阳有禁下之说,故即使有阳明证,亦当以和解少阳为先,或和解少阳与清泄阳明并用,而不可独用下法。经典原文结合临床实际,是学习理解经典的最好方法。在临床上,什么样的病人会有呕多呢?我们首先想到的是肠梗阻。对于单纯性肠梗阻来说,临床表现主要是呕吐不止,腹满不减,减不足言,按之痛,不大便,不排气。但因其不伴有全身热毒内盛的症状,因此并不能诊断为阳明病,既然不是阳明病,就不必遵守第204条阳明病禁下的原则,即使有呕多,并不禁下。所以当代临床,用承气汤类泻下的方法来治疗单纯性肠梗阻的报道甚多,皆卓有成效。既有肠道梗阻而见腹满、呕多,又有全身热毒内盛的表现,这就可以诊断为阳明腑实证了,但这往往是绞窄性肠梗阻的临床表现,也就是肠梗阻伴有肠壁的血液循环障碍。此时就符合了第204条所说的情况,既有阳明证,又有呕多。这种情况下,如果强行攻下,往往会导致肠穿孔,其后果则是不堪设想的。也许仲景遇到的正是这样的病人,误下后导致了不可挽回的后果,于是便记录了“伤寒呕多,虽有阳明证,不可攻之”的条文。

心下硬满,不可下。阳明病邪结于腑,其证当见腹满痛、绕脐痛、腹大满不通、腹胀满等,病位在腹部而不在心下。心下硬满,病位偏于上部,且未言疼痛拒按,是尚未构成实证,只是气机痞塞所致,因此不可攻之。《伤寒论》所言“心下”,是指胃脘部,论中涉及心下硬满或痞满者,有大柴胡汤证、五苓散证、桂枝人参汤证、泻心汤证、旋覆代赭汤证等,独不见于承气汤证,临证应注意鉴别。

面合色赤,不可下。阳明经行于面部,阳明病见满面通红,是邪伤阳明经表,阳明经脉的阳气被郁所致。据第48条所说:“设面色缘缘正赤者,阳气怫郁在表,当解之熏之”,如用下法显然是错误的。

胃家虚冷,不能食者不可下。阳明病,症见不能食,有因燥屎阻结,腑气壅闭而不能纳食者,当用大承气汤攻下。也有因胃家虚寒,腐熟无权而不能受纳者。如将胃家虚寒之不能食,误作热实阻滞而攻下,必损伤胃气,出现胃伤虚气上逆的呃逆不止。寒热虚实之辨,应综合全部脉证分析,不可仅见不能食一证,便轻断虚实。

三、胃寒气逆证

【原文】

食谷欲呕，属阳明也，吴茱萸汤主之。得汤反剧者，属上焦也。（243）

吴茱萸汤方

吴茱萸一升（洗）　人参三两　生姜六两（切）　大枣十二枚（擘）

上四味，以水七升，煮取二升，去滓。温服七合，日三服。

【提要】

论阳明胃寒气逆欲呕证及其与上焦有热的鉴别。

【讲解】

食谷欲呕，是胃腑虚寒，受纳无权所致。这里所用“阳明”二字，仅仅是指胃而言。正如程郊倩《伤寒论后条辨》所说：“食谷欲呕者，纳不能纳之象，属胃气虚寒，不能消谷使下行也。曰阳明者，别其少阳喜呕之兼半表、太阳干呕之属表者不同，温中降逆为主。”

鉴别：在中医辨证上，一般认为，随吃随吐，谓之热；朝食暮吐，暮食朝吐，隔时而吐，谓之寒。今见食谷欲呕，如属上焦有热，胃气上逆所致者，还应当兼见舌红、苔黄、口臭等热象，此时若用吴茱萸汤之辛温，以热助热，必拒而不纳，反使呕逆加剧。

【治法】

温中祛寒，降逆和胃。

【方剂】

吴茱萸汤。

【方义】

吴茱萸辛苦而温，暖肝胃，散阴寒，下气降浊，为方中主药。生姜辛温，温胃化饮，降逆止呕。人参、大枣甘温、甘平，补虚和中。共成温中祛寒、降逆和胃的良方。凡肝胃虚寒、浊阴上逆诸证，皆宜用之。本方的适应证在本书第五章和第六章还各有一条，注意将三条原文结合起来分析。

现代临床常用本方治疗青光眼头痛、原发性高血压、神经性呕吐、幽门痉挛、急性胃肠炎、慢性胃溃疡、疝气痛等病证中，出现中焦虚寒者。我用本方治疗上消化道肿瘤术后，病人时时唾泡沫涎液，若频频咽下，则胃脘寒冷如冰者，有一定疗效；又治神经性头痛，以颠顶疼痛为主，且易在夜间发作者；过食冷饮冻食而导致胃中泛吐涎沫，头痛夜甚者，皆有佳效。但吴茱萸苦辛而气味不良，不宜用量太大。

第三节　阳明病变证

一、阳明湿热发黄证

阳明和太阴相表里，阳明之热如不从阳明燥化，而从太阴湿化，湿热相合，则可形成阳明湿热发黄证。临证可依据其兼表兼里之不同而选用不同的方剂治疗。

（一）茵陈蒿汤证

【原文】

阳明病，无汗，小便不利，心中懊侬者，身必发黄。（199）

阳明病，发热，汗出者，此为热越，不能发黄也。但头汗出，身无汗，剂颈而还，小便不利，渴引水浆[1]者，此为瘀热[2]在里，身必发黄，茵陈蒿汤主之。（236）

茵陈蒿六两　栀子十四枚（擘）　大黄二两（去皮）

上三味，以水一斗二升，先煮茵陈，减六升，内二味，煮取三升，去滓。分三服，小便当利，尿如皂荚汁状，色正赤，一宿腹减，黄从小便去也。

伤寒七八日，身黄如橘子色，小便不利，腹微满者，茵陈蒿汤主之。（260）

【注释】

[1] 水浆：泛指汤水饮品。

[2] 瘀热：邪热瘀滞的意思。由于湿热发黄证涉及湿热郁结在血分的问题，故用“瘀热”而不用“郁热”。

【提要】

论湿热郁蒸于里而致发黄的证治。

【讲解】

本证成因：病人素体脾虚湿盛，阳明之热和太阴之湿相合而发身黄。

主症和病机：但头汗出，身无汗，剂颈而还，或无汗。发热如果能见汗出，这是里热能向外发越的表现，热既能外越，就不会与湿相合，因而就不能发黄。若汗出只局限于头部，至颈部而止，周身无汗，这是由于湿热相合，热受湿邪的牵制而不得外越所致，但头为诸阳之会，阳热上蒸，故仅见头部汗出。小便不利，尿赤，这是湿热相合，郁阻三焦，湿邪受热邪的牵制而不得下泄的表现。渴引水浆，为湿热交阻，气化不行，津液不布，且热伤津液所致。身必发黄，身黄如橘子色，这是湿热互结，瘀热在里，熏蒸肝胆，胆热液泄，胆汁不循常道，逆流入血，泛溢肌肤所致。将发黄的病机和肝胆联系起来，这属于"胆黄说"，而在《伤寒论》里，发黄之证主要在"阳明病篇"和"太阴病篇"讨论，而在五行分类中，黄色又为土色，所以古代中医认为湿热或寒湿瘀阻中焦，迫使脾之本色外露，则为发黄，这可以称之为"脾黄说"。因这里所述证候阳热偏盛，病性属阳证，故其黄色鲜亮，如橘子色。腹满，是湿热互结，气机被阻，腑气壅滞的表现。心中懊侬，是湿热互结，郁热扰心所致。证属湿热互结，瘀热在里之发黄。治用茵陈蒿汤，清热利湿退黄。

【治法】

清热利湿退黄。

【方剂】

茵陈蒿汤。

【方义】

茵陈蒿苦寒清热利湿，并有疏利肝胆的作用，是治疗黄疸的专药，为本方主药；栀子苦寒，清热利湿，通三焦而利小便；大黄苦寒，最善泻热导滞，破结行瘀，推陈致新。三药相伍，宣通三焦，使瘀热湿浊从小便排出。故方后注云："小便当利，尿如皂荚汁状，色正赤，一宿腹减，黄从小便去也。"

现代用本方治疗肝胆疾患所引起的黄疸，无论急性、慢性，多能取效，如急性黄疸性肝炎、重型肝炎、黄疸出血型钩体病、新生儿肝炎综合征、胆道感染、胆石症、胆汁性肝硬化、急性胰腺炎等多种湿热黄疸，都有较好疗效。由于湿为黏腻之邪，多缠绵难愈，故用此方治疗湿热发黄，重证病人应日服 4 次药（2 剂）且应持续用药，不可中途停服，务必使湿热邪气尽去，黄疸退净方能罢手，否则病情容易反复。在用本方时，要注意茵、栀、黄三药同用，疗效才好。茵陈每日可用 30~100g，还可以加用板蓝根、柴胡、陈皮等清热、解毒、疏肝、行气、和胃之品。

但在运用茵陈蒿汤治疗湿热发黄的过程中，湿热未尽，黄疸未退，而中气有虚的征象，每日大便次数在 2~3 次以上，继续用茵陈蒿汤显然不太合适，此时则改用栀子柏皮汤。

（二）栀子柏皮汤证

【原文】

伤寒身黄发热，栀子柏皮汤主之。（261）

肥栀子十五个（擘）　甘草一两（炙）　黄柏二两

上三味，以水四升，煮取一升半，去滓。分温再服。

【提要】

论湿热郁蒸三焦发黄的证治。

【讲解】

身黄，发热，是湿热相合的阳黄，其黄色鲜明，如橘子色，意在言外。无汗或但头汗出，小便不利，心烦懊侬，亦是本条应见之证。治用栀子柏皮汤清泄湿热退黄，兼以护中。

《医宗金鉴·订正仲景全书伤寒论注》所说："伤寒身黄发热者，设有无汗之表，宜用麻黄连轺赤小豆汤汗之可也；若有成实之里，宜用茵陈蒿汤下之亦可也。今外无可汗之表证，内无可下之里证，故惟宜以栀子柏皮汤清之也。"

【治法】

清泄湿热退黄，兼以护中。

【方剂】

栀子柏皮汤。

【方义】

栀子苦寒，清泄三焦之热而又通调水道，使湿热从小便而出，且质轻可宣，清利之中又有宣透之功。黄柏苦寒，善清下焦湿热。甘草甘温和中，以防苦寒之药伤胃。三药相配，清泄三焦，使湿去热除而正安，黄疸自愈。

现代多用于湿热发黄，热重于湿，而中气又有不足者。我一般用于治疗湿热发黄，在用茵陈蒿汤治疗的过程中，湿热未尽，黄疸未退，而病人中气已有不足，症见大便稀溏，日行 2~3 次以上者，并在方中加茵陈、板蓝根、郁金、柴胡等。

（三）麻黄连轺赤小豆汤证

【原文】

伤寒，瘀热在里，身必黄，麻黄连轺[1]赤小豆汤主之。（262）

麻黄二两（去节）　连轺二两（连翘根是）　杏仁四十个（去皮尖）　赤小豆一升　大枣十二枚（擘）　生梓白皮（切）一升　生姜二两（切）　甘草二两（炙）

上八味，以潦水[2]一斗，先煮麻黄再沸，去上沫，内诸药，煮取三升，去滓。分温三服，半日服尽。

【注释】

[1] 连轺：轺，yáo，音摇。连轺，即连翘根，“赵本”连轺下有“连翘根是”四字，现均以连翘代用。

[2] 潦水：注家多认为“潦水”是指地面流动的雨水，泛指雨水。数年前，我到南阳参访，行近仲景故乡，发现当地有潦河桥、潦河镇等地名，方知有一条流经此地的河就叫“潦河”。于是突发奇想，1 800年前的一天，有人患黄疸又兼风寒感冒找仲景看病，仲景配好麻黄连轺赤小豆汤交付病人时，病人问，用什么水煮药呀？仲景因思，这是有湿邪的发黄又兼有寒邪袭表的表证，自然不应当用阴寒之气较重的井水，那就用得天阳较多的河水吧。于是指了一下不远处的潦河，随口答道，就用潦水煮药吧。潦水，就是潦河水的简称，也可以泛指河水。不知道这个解释，是否符合仲景原意。

【提要】

论湿热发黄兼表的证治。

【讲解】

伤寒，指外有寒邪束表，当见无汗，恶寒，头痛，身痒等症。瘀热在里，是言湿热蕴郁在里而发身黄，当见心烦懊侬，小便不利，身黄如橘子色等。也就是在里有湿热发黄，在外有风寒袭表。此时如果停止治疗湿热发黄，专治表证，就会使湿热发黄的治疗中断，于是就有可能导致发黄反跳。如果继续用茵陈蒿汤治疗湿热发黄而不顾及表证，因茵陈蒿汤中有大黄，易使人体的正气趋向于体内，这就容易导致表邪的内陷。因此治疗当以麻黄连轺赤小豆汤，在外宣散表邪，在里清热利湿退黄。既不使对湿热发黄的治疗中断，又可以解除表邪。一旦表邪解除以后，在里的湿热发黄证往往不可能痊愈，此时应继续改用原来治疗发黄所用的茵陈蒿汤或栀子柏皮汤。

【治法】

解表散邪，清热利湿。

【方剂】

麻黄连轺赤小豆汤。

【方义】

麻黄、生姜、杏仁，辛温解表散邪，又开提肺气以利水湿之邪；连翘、赤小豆、生梓白皮，辛凉而苦，清热利湿以退黄；其中生梓白皮，是梓树的白皮，当今梓树几近绝种，市场已无此药，可否根据情况用茵陈或桑白皮代替，也仅供大家参考。甘草、大枣，甘温，健脾和胃。诸药协和，使表里宣通，湿热泄越，其病则愈。本方外能解表散寒，内能清热利湿解毒，开鬼门，洁净腑兼而有之，因此用于治疗湿热郁结发黄而兼有表邪不解者，十分适宜。

现代常用于治疗急性黄疸初起，兼有表证者，或黄疸病程中新感外邪而出现表证者。用本方解表后，当用其他方继续治疗黄疸。也常用于治疗湿热蕴郁所致的荨麻疹、皮肤瘙痒症。还可以治疗肾炎初起、头面浮肿、小便不利而兼表证者。用于治疗上述病证时，皆应在药后保温发汗，方可有效。

二、阳明热入血室证

【原文】

阳明病，下血，谵语者，此为热入血室[1]。但头汗出者，刺期门，随其实而泻之，濈然汗出则愈。(216)

【注释】

[1] 血室：一般认为应指胞宫。

【提要】

论阳明热入血室的证治。

【解析】

本证成因：阳明之热内入血室，和血相结。

主症和病机：下血，谵语，为本证的主要见证。阳明病谵语，若与腹满硬痛，不大便，潮热等症共见，为阳明腑实证。此证谵语而见下血，是阳明之热，内迫血室，与血相结，形成了热入血室证。热入血分，或血热而妄行，或血热互结，血不归经，皆可见“下血”，这里的下血，应是血室也就是子宫出血；血室的正常功能，与肝的疏泄功能密切相关，而肝经抵少腹，络阴器，血室瘀热循肝经上扰，致使肝不藏魂，则见谵语。其谵语的特点是，至暮则发，而不是发生在日晡所。这正如第145条所说：“昼日明了，暮则谵语，如见鬼状”。但头汗出，为血热互结，血中之热不能透发于外而熏蒸于上所致。

【治法】

刺期门，随其实而泻之。因期门为肝经的募穴，而且血室又隶属于肝脉，故刺期门可以疏利肝胆之气，泻血室之实热，从而便使气血调和，阴阳平衡，正胜邪却，热随汗泄而病愈。

我临床所用的刺期门法，是在期门穴处或其附近寻找可以看得见的瘀滞的静脉小血管团，局部碘酒消毒，酒精脱碘，严格消毒后，用三棱针刺之放血，要达到血流成行的效果。血流停止后，在局部拔一个火罐，将渗入皮下的瘀血拔出，这样就不会导致瘀血留滞而引起的疼痛。此法宜在病证发作的情况下使用，这就是仲景所说的“随其实而泻之”，发作时会见到胸胁下硬满疼痛如结胸状和暮则谵语。

由于血室的生理功能和肝胆的生理功能密切相关，这里讲的是血热结于胞宫后，反馈性地导致了肝经气滞血结和肝不藏魂，治疗用刺期门的方法。热入血室是否会导致胆经枢机不利呢？胆经枢机不利会有什么症状？又如何治疗？我们将在本书第三章的小柴胡汤证下讨论。

郝万山授课
录音精选2

第三章 辨少阳病脉证并治

概　　说

少阳病是邪入少阳经腑，胆火内郁，三焦失畅，枢机不利的病证，症见口苦，咽干，目眩，往来寒热，胸胁苦满，心烦喜呕，嘿嘿，不欲饮食，脉弦细或沉紧等。其病性属热，为阳证。

（一）少阳病的病位

少阳病的病变部位涉及足少阳胆经、胆腑和手少阳三焦。

（二）少阳病的成因

一是本经受邪，多因素体虚弱，抗邪无力，外邪直接侵犯少阳经脉而成。

二是邪由他经传来，如太阳病误治、失治之后，邪气可传少阳；厥阴病阳气恢复，脏邪还腑，阴病出阳，其邪气也可以外出少阳。

（三）少阳的生理

经：足少阳胆经，起于目锐眦，上抵头角，下耳后，入耳中，至肩入缺盆，下胸贯膈，络肝属胆，沟通了肝胆的表里关系；其直行者，从缺盆下腋，过季胁，行身之侧。足少阳经别入季胁之间，循胸里，贯心，向上夹咽，沟通了心胆之间的联系。可见头角、目、耳、咽、胸、腋、膈、胁、季胁等，皆是少阳经脉所过的部位，少阳经脉受邪，则在这些部位上出现相关的症状。

腑：足少阳胆腑，有藏精汁，主疏泄，主决断，寄相火四大功能。胆腑所藏的精汁，在肝内生成，由肝之余气所化，胆腑的功能是贮藏精汁，并根据脾胃的需求，有规律的排泄精汁。胆腑藏精汁和主疏泄的功能相结合，则精汁的储存和排放有节度，这样就可以促进阳明胃的受纳和降浊，太阴脾的运化和升清。可见少阳胆腑的功能正常，和阳明、太阴里气的升降、纳化正常有密切关系。肝主谋略而胆主决断，肝胆皆喜疏泄而恶抑郁。胆主决断、主疏泄、寄相火的功能正常，则心情愉悦而少抑郁，精神放松而少焦虑，处事果断而少犹豫，思维敏捷而少迟钝，这对人的精神、情绪、思维和心理状态有着重要的影响。少阳病常常涉及精神情志方面的证候，而治疗少阳病的柴胡剂，在临床上也常用于治疗一些精神情志方面的病证，如抑郁症、焦虑症、强迫症、选择困难症等。

少阳的阳气，也就是我们刚才谈到的胆腑所藏的相火，在三阳中，它的阳气是最弱小的，《黄帝内经》称之为一阳。后世医家甚至把少阳称作小阳、幼阳、稚阳、嫩阳，其阳气不亢不烈，如日初出，但却朝气蓬勃，蒸蒸日上。其阳气的作用部位是全身的，对五脏六腑的新陈代谢都有温煦长养、激发推动、促进和调节作用，也就是说五脏六腑的新陈代谢之旺盛与生机之活泼，需要依赖少阳相火的激发、推动和促进，这就像春季的阳光启动了万物一年的生长收藏，清晨的太阳激发了万物一天的生机活跃。所以《素问·六节脏象论》说："凡十一脏取决于胆也"。十一脏指的就是五脏和六腑。五脏六腑各有自身的功能和不同的代谢特点，但是他们的功能要活跃起来，生机要活泼起来，都要依靠少阳一阳之气的激发、推动和促进。

手少阳三焦腑，为元气之别使，水谷之道路，寄相火，司气化，主决渎而通调水道，既是水火气机的道路，又是气化的场所。《黄帝内经》所讲的这些三焦的功能，现在究竟应当如何理解？《说文解字》说："焦，火所伤也。"元代戴侗《六书故》说"焦，燔之近炭也"，也就是说，"焦"字的本义，就是烧烤、燃烧的过程，而燃烧的过程也就是氧化反应的过程。可燃物通过燃烧，释放出光和热，人体所需要的热能，就是通过营养物质在体内的氧化反应而获得的。当然有氧化反应必然也就有还原反应。所以"焦"字是指人体内的氧化还原反应的过程，也就是物质代谢、能量转化的过程。

三者，多也。我的理解，"三焦"就是人体多处具有物质代谢、能量转化、氧化还原反应的场所。小到每一个细胞，大到任何组织、器官，皆有物质代谢、能量转化和氧化还原反应，因此可以说，全身处处是三焦，全身无处不三焦。

当然，"三"也可以是指具体数字3。《黄帝内经》说："上焦如雾""中焦如沤""下焦如渎"，是分别讲上、中、下三个部位的代谢特征。上焦如雾，是说上部心肺的功能，向全身布散水谷精微，宣五谷味，熏肤泽毛充身，若雾露之溉。中焦如沤，是说中部脾胃的功能，像是一个发酵池，腐熟水谷，泌别清浊。下焦如渎，是说下部结肠、膀胱的功能，像是下水道，污水处理厂、污物处理站，排泄废水，排除糟粕。上、中、下三个部位的代谢特征，合起来也叫三焦。

可见三焦通畅，就意味着人体从细胞到组织到脏腑，物质交换，能量转化，氧化还原反应都畅达。所有的物质代谢都是以水为载体的，所以说三焦是水谷之道路，主决渎而通调水道。在物质氧化的过程中就要释放出热能，中医把热能叫阳气，叫火，叫元气，所以说三焦“寄相火”“为元气之别使”。这种物质交换，能量转化，氧化还原反应，中医皆称“气化”，所以说三焦“司气化”。可见三焦是一个功能的称谓，而不是指具体的解剖器官。一旦三焦气机失调，必然会出现水液代谢失调，进而就可能生痰、生饮、生水，而痰饮水湿内生，就会进一步阻遏三焦及整个人体的气机，“怪病多因痰作祟”，从而就会出现各种奇病怪症。

我们已经习惯了说“太阳主表”，“阳明主里”，金人成无己在《注解伤寒论》中说，少阳“主半表半里”何为半表半里？成氏没有进一步解释，但绝不是一半表一半里，也不是表和里之间的夹界、夹层。明代方有执在《伤寒论条辨》中说：“半者，不也，半表半里者，不表不里也。”但不表不里的含义究竟是什么？还是不甚明了。我认为，人体少阳木气（胆和三焦）的展发，对肝气的疏泄，脾胃的升降，心气心阳的振作，肺气的宣发肃降，肾气的藏泄，太阳表气的布达，阳明太阴里气的疏通，细胞的代谢，能量的合成、输布和利用，情绪的稳定和舒畅，以及整个人体生机的活跃，都有着调节控制、激发推动作用。所以《素问·阴阳离合论》说“少阳为枢”，犹如合页和轴承，主管着整个门扇的开合和轮子的转动。所以我们不如就按照《黄帝内经》的说法，称作“少阳主枢”，而在本书中也就不再用少阳主“半表半里”这个词汇了。

（四）少阳病的证候特点、分类、治法与治禁

1. 少阳病的主要特点

一是容易经、腑同病。少阳病常常是少阳经脉受邪的证候和胆腑郁热、三焦不畅的证候同时存在，在治疗的时候，也皆以小柴胡汤一方统一治疗。

二是容易气郁，容易化火。这是很容易理解的事情，因为少阳主枢，少阳受邪，必然导致枢机不利，枢机不利，必然导致气郁；而少阳内寄相火，少阳气郁，必然导致火郁，其化火的趋势显然不可避免，因此在治疗少阳病的时候，抓住一个“郁”字，一个“火”字，就算抓住了关键和要害。

三是容易生痰、生饮、生水。这是因为少阳病涉及到三焦，三焦不畅，水液代谢就会失调，于是就很容易生痰、生饮、生水，而痰饮水湿内生，反过来又会阻遏三焦气机，导致少阳气机更加郁遏。因此在治疗少阳病的时候，不能忽略痰饮水湿的存在。

四是容易并发太阳、阳明、太阴之气不和以及心胆不宁的证候。由于三焦气机的调畅和太阳表气的输布有关；胆腑藏精汁，主疏泄的功能正常，和阳明太阴里气的调畅有关，所以少阳受邪，枢机不利，很容易伴见太阳、阳明、太阴之气不和。而足少阳经别循胸里，贯心，沟通了心与胆的联系，所以胆腑受邪，也就容易出现心胆不宁的表现。

2. 少阳病的证候分类和治法

一是少阳经证。由邪入少阳，经气不利，正邪分争所致，可见耳聋、目赤、偏头痛、胸胁苦满，往来寒热等。

二是少阳腑证。胆火内郁，枢机不利，进而影响脾胃升降，可见口苦、咽干、目眩，心烦喜呕，嘿嘿，不欲饮食等。不过少阳病常常是少阳经证和胆腑郁热证并见，还常常伴有三焦不畅，痰浊内生，故在治疗上也是经腑同治，主以小柴胡汤和解少阳。但当热郁胆腑，伤津耗液，使胆腑精汁浓缩成实的时候，就会出现胆腑的热实证，症见呕不止，心下急，郁郁微烦，治用大柴胡汤通下胆腑热实邪气。

三是少阳兼证。少阳病常有外兼太阳之表，内兼阳明里实或太阴脾虚，或心胆不宁等证候。论其治法，则应以和解为主，若证有兼夹者，又可在和解之中兼汗、兼下、兼温等，如柴胡桂枝汤和解少阳兼以解表；大柴胡汤和解少阳兼以泻里；柴胡桂枝干姜汤和解少阳兼以温中；柴胡加龙骨牡蛎汤和解少阳兼以镇心胆、宁神志等。

3. 少阳病的治疗禁忌

少阳病禁用汗、吐、下。因少阳为一阳，为小阳，其阳气抗邪的能力比较弱小，而汗、吐、下诸法不能驱除少阳的邪气，只能白白损伤少阳的正气，从而导致坏病、变证的发生，因此《医宗金鉴·伤寒心法要诀》就根据《伤寒论》的原文，提出了“少阳三禁要详明，汗谵吐下悸而惊，甚则吐下利不止，水浆不入命难生”的警示。但当少阳兼表、兼里的时候，在和解的基础上兼以汗、下，则为灵活应用，不属违反少阳病的治疗禁忌。而治疗少阳胆腑热实证所用大柴胡汤，也是在和解的基础上兼用具有泻下作用的药物，而不是单独使用泻下药物。

（五）少阳病的预后

少阳病治疗得法，多枢机畅利，表解里和而愈。若失治误治，则每致传经。或伤津而入阳明之腑；或伤阳而入太阴之脏；或表里相传而病入厥阴。此外，尚有变成结胸、痞证及气血耗伤而见悸而惊者。

第一节 少阳病辨证纲要

一、少阳病提纲

【原文】

少阳之为病，口苦，咽干，目眩也。(263)

【提要】

少阳病提纲证。

【讲解】

本证成因：邪入少阳。

主症和病机：口苦，咽干，目眩三症，是少阳胆腑有郁热之征象。胆腑郁热，蒸迫津液上溢则口苦；少阳郁火灼伤津液则咽干；少阳之脉起于目锐眦，且胆与肝合，肝开窍于目，少阳木火之气循经上扰清窍，则头晕目眩。

本条从胆火内蕴，伤津、上扰立论，揭示了少阳病胆热、气郁的病变特点。临床上出现此三症，则标志着病邪传入少阳，故一般将其作为少阳病的审证提纲。

纵观三阳病的提纲，太阳病是以太阳病的主要证候——太阳表证的主要临床表现为提纲；阳明病是以阳明病的主要证候——里实证的根本病机为提纲；少阳病则以少阳病的基本特点——容易气郁化火的特征为提纲。从而提示，对于任何病证，都要通过症状现象，探究病机本质，进而把握其特点。也就是透过现象看本质，进而把握其特点。

二、少阳病的临床表现和治疗禁忌

【原文】

少阳中风，两耳无所闻[1]，目赤，胸中满而烦者，不可吐下，吐下则悸而惊。(264)

伤寒，脉弦细，头痛发热者，属少阳，少阳不可发汗，发汗则谵语，此属胃。胃和则愈，胃不和，烦而悸。(265)

【注释】

［1］两耳无所闻：即耳聋。

【提要】

论少阳病常见临床表现、治疗禁忌及误治后的变证。

【讲解】

本证成因：少阳经脉被风邪所伤，或太阳伤寒邪入少阳。

主症和病机：耳聋，目赤，为少阳经脉受邪，经气不利，阳气被郁，清窍闭塞所致；胸中满而烦，为少阳病经腑同病的表现，邪伤少阳经脉，经气不畅则胸中满闷；邪入少阳胆腑化热，胆腑郁热循经上扰心神，则心烦。头痛为少阳经脉受邪，经气不利，筋脉拘挛所致，当见偏头痛。发热则是胆火内郁的表现。应当注意的是，少阳病的热型有二，如果是风寒邪气在经，正邪交争，则见往来寒热；如果是热郁胆腑，则见持续发热。脉弦细为少阳病的主脉，乃因少阳气郁，其气因郁而劲急，致使血脉拘挛紧急所致。

以上证候，体现了少阳病易经腑同病、易气郁化火的特点。论其治法，本当和解少阳。如误用汗、吐、下，则可导致正气受伤，心胆失养，心虚则悸，胆虚则惊；津伤而火热扰胃，则谵语、烦躁。

第 264 条论误用吐、下，而有悸、惊之变；第 265 条则论误用发汗有谵语，甚则有烦、悸之变，如此则知少阳有汗、吐、下三禁。后世有注家又结合第 179 条“少阳阳明者，发汗，利小便已，胃中燥、烦、实，大便难是也”，补充了少阳病当禁用利小便，于是就有了少阳四禁之说。其实少阳病的治疗禁忌，是强调在复杂的病证之中，只要有少阳枢机不利证的存在，在治疗上就应当以和解少阳为基础，不能单独使用汗、吐、下、利小便等方法。但在和解少阳的基础上，完全可以根据具体情况，兼用汗法、吐法、下法和利小便。

第二节　少 阳 病 证

一、少阳经腑受邪，枢机不利证

【原文】

伤寒五六日中风，往来寒热[1]，胸胁苦满[2]，嘿嘿[3]，不欲饮食，心烦喜呕，或胸中烦而不呕，或渴，或腹中痛，或胁下痞硬，或心下悸、小便不利，或不渴、

身有微热，或咳者，小柴胡汤主之。(96)

柴胡半斤　黄芩三两　人参三两　半夏半升(洗)　甘草(炙)　生姜(切)各三两　大枣十二枚(擘)

上七味，以水一斗二升，煮取六升，去滓，再煎[4]取三升，温服一升，日三服。若胸中烦而不呕者，去半夏、人参，加栝楼实一枚；若渴，去半夏，加人参合前成四两半、栝楼根四两；若腹中痛者，去黄芩，加芍药三两；若胁下痞硬，去大枣，加牡蛎四两；若心下悸、小便不利者，去黄芩，加茯苓四两；若不渴，外有微热者，去人参，加桂枝三两，温覆微汗愈；若咳者，去人参、大枣、生姜，加五味子半升、干姜二两。

血弱气尽，腠理开，邪气因入，与正气相抟，结于胁下。正邪分争，往来寒热，休作有时，嘿嘿，不欲饮食。脏腑相连，其痛必下，邪高痛下[5]，故使呕也。小柴胡汤主之。服柴胡汤已，渴者，属阳明，以法治之。(97)

本太阳病不解，转入少阳者，胁下硬满，干呕不能食，往来寒热，尚未吐下，脉沉而紧者，与小柴胡汤。(266)

【注释】

[1] 往来寒热：即恶寒与发热交替出现，病人自觉热时不寒，寒时不热，寒热交作，发无定时。

[2] 胸胁苦满：病人苦于胸胁满闷。

[3] 嘿嘿：心情不爽快的感觉。

[4] 煎：将液汁状物质加热浓缩的过程。西汉扬雄《方言·卷七》云："凡有汁而干谓之煎。"

[5] 脏腑相连，其痛必下，邪高痛下：肝胆相连皆属木，脾胃相连皆属土，木本克土，木为高，土为下，因此邪在高位的肝胆，必然会影响到其下位的脾胃。仲景以此来解释少阳病喜呕的机制。

【提要】

论少阳经腑受邪，枢机不利的证治。

【讲解】

本证成因：第96条和第266条提示太阳病邪传入少阳；第97条提示少阳本经直接受邪，其原因是"血弱气尽，腠理开，邪气因入"，也就是气血虚弱，正气不足，邪气乘虚而入。

主症和病机：往来寒热，休作有时，就是往来寒热，时作时休，这是风寒邪气侵袭少阳经的表现，少阳为小阳，抗邪之力较弱，少阳受邪，正邪分争，互有进退，邪胜则寒，正胜则热，故见往来寒热。胸胁苦满、胁下硬满、胸胁满不去、胁下满等症，皆发生在少阳经脉所过的部位，属邪伤少阳经脉，经气不利的表现。“嘿嘿”是心中不爽快的一种感觉，心中不爽快，自然神情也会抑郁木然，这是由于胆腑气郁，疏泄不利，精神抑郁所致。不欲饮食、不能食，则是由于少阳胆腑气郁，导致脾胃的受纳和运化功能减退所致。心烦是少阳郁火循经上扰心神的表现。喜呕、干呕皆是胃气上逆的表现，少阳病胆火内郁，最容易横逆犯胃，这就是第 97 条所说的“脏腑相连，其痛必下，邪高痛下”的意思。因为胆热最易犯胃，导致胃气上逆而见呕吐，所以在《伤寒论》中常常以呕吐的存在和不存在，来表示少阳病的存在和不存在。脉沉紧或如第 100 条所说阴脉弦，紧即是弦，阴脉即是沉取时的脉象，脉沉紧和阴脉弦，皆是脉沉弦的意思。少阳气郁，气血内郁而不能外达，故见脉沉；少阳木气因郁而劲急，致使血脉拘挛，故见脉弦。

或见症和兼证及其病机：邪客少阳，经腑不和，三焦不利，其病变可及于表里内外上下，故少阳病每多或然之证或兼夹之证。胸中烦而不呕，是邪郁胸胁，未犯胃腑；口渴是邪热伤津较重所致；腹中痛为肝胆气郁，横逆犯脾，脾络不和的表现；心下悸、小便不利，属少阳三焦失畅，气化不利，水饮内生，进而水气凌心所致；不渴，身有微热，提示太阳表邪未罢；咳为水饮犯肺，肺气上逆的表现。

以上诸证，其病机总由少阳经腑受邪，枢机不利而致，虽有兼夹之证和或见之证，但在治法上，都应当以和解为主，所谓“和解”，我的理解就是“和枢机，解郁结”，或是“和枢机，解郁热”。小柴胡汤是治疗本证的主方。

第 97 条所说“服柴胡汤已，渴者，属阳明，以法治之”，提示少阳邪气可以传阳明，邪气既然传入阳明，出现了阳明热盛伤津液的口渴，那就应当依照治疗阳明病的方法来治疗了。

【治法】

和解少阳。

【方剂】

小柴胡汤。

【方义】

小柴胡汤共七味药，可以分成三组进行分析。第一组是柴胡配黄芩，柴胡味苦微寒，气质轻清，疏散少阳经中之邪，又有疏理少阳气郁的功效；黄芩苦寒，气味较重，可清少阳胆腑郁火。二药相合，经腑同治，疏清并行，经邪外解，胆热内清，气郁得达，火郁得发，枢机因而调畅通利，针对了少阳病容易经腑同病、容易气郁化火等两大特点，是本方的核心药组。第二组是半夏配生姜，两药皆味辛，以其辛散，可以助柴胡疏通气郁，针对了少阳病容易气郁的特点；又可以和胃降逆止呕，针对了少阳病胆热犯胃，胃气上逆而喜呕、多呕的特点；还可以化痰、消饮、去水，助三焦水道之畅达，针对了少阳病三焦失畅，水液代谢失调，容易生痰、生饮、生水的特点。可见这一组药物的作用，也是很重要的。第三组药是人参、甘草、大枣，这三个药，可以将其看成是半个理中汤，也可以将其看成是半个四君子汤。在治疗发热性疾病的过程中，为什么要用到三个补气的药物？一是因为少阳为小阳，抗邪能力较弱，所以用此三药在柴胡的引领下，可以扶少阳正气以祛邪，有助正祛邪的作用；二是因为少阳之邪容易内传太阴，《难经》和《金匮要略》都有类似的话，“见肝之病，知肝传脾，当先实脾”。这里虽然不是肝病，而是少阳胆病，但肝胆相表里，少阳阳气抗邪不力，邪气也很容易内传太阴，使病证由阳转阴。因此用此三药补太阴脾气，显然有防止少阳之邪内传太阴的作用，可谓治中有防，也算是“治未病”的一种体现吧。

小柴胡汤七味药相辅相成，和枢机，解郁热，达三焦，畅气机，攻补兼施，寒热同调，温而不燥，寒而不凝，而且胆腑清和，则胃能降浊，脾能升清；三焦通达，则水升火降，气通津布，表里之气皆可调和，实是和解之良剂，后世称其为“和剂之祖”。故表里寒热虚实、气血津液阴阳诸病，皆可加减应用。热病用之可解热；郁证用之可解郁；合补气药，扶正以祛邪；合活血药，行气以活血；合补血药，舒气以养血；合生津药，解热以生津；合利水药，行气以利水；合化痰药，畅气以祛痰；合温阳药，舒郁以通阳；合养阴药，调气以育阴。加减得当，男女老幼，外感内伤，皆可应用，真可谓是左右逢源，左宜右有，被历代医家所珍视。关于小柴胡汤的解郁作用，刘渡舟老师更有精到的阐述，他说：“小柴胡汤擅开肝胆之郁，故能推动气机而使六腑通畅，五脏安和，阴阳平和，气血调谐，故其功甚捷，而其治又甚妙。故无麻、桂而能发汗，无硝、黄而能通便，无苓、术而能利水，无常山、草果而能治疟。所谓不迹其性，而独治其因，郁开气活，其病可愈。”方后注云：“上七味，以水一斗二升，煮取六升，去滓，再煎取三升。”之所以用去滓再煎之法，乃因方中药物性味有寒、温之差，苦、甘、辛之异，功用又有祛邪与扶正的不同，煮后去滓再将药液加热浓缩，可使诸药气味醇和，寒热同行，攻补并施，作用于同一枢机，更好地起到和解作用。《伤寒论》中采用煮后去滓再煎这一方法的，除小柴胡汤外，还有第 103 条的大柴胡汤、第 147 条的柴胡桂枝干姜汤，以及在“太阳病篇”讲到的第 149 条的半夏泻心汤、第 157 条的生姜泻心汤、第 158 条的甘草泻心汤、第 161 条的旋覆代赭汤等，共 7 个方剂。不过柴胡剂是和解少阳枢机的，泻心剂则是和解中焦枢机的。其他虽然也有寒热并用，攻补兼施的方剂，如黄连汤、乌梅丸、干姜黄芩黄连人参汤、麻黄升麻汤等，为什么不煮后去滓再煎呢？因为这些方剂不属于和解剂，药物的作用部位不在同一个枢机位点，而是寒热攻补各行其是，这就像大路朝天各走半边一样。

由于少阳病多或然之证，故小柴胡汤又有加减之法。若胸中烦而不呕，是热聚胸胁，未犯胃腑，热聚则不得以甘补，胃气不逆则不必辛散降逆，故去人参、半夏，加栝楼实以除热荡实；若渴，是木火内郁，犯及阳明，胃燥津伤，故去半夏之辛燥，加人参、栝楼根之甘苦清润，以清热生津；若腹中痛，是木郁乘土，脾络不和，故去黄芩之苦寒，加芍药于土中泻木，和络缓急以止痛；若胁下痞硬，乃邪郁少阳之经，阻遏较重，故去大枣之壅滞，加牡蛎以咸寒软坚；若心下悸、小便不利，为三焦决渎失职，水饮内停，故去黄芩之苦寒，加茯苓以利水；若不渴、外有微热，是太阳表证未罢，无里热伤津之象，故去人参之补，加桂枝以解外；若咳者，属水寒犯肺，肺气上逆，故去人参、大枣之甘补，去生姜之辛散，加干姜温化寒饮，加五味子敛肺降逆。

小柴胡汤是现代临床应用最为广泛的一张方剂，正像上面所说，外感内伤，男女老幼，各个系统病证，只要病机符合少阳枢机不利者，皆可应用。但主要应用于以下几个方面：一是用于治疗发热性病证，小柴胡汤有极好的解热效果，在《伤寒论》里，治疗往来寒热、呕而发热、头痛发热、发潮热、差后复发热、热入血室寒热交作如疟。临床运用小柴胡汤解热时，柴胡要用解热作用好的北柴胡，而不用解热作用较差的南柴胡或竹叶柴胡，仲景用柴胡解热时的一次量在 20~40g。二是用于治疗肝、胆、胰、胃、肠等消化系统的各类病证，如肝炎、肝脾大、胆囊炎、胆石症、胆道功能紊乱、慢性胰腺炎、各类胃炎、肠炎、十二指肠壅积症、胃肠神经症、痢疾、便秘、呕吐、泄泻等，在这种情况下用小柴胡汤，主要用其疏解气郁，调畅枢机的作用，枢机畅利，则五脏六腑的新陈代谢就可以得到促进和调节，此时柴胡用 10~15g 左右就可以了，仲景在舒达气机时柴胡的一次量是15g。三是用于治疗精神情志疾病，由于少阳枢机的畅利，关系到精神情志的调畅，所以小柴胡汤加减可以治疗精神躁狂抑郁症、焦虑症、强迫症、精神分裂症、神经症、癔症等，在这种情况下用柴胡，也是取其解郁作用，一般用量10~15g即可，也可以用南柴胡。四是用于治疗妇科和男科疾病，由于妇科疾病和某些男科疾病，多和肝胆疏泄功能失调有关，所以用小柴胡汤和枢机，解郁结，就可以达到调理月经、改善性功能等多方面的作用，产褥热、月经紊乱、痛经、乳腺炎、乳腺小叶增生、阳痿、睾丸炎、不孕不育症等皆可应用。五是用于治疗心、肾、肺的疾病，由于少阳病涉及三焦，三焦气机不畅，水道失调，水液代谢障碍，于是就可以导致痰饮内生。痰水犯肺，就可以出现肺气宣发肃降失调的咳喘，因此用小柴胡汤加减，可以治疗百日咳、支气管炎、肺炎、胸膜炎等；水邪上凌心阳，又可以导致心悸不宁，因此用小柴胡汤加减，可以治疗多种心脏疾病。水邪下浸，还可以导致小便不利、水肿，所以用小柴胡汤加减，还可以治疗肾的病证，如肾小球肾炎、肾盂肾炎、肾功能不全、尿道结石等。

二、小柴胡汤的其他适应证

（一）少阳不和兼太阳表证

【原文】

伤寒中风，有柴胡证，但见一证便是，不必悉具。凡柴胡汤病证而下之，若柴胡证不罢者，复与柴胡汤，必蒸蒸而振[1]，却复发热汗出而解。（101）

【注释】

[1]蒸蒸而振：蒸蒸，盛也。振，战也，动也。蒸蒸而振，寒战盛的样子。

【提要】

论小柴胡汤可以治疗少阳病兼太阳表证及少阳病战汗作解。

【讲解】

本证成因：太阳伤寒或中风，邪传少阳，而太阳邪气未罢。

太阳伤寒或太阳中风，本应当用麻黄汤或桂枝汤，为什么本条可以用小柴胡汤来治疗呢？这是因为在太阳病的病程中，邪气传入了少阳，出现了少阳病的小柴胡汤证。少阳病小柴胡汤证的临床表现很多，诸如有口苦，咽干，目眩，往来寒热，胸胁苦满，嘿嘿，不欲饮食，心烦喜呕，脉弦细、沉紧等主症，又有或胸中烦，或渴，或腹中痛，或胁下痞硬，或心下悸、小便不利，或咳等若干或然证。但这里提出的审证原则是“有柴胡证，但见一证便是，不必悉具”。其着眼点在“不必悉具”。“不必悉具”提示，欲诊断为少阳病而使用小柴胡汤，不必等待诸多的症状齐备，只须抓住其中的一两个症状，或一部分症状，而且这些症状又能反映邪入少阳，枢机不利之病机的，就可使用小柴胡汤。例如《伤寒论》中凭“续得寒热，发作有时者”“胸满胁痛者”“胸胁满不去者”“呕而发热者”等，即用小柴胡汤，皆为“但见一证便是，不必悉具”的举例示范。用小柴胡汤为什么可以解除太阳表邪？这是因为，少阳枢机通利，三焦畅达，津液得布，营卫通达，便可以达到身濈然汗出而解的效果。也就是第230条所说的“上焦得通，津液得下，胃气因和，身濈然汗出而解”。

本条又讨论了小柴胡汤证误下后，柴胡汤证不罢者的治疗及战汗作解的临床表现。柴胡汤病证，应以和解为治法，不可攻下。误用下法，则背逆少阳禁下的法则，常使病情发生其他变化。若下后柴胡证已罢者，有两种可能：一则形成坏病；二则邪传他经，此时就皆不可以再用小柴胡汤了。若下后柴胡证仍在，是其人正气尚旺，未因误下而致病邪内陷。因邪仍在少阳，故仍可用小柴胡汤治疗。但病人毕竟遭受过误下的经历，正气受到一定挫伤，于是服用小柴胡汤后，就出现了战汗作解的表现。战汗作解的过程有三个阶段，一是蒸蒸而振，就是剧烈寒战，这是邪气和正气相争的表现；二是又出现发热，这是正气奋起与邪气抗争的表现；三是汗出热退，这是正胜邪却的结果。这三个阶段依次都出现过了，病证就痊愈了。但如果只战不热，则是正不胜邪；如果寒战、发热之后，没有汗出，则是正不却邪，这都需要继续治疗。

应当提醒大家的是，现代临床常常采用中西医两套治疗方法，在西医输液的过程中，偶尔会有输液反应，其临床表现也是先有寒战，随后发热，之后会有大汗淋漓而导致虚脱，甚至导致休克而有生命危险。这是需要紧急处理的急症，千万不要将其看成是运用中药过程中的战汗作解。

（二）少阳不和兼阳明热郁

【原文】

阳明病，发潮热，大便溏，小便自可[1]，胸胁满不去者，与小柴胡汤。（229）

【注释】

[1] 可：犹宜也。

【提要】

论小柴胡汤可以治疗少阳不和兼阳明热郁。

【讲解】

本条虽冠之以“阳明病”，但条文所列的症状有“胸胁满不去”，实为少阳不和兼阳明病。阳明病发潮热，多为腑实已成的表现，因为当热邪和有形之糟粕相结的时候，热邪也必然内收、内敛、内郁，而不弥散，在通常的时间段，发热表达不出来，在日晡前后，阳明阳气得时而旺，正邪斗争激烈，于是就出现了明显的发热或高热，每日如此，犹如江河湖海的涨潮退潮，发有定时，因此才称之为“潮热”。但是阳明腑实，除潮热外，尚有大便硬结，腹满痛，烦躁，谵语等表现，况阳明病“小便数者，大便当硬”。今虽发潮热，然而并无腹满腹痛，何况小便自调而大便反溏，因此，其“潮热”充其量为阳明热郁所致。既然阳明之热没有和有形糟粕相结，为什么会导致热郁呢，从“胸胁满不去”可知，此证还有少阳受邪，枢机不利的病证存在。少阳为一身阴阳气血水火之枢机，枢机畅利，则全身气机升降出入自调。今少阳枢机不利，因此也就可以导致阳明热郁，于是虽然不是阳明燥结，却因阳明热郁于里，不易外发，于是在通常的时间里，发热表现不出来，而在日晡所，阳明阳气得时而旺，正邪斗争激烈，于是就出现了发潮热的临床表现。此种潮热，从少阳论治，与小柴胡汤。待少阳枢机畅利，气机通达，则表里调畅，阳明之郁热亦可得以宣达疏解。

本条提示小柴胡汤可以治疗发潮热，前述小柴胡汤可以治疗往来寒热、头痛发热、呕而发热，以后还会讲到小柴胡汤可以治疗热入血室的寒热阵作如疟、差后复发热等，可见小柴胡汤是一张解热作用很好的方剂。

（三）少阳不和兼阳明不大便

【原文】

阳明病，胁下硬满，不大便而呕，舌上白胎者，可与小柴胡汤，上焦得通，津液得下，胃气因和，身濈然汗出而解。（230）

【提要】

论小柴胡汤可以治疗少阳不和兼阳明病不大便。

【讲解】

本条虽冠名以“阳明病”且有“不大便”，但其“硬满”的部位不在阳明所主之腹部，而在少阳所主之胁下，舌苔不见燥热内盛之黄燥，而见津液不化之白苔，更有少阳主症之一的“呕”，说明此证并非阳明腑实，亦非少阳不和兼阳明腑实。其不大便的成因，当为少阳不和，三焦失畅，水津不布，肠道失润。

故用小柴胡汤，和解少阳，使“上焦得通，津液得下，胃气因和”，津布肠润，则大便自然通畅。本条提示，临证见不大便，是否选用承气汤或大柴胡汤攻下，其辨证的要点在于舌苔的黄燥与薄白。

前述小柴胡汤可以解表，本条又言小柴胡汤可以通便，为什么它可以和里解表呢？“上焦得通，津液得下，胃气因和，身濈然汗出而解”，阐述的即是其和里解表的机制。小柴胡汤有和解少阳，运转枢机，通达三焦的作用。上焦气机通畅，则水之上源调畅，津液得以布达下行，胃肠得以滋润，里气因和，则大便自调；而上焦又是营卫之气直接向体表布散的场所，上焦气机通畅，则营卫之气得以布达，太阳表气得以调和，在表之邪则可随汗而自解。《神农本草经》云：柴胡“治心腹，去肠胃中结气，饮食积聚，寒热邪气，推陈致新”。由此我认为柴胡有一定的促进肠蠕动，促进排便的作用，对于平时大便偏干甚至大便秘结的人，很是适宜。有少数人服用柴胡剂后大便次数明显增多，甚至轻度腹泻，这可能就是柴胡推陈致新作用的体现。在一般情况下，继续服药，这种情况会在2~5日内自行缓解，如不能缓解，说明病人平素脾气不足，在方中适当加入健脾补气的药物，如炒白术、炒薏苡仁等，即可缓解。

（四）三阳同病

【原文】

伤寒四五日，身热恶风，颈项强，胁下满，手足温而渴者，小柴胡汤主之。（99）

【提要】

论小柴胡汤可以治疗三阳同病。

【讲解】

伤寒四五日，身热而恶风，这显然是太阳表邪未罢的表现。手足温而渴，则是阳明里热渐炽的特征。阳明和太阴都主四肢，在《伤寒论》中，手足温而渴者，属阳明有热；手足自温而无口渴的，属于太阴有邪。因为阳明有热伤津较重，故见口渴；太阴有邪，多为阴证，伤阳为主，伤阴液并不明显，故无口渴。胁下满，为少阳受邪，经气不利所致。颈项强，则为三阳经气不利的表现，因为足太阳之脉循头下项行身之后，足阳明之脉从口下人迎行身之前，足少阳之脉从耳下缺盆行身之侧。也就是说，太阳经脉行于后项部，少阳、阳明经脉行于颈部的两则，颈项拘紧不柔和，属三阳经脉受邪，经气不利。可见将本证诊断为三阳同病，是恰当的。

三阳同病之所以可以从少阳入手治疗而用小柴胡汤，是因为太阳之邪应从汗解，但有少阳病的存在，禁用汗法；阳明之邪当从里清，但有少阳病的存在禁用下法，故汗、下皆不适宜，只宜治从少阳，采用和解。而少阳为枢，内调阳明，外达太阳，枢机运转，则内外通达，使太阳之邪从外而解，阳明之热从里而消。于是上焦得通，津液得下，胃气因和，身濈然汗出而解。

鉴别：在“阳明病篇”提到三阳同病，阳明热盛，治用白虎汤清热为主，是因为该条所述证候，既没有太阳表证的临床表现，更没有少阳不和的临床特征，所以可用清法治疗。而本条则有明显的少阳枢机不利的临床特征，故必须从和解少阳入手。

（五）阳微结证

【原文】

伤寒五六日，头汗出，微恶寒，手足冷，心下满，口不欲食，大便硬，脉细者，此为阳微结，必有表，复有里也。脉沉，亦在里也。汗出为阳微，假令纯阴结，不得复有外证，悉入在里，此为半在里半在外也。脉虽沉紧，不得为少阴病，所以然者，阴不得有汗，今头汗出，故知非少阴也，可与小柴胡汤。设不了了者，得屎而解。（148）

【提要】

论阳微结证治及其与纯阴结的鉴别。

【讲解】

阳微结的临床表现、病机及其治疗：但头汗出，也就是只有头部汗出而身上无汗，这是少阳三焦热郁的表现。因为三焦热郁，热邪不得外越而身无汗，但是头为诸阳之会，阳热上蒸，则可以见到头部汗出；微恶寒，是表证尚在的特征；手足冷，为阳郁于里而不能达于四末所致；脉沉紧而细，是阳郁于里，气血运行失畅，脉道不利的表现；心下满，口不欲食，大便硬，是邪结胸胁，枢机不利，胃气失和，津液不下，肠道失润的表现。

由于本证为阳热郁结于里，故谓“阳结”，又由于和阳明里实燥结之证相比较，热结尚浅而微，且表证未解，故谓“阳微结”，也就是三阳气机轻度郁结。其总的病机不外枢机不利，气血运行失畅，既有表证，又有里证，故曰：“必有表，复有里也”，“此为半在里半在外也。”应当采用和解之法，主用小柴胡汤。服用小柴胡汤后可使三焦阳气通畅，上下内外气机条达，则表里诸证悉除。假如里气尚未调和，病人身体尚不爽快，治当微通大便，即所谓“得屎而解”。

阳微结和纯阴结的鉴别：虽然阳微结有脉沉紧而细，手足冷，微恶寒等表现，有似于纯阴结，但两者在临床表现和病机方面却有明显的不同。在临床表现方面，阳微结“必有表，复有里也”。纯阴结“不得复有外证，悉入在里”。可知阳微结既有表证微恶寒、发热，又有里证心下满，口不欲食，大便硬。纯阴结则没有表证，纯系里虚寒证，当见无发热恶寒，四肢厥冷，小便清长，大便结滞等，其大便结滞的病机应是阳虚津凝所致；阳微结有头汗出，为枢机不利，郁热上蒸所致。纯阴结由少阴阳虚，阴寒内凝所致，故一般无汗。如少阴病见冷汗自出或额上生汗者，则为少阴阳不摄阴或阳气外亡之危候，与少阴“纯阴结”之证不同。

在病机方面，阳微结为“半在里半在外”，总由少阳枢机不利，阳热郁于里，气血运行失畅所致。纯阴结则为少阴阳虚，阴寒结滞所致。两者虽同谓之“结”，但前者属少阳枢机不利，气机微结；后者属少阴阳气不足，阴寒微结。前者性质为阳热，后者性质为阴寒。

鉴别：《伤寒论》中出现“头汗出”或“但头汗出”，分别见于第148、111、134和136条。第148条为少阳阳微结证，病机为少阳枢机不利，阳郁于里，气血运行失畅，其“头汗出”为枢机不利，三焦热郁，热不能外越则身无汗，郁热上蒸则头汗出；第111条系太阳中风，误用火劫发汗后，火毒内攻，气血阴阳俱虚竭，其“但头汗出，剂颈而还”的原因是津液虚损，故虽为火热蒸迫，已是汗出无源，不能布达全身，仅见头汗出而已；第134条是太阳表证误下，湿热郁蒸发黄之证，湿热互结，热欲外越而为汗，因受黏腻滞着之湿邪的牵制，而不得外越，故身无汗，但头为诸阳之会，阳热上蒸，于是就出现了“但头汗出，余处无汗，剂颈而还”；第136条为水热互结的大结胸证，水热互结于胸胁，热邪不得外越，而见身无汗，阳热上蒸，而见“但头微汗出”。此外，阳明热郁胸膈证、少阳热郁兼脾寒的柴胡桂枝干姜汤证，也有“但头汗出”，显然也是热郁所致。综上所述，但头汗出身无汗的病机，不外是热郁于内而不得外越，郁热上蒸，或津亏有热而作汗无源两种情况。

（六）少阳兼里虚时的处理方法

【原文】

伤寒，阳脉涩，阴脉弦，法[1]当腹中急痛，先与小建中汤，不差者，小柴胡汤主之。(100)

【注释】

[1] 法:犹理也。

【提要】

论少阳兼里虚寒证的证治。

【讲解】

阳脉涩,是指脉浮取见涩象,也即脉浮涩,这是气血不足,脉道涩滞的表现,因为脾为气血化生之源,气血不足也提示了脾虚土弱。阴脉弦,是指脉沉取见弦象,也即脉沉弦,主少阳气郁,少阳木气旺。阳脉涩,阴脉弦,为木旺土虚,气血不足,腹部经脉失养,又有木邪乘土,因此理当出现腹中拘急疼痛。证属少阳不和兼有太阴脾虚,气血不足,据"虚人伤寒建其中"的原则,采用先补里,后和解少阳的方法。"先与小建中汤"调和气血,温中补虚,和里缓急。待腹痛缓解后,如果少阳病仍然"不差者",再用小柴胡汤和解少阳。

鉴别:第96条与本条都有腹痛,但第96条的"或腹中痛"是少阳病的或然证,为木邪犯土,脾络不和所致,以少阳病为主,所以主用小柴胡汤和解少阳,去黄芩之苦寒,以免再伤脾阳;加芍药以养血柔筋,缓急止痛。本条则是以气血不足,中焦虚寒为主,其腹痛是在气血不足,中焦虚寒的基础上,复为少阳之邪所乘,由于是基于"土虚"为主,又遭木邪克犯,所以出现了"腹中急痛"。故其治疗先宜建立中气,与小建中汤,后再和解少阳,与小柴胡汤。即采用先补后和的治法。

在《伤寒论》中,小建中汤的适应证凡两见,一为第102条:"伤寒二三日,心中悸而烦者,小建中汤主之。"病机为气血两虚,复被邪扰,心失所养则心悸、神失所养则心烦。一为本条见"腹中急痛",为中焦虚寒,气血不足,复为少阳之邪相乘所致。两条临床表现完全不同,但是病机皆是脾虚而气血不足,故皆用小建中汤治疗。这正是异病同治的体现,也是抓病机,扩大经方临床应用范围的示范,无论临床的症状表现是否相同,只要病机一致,就可以选用同一首方剂进行治疗。

三、小柴胡汤使用禁忌

【原文】

得病六七日,脉迟浮弱,恶风寒,手足温。医二三下之,不能食,而胁下满痛,面目及身黄,颈项强,小便难者,与柴胡汤,后必下重[1]。本渴饮水而呕

者，柴胡汤不中与也，食谷者哕[2]。(98)

【注释】

[1]下重：肛门有重坠感。

[2]食谷者哕：进食后即发生呃逆。

【提要】

论中虚湿郁和中虚停饮皆禁用小柴胡汤。

【讲解】

脉迟浮弱，症见恶风寒，是表证未解；脉兼迟象，且手足自温，是兼邪在太阴，参合第187、278条“伤寒脉浮而缓，手足自温者，系在太阴”，并据“脉迟为寒”的说法，可知此证为脾阳素虚，感受风寒，表里兼病，治当温中解表。但医者屡用攻下，致使中阳更虚，脾虚气弱，受纳无权，运化无力，则不能食；阳虚不运，寒湿停郁，阻遏肝胆经气，则胁下硬满；进而导致肝胆疏泄失司，胆汁不循常道，溢于周身，则面目及身黄。小便难为脾失转输，水液不行。颈项强提示表证未解。上述诸证皆因误下中虚湿郁而成，如误投小柴胡汤，则因其方偏于苦寒，就可能导致脾虚气陷，里气不和，更增泻利下重之证。

本渴饮水而呕者，是另指脾虚饮停而言。《金匮要略》云：“先渴后呕，为水停心下，此属饮家。”责之脾阳不足，转输失职，气不化津，水气内停。水气内停，气不化津，则渴欲饮水；饮水不化，饮愈多而水停愈甚，饮逆于胃，则为呕逆。其治法当以健脾利水为宜，不可将呕逆误作少阳病之喜呕，而投以小柴胡汤。因小柴胡汤偏于苦寒，对中虚饮停之人误用则更伤中阳，以致中虚土败，食后引发虚气上逆的呃逆，故特别强调“柴胡汤不中与也”。

第三节　少阳病兼证

一、柴胡桂枝汤证

【原文】

伤寒六七日，发热微恶寒，支节烦疼[1]，微呕，心下支结[2]，外证未去者，柴胡桂枝汤主之。(146)

桂枝一两半（去皮）　黄芩一两半　人参一两半　甘草一两（炙）　半夏二合半（洗）　芍药一两半　大枣六枚（擘）　生姜一两半（切）　柴胡四两

上九味，以水七升，煮取三升，去滓，温服一升。本云人参汤，作如桂枝法，加半夏、柴胡、黄芩，复如柴胡法，今用人参作半剂。

【注释】

[1] 支节烦疼：支，通肢。烦，汉代《周礼》郑玄注："烦犹剧也。" 支节烦疼，即四肢肌肉关节剧烈疼痛。

[2] 心下支结：即自觉心下部有支撑结聚胀满之感。

【提要】

论少阳兼太阳、太阴的证治。

【讲解】

本证成因：太阳表证未除，邪气又入少阳，并兼太阴表证。

主症和病机：发热微恶寒，属太阳表证，恶寒曰"微"，知发热亦微，提示太阳表证已轻；支节烦疼，即四肢肌肉和关节剧烈疼痛，"烦"字在这里应作"剧烈"解。一般把此证说成是太阳表证，但是既然太阳表证轻微，为什么反而能出现四肢肌肉和关节剧烈疼痛呢？就连太阳伤寒表实证也没有特别提到四肢肌肉关节剧烈疼痛呀！何况太阳伤寒表实证，恶寒最先出现而且很重，可是本条明确说是微恶寒，这不是太阳伤寒表实证的表现呀。而且仲景 101 条明言"伤寒中风，有柴胡证，但见一证便是，不必悉具"。如果"支节烦疼"是太阳病，依照但见一证便是的原则，用小柴胡汤就可以了，根本就不应当把桂枝汤拉进来。在《伤寒论》中，什么病证可以出现"支节烦疼"的临床表现呢？第 274 条说："太阴中风，四肢烦疼，阳微阴涩而长者，为欲愈"，仲景明言"太阴中风"，应当是太阴所主的四肢末梢被风寒邪气所伤而导致的证候，其临床表现是四肢剧烈疼痛。因为四肢末梢毕竟为人体的外周，所以应当属表，脉应见浮象。本证如果脉由浮而转微，即原文所说的"阳微"，阳是指轻取，轻取脉象由浮而转微，依照《黄帝内经》"大则邪至，小则平"的说法，这就是邪气退的表现；脉由沉涩而转为端直以长，即原文所说的"阴涩而长"，阴是沉取，沉取脉由涩滞不利转为端直以长，则是正气恢复的表现，正复而邪退，因此这是太阴中风将要自愈的指征。如果本证不能自愈，应当如何治疗？第 276 条说："太阴病，脉浮者，可发汗，宜桂枝汤"，什么样的太阴病才可以见到脉浮？只有风寒之邪侵袭四肢所致的太阴中风证才可以见到脉浮，因此第 276 条的完整意思是：太阴中风，四肢烦疼，脉浮者，可发汗，宜桂枝汤。也就是说，仲景用桂枝汤来治疗"太阴中风"，这种太阴中风证，单用小柴胡汤是无济于事的。

微呕，病机与少阳病胆热犯胃的喜呕相同，但呕吐为微，提示少阳之邪不重；心下支结，是少阳经脉受邪，经气不利所致。《灵枢经·经脉》说：足少阳之脉，“是动则病口苦，善太息，心胁痛不能转侧”，可见这里的心下支结，和心胁痛不能转侧相比较，还应是少阳经气不利之轻者，于是提示少阳之邪尚浅。由此可见，本证属太阳、少阳之证俱轻，又兼太阴四肢被风邪所伤而出现的四肢剧烈疼痛。邪入少阳，则须和解，如果单治少阳，虽然可以疏达太阳表邪，但太阴四肢之风寒邪气难解，因此必须配合桂枝汤疏通经脉，驱除四肢末梢的风寒邪气。这就是为什么本条没有采取第101条所说的“但见一证便是”，只用小柴胡汤来治疗的道理所在。

【治法】

和解少阳，兼以解表。

【方剂】

柴胡桂枝汤。

【方义】

本方为小柴胡汤、桂枝汤各取半量，合剂而成。以小柴胡汤和解少阳，通利枢机。以桂枝汤调和营卫，解肌祛风，以治太阳之表，并疏通经脉，祛除四肢末梢的风寒邪气，以治太阴中风。

在我看来，本方在小柴胡汤中加了桂枝，就提高了温补心胆之阳，助少阳、畅枢机的作用，加了芍药就增强了养血柔肝、助肝气疏泄的效果，因此在临床上的治疗范围甚至比小柴胡汤还要广。我临床用本方主要治疗以下几个方面的病证。一是治疗外感病，既有少阳不和，又有太阳表证和太阴中风而见四肢疼痛者。二是治疗肝胆疾患，如慢性肝炎、胆囊炎、胆道结石等又伴见四肢肌肉关节疼痛者。三是治疗痹证伴情志不爽，肝气郁结者。四是治疗神经症、心身疾病，出现周身窜疼，疼无定处，又找不到器质性病变原因者。五是治疗精神疾病，如抑郁症、焦虑症、强迫症、起床困难综合征、选择困难症、严重失眠、儿童多动症等，用本方和温胆汤、《备急千金要方》的定志小丸合方化裁，我名之以柴桂温胆定志汤，大多有较好疗效。六是治疗脂膜炎，症见脂肪富集的部位如腹部、大腿内侧，皮肤泛红，出现皮下结节，疼痛，急性发作时可出现发热、怕冷、乏力等全身症状者。七是治疗不安腿综合征，症见四肢酸楚不适，坐卧不宁，犹以下肢为重，越是在安静的状态下，症状越重，以至痛苦不堪，不得入眠，故名以不安腿综合征或不宁腿综合征。此证可单用桂枝汤治疗，如伴有抑郁焦虑等表现，则选柴胡桂枝汤加木瓜、川牛膝等，方中白芍用量可至30~50g。

二、大柴胡汤的适应证

【原文】

太阳病，过经[1]十余日，反二三下之，后四五日，柴胡证仍在者，先与小柴胡汤。呕不止，心下急[2]，郁郁微烦者，为未解也，与大柴胡汤，下之则愈。(103)

柴胡半斤　黄芩三两　芍药三两　半夏半升(洗)　生姜五两(切)　枳实四枚(炙)　大枣十二枚(擘)

上七味，以水一斗二升，煮取六升，去滓，再煎，温服一升，日三服。一方加大黄二两。若不加，恐不为大柴胡汤。

伤寒发热，汗出不解，心中痞硬，呕吐而下利者，大柴胡汤主之。(165)

伤寒十余日，热结在里，复往来寒热者，与大柴胡汤……(136)

伤寒十三日不解，胸胁满而呕，日晡所发潮热……此本柴胡证，下之以不得利……(104上)

按之心下满痛者，此为实也，当下之，宜大柴胡汤。(《金匮要略·腹满寒疝宿食病脉证治》)

【注释】

[1] 过经：邪气已经离开太阳经。

[2] 心下急：胃脘部拘急疼痛。

【提要】

论大柴胡汤的适应证。

【讲解】

大柴胡汤的主要适应证有二：

一是少阳不和兼有阳明里实(原文第136条、第104条)：

本证成因：太阳病传入少阳和阳明。

主症和病机：胸胁满而呕，往来寒热，其中胸胁满闷，是邪在少阳经脉，少阳经气不利。往来寒热，是寒邪在少阳经，正邪分争，互有进退。呕则是邪在少阳胆腑，胆热犯胃，胃气上逆。这正是少阳经腑同病的特征。日晡所发潮热，热结在里，则为阳明里实的典型证候，但要诊断为阳明腑实证，必须有不大便、大便不通一症，也就是104条所说的"不得利"。证候既然是少阳不和兼有阳明里实，毫无疑问，治当和解少阳兼以清泄阳明，用大柴胡汤。

二是少阳胆腑的热实证（原文第103条、第165条和《金匮要略·腹满寒疝宿食病脉证治》）：

本证成因：邪入少阳胆腑化热，胆热伤津耗液，邪热与精汁相结，使胆腑精汁浓缩成实，从而形成少阳胆腑的热实证，也可以叫"少阳腑实证"。一般认为只有阳明才有腑实证。但是我认为，胆既然是六腑之一，就可以有腑实，何况阳明腑实证的名称也不是《伤寒论》中原有的，而是后世医家的说法，既然可以把热邪和阳明糟粕所结的证候叫作阳明腑实证，为什么不可以把热邪和胆腑精汁所结的证候，叫作少阳腑实证呢？

主症和病机：呕不止，这是少阳病喜呕的加重，为胆腑实热邪气犯胃，胃气上逆所致；下利，为胆腑实热邪气内迫肠道所致；心下急，或心中痞硬，或心下满痛，是胸胁苦满、心下支结的加重，为实热结滞胆腑，气血壅遏的表现；郁郁微烦，"郁郁"与"嘿嘿"病机相同，是少阳实热郁遏，失于疏泄，致使情志不爽的表现；微烦是由于邪热与胆腑精汁相结，其热邪已经内收、内敛，反而不能向外张扬之故。治疗用大柴胡汤通泄胆腑热实。

此证在临床经常见于急性胆囊炎、胆道结石的急性发作、急性胰腺炎、急性胃痉挛等病证。其症见"心下急"，实际就是胆绞痛或者急性胰腺炎的上腹痛，提示病位不在阳明，阳明病当见腹满，腹满痛，绕脐痛，腹大满不通，何况阳明还有"阳明病，心下硬满者，不可攻之"的禁忌，因此不可以把"心下急"认作是阳明病；《金匮要略》所说的"按之心下满痛者，此为实也"，说的则是墨菲征阳性，这和阳明腑实证是不沾边的。其症见"呕不止"，更非阳明热结，因《伤寒论》明示"伤寒呕多，虽有阳明证，不可攻之"。因此将原文第103条、第165条以及《金匮要略》中的大柴胡汤证，认作是少阳不和兼有阳明里实，是不符合仲景原意的，也不符合临床实际。

【治法】

和解少阳，通下里实。

【方剂】

大柴胡汤。

【方义】

本方是小柴胡汤去人参、炙甘草，加芍药、枳实、大黄而成。因少阳病未解，故以小柴胡汤和解少阳。因兼阳明腑实或胆腑热实，故去人参、炙甘草以免助邪增热，加枳实、大黄以利气消痞，通下热结。加芍药一是为了缓解心下拘急疼痛，二是可以滋阴养血而除烦，还可以助枳实、大黄以泄热。因其证有呕不止，故将生姜的用量增至5两，以加强降逆止呕之力。诸药相合，既可和解少阳兼泻阳明里实，并可通泄少阳胆腑热实邪气。

我常用此方治疗急性胆囊炎和胆道结石的急性发作，一般在治疗急性胆囊炎时，加蒲公英、紫花地丁、虎杖、延胡索等清热解毒、行瘀止痛之品；在治疗胆道结石急性发作时，加金钱草、海金沙、鸡内金、郁金、延胡索等利胆排石、化瘀止痛之品。天津市南开医院中西医结合治疗急性胰腺炎，所用中药清胰汤，药物组成有柴胡、黄芩、白芍、大黄、黄连、木香、延胡索、芒硝，正是大柴胡汤的加减。有人用本方加茵陈治疗急性肝炎；加冬瓜子、桃仁治疗急性阑尾炎；加行气药物治疗单纯性肠梗阻；加化瘀、祛痰、利湿、散结药物，治疗多囊卵巢综合征。这些病证之所以可以用大柴胡汤，皆是因为这些病证的病变部位在肝胆经脉所过之处，而且又是热实之证。也有很多报道用其治疗流行性感冒、肺炎、高血压、急性胃炎、肋间神经痛、神经系统病等。

三、柴胡加芒硝汤证

【原文】

伤寒十三日不解，胸胁满而呕，日晡所发潮热，已而微利。此本柴胡证，下之以不得利，今反利者，知医以丸药[1]下之，此非其治也。潮热者，实也。先宜服小柴胡汤以解外，后以柴胡加芒硝汤主之。(104)

柴胡二两十六铢　黄芩一两　人参一两　甘草一两(炙)　生姜一两(切)　半夏二十铢(本云五枚，洗)　大枣十二枚(擘)　芒硝二两

上八味，以水四升，煮取二升，去滓，内芒硝，更煮微沸，分温再服，不解更作。

【注释】

[1] 丸药：汉时流行的成药，据《伤寒论·伤寒例》"神丹安可以误发，甘遂何可以误攻"，有人考证，汉时泻下的丸药有巴豆制剂和甘遂制剂两类，前者用于攻下寒积，后者用于泻实逐水。

【提要】

论少阳病兼阳明里实误用丸药泻下后的证治。

【讲解】

本证成因:少阳兼阳明里实,误用丸药泻下后,大便虽通而里热未去。

主症和病机:胸胁满而呕,是邪入少阳经腑,枢机不利的表现,胸胁满为少阳经有邪,呕吐为少阳胆热犯胃所致。日晡所发潮热,是阳明里实已成,阳明热郁的特征。如果此证再有不大便,则是典型的少阳不和兼有阳明里实的证候,当用大柴胡汤和解少阳,清泻阳明。之所以可以用大柴胡汤泻下,是因为其人“不得利”,也就是没有大便。但此病人却出现了“微利”,也就是轻度下利,仲景推测是因其他医生误用丸药攻下所造成的。本证大便不通,乃是因阳明燥结所致,如果用辛热的巴豆制剂泻下,肠道虽通,但燥热难以排出体外,故虽有下利,而潮热不除。潮热者实也,是强调潮热未罢,里实热仍在。证属少阳不和兼有阳明实热,但毕竟有下后微利,故不可与大柴胡汤,而应先以小柴胡汤和解少阳,冀其上焦得通,津液得下,胃气因和,身濈然汗出而解。若服用小柴胡汤不愈者,再以柴胡加芒硝汤以和解少阳,泻热润燥。

【治法】

和解少阳,泻热润燥。

【方剂】

柴胡加芒硝汤。

【方义】

本方用小柴胡汤和解少阳,加芒硝以泻热润燥。与大柴胡汤相较,不用枳实、大黄、芍药,一般认为,这是由于下后腑气已通,胃肠受损,正气较弱,燥热虽有而大便未实,故不用行气荡涤之品,而用芒硝之咸寒润下,泻热润燥。惟其正气不足,故留参、草以益气和中。本方剂量约为小柴胡汤的三分之一,芒硝二两,且分两次服,亦属小量,故为和解兼泄热之轻剂。我的理解是,本证大便虽通而热毒未去,用芒硝则重在泻热。其泻热的作用是这样发挥的,芒硝虽然溶于水,但其成分并不能被肠壁所吸收,当服用芒硝后,便在肠道内形成高渗状态,于是就使肠壁分泌大量的液体进入肠道,体内的热毒则随着肠壁液体的大量分泌而排入肠道,进而排出体外。但欲使芒硝更好地发挥泻热作用,必须使其在肠道保留足够长的时间。为达到这一目的,就必须配用甘缓的药物,这就是本方用甘草和大枣的原因所在。本方和柴胡桂枝汤中,柴胡的一次用量是 20g,也是用来解热的。

本方现代临床应用不甚普遍,即使有应用,也限于个案的报道。

四、柴胡桂枝干姜汤证

【原文】

伤寒五六日，已发汗而复下之，胸胁满微结，小便不利，渴而不呕，但头汗出，往来寒热，心烦者，此为未解也，柴胡桂枝干姜汤主之。(147)

柴胡半斤　桂枝三两(去皮)　干姜二两　栝楼根四两　黄芩三两　牡蛎二两(熬)　甘草二两(炙)

上七味，以水一斗二升，煮取六升，去滓，再煎取三升。温服一升，日三服。初服微烦，复服，汗出便愈。

【提要】

少阳病兼脾虚津伤的证治。

【讲解】

本证成因：伤寒汗不得法，又下之过早，汗下两伤，津液受损，脾气被伤，邪传少阳。

主症和病机；往来寒热、心烦、胸胁满微结，这是少阳经腑同病，枢机不利的表现；小便不利，则是少阳枢机不利，气化失常，三焦水道不调的特征；口渴为汗下津伤，津亏失润所致；不呕为病未影响胃腑。可是少阳胆病最容易影响脾胃，少阳病特征之一就有“喜呕”，以至在《伤寒论》中常常以呕吐的存在或不存在来判断少阳病的存在或不存在，这里偏偏强调“不呕”，有何深意？我的理解是，这里强调少阳之邪没有影响到胃，言外之意是影响到脾了。影响到脾会出现什么症状？那就是便溏或下利。因此在本条的主症中，应当补充“下利”一症，这是兼有脾虚又受少阳之邪所扰所致。而且以方测证，方中用了温补脾阳脾气的甘草干姜汤，可知脾虚便溏或下利的症状自在其中；但头汗出则是三焦热郁的表现，热郁体内不得外越则身无汗，郁热上蒸，故见但头汗出。诸证合参，本条所述当为少阳不和，三焦失畅，脾阳不足，津液被伤之证，治用柴胡桂枝干姜汤，和解少阳，畅达三焦，温脾生津。

【治法】

和解少阳，畅达三焦，温脾生津。

【方剂】

柴胡桂枝干姜汤。

【方义】

柴胡、黄芩，解少阳经邪，清少阳腑热，舒少阳气郁，为方中主药；栝楼根，生津胜热以止烦渴；牡蛎，软坚散结，以疗气机之凝结；桂枝配干姜，通阳化阴以畅三焦；干姜配甘草，辛甘化阳以温补脾阳，而甘草又有调和诸药，保中护正的作用。

现代临床应用本方，从临床表现方面，主要抓胁痛、口渴、便溏三个主症；从病机角度来说，主要抓肝胆郁热、脾虚、津伤。于是本方常用于治疗肝胆疾患又兼太阴脾家虚寒、津液损伤的证候，既有口苦、口渴、心烦、胁痛、肝功能异常等表现，又有便溏、腹胀、纳差等特征。治疗慢性结肠炎又兼有肝胆郁热者，既有下利经久不愈，又有胁痛、脉弦、口干、口苦等表现；治疗糖尿病以口渴为主，又伴肝郁脾虚者。

五、柴胡加龙骨牡蛎汤证

【原文】

伤寒八九日，下之，胸满烦惊[1]，小便不利，谵语，一身尽重，不可转侧者，柴胡加龙骨牡蛎汤主之。(107)

柴胡四两　龙骨　黄芩　生姜(切)　铅丹　人参　桂枝(去皮)　茯苓各一两半　半夏二合半(洗)　大黄二两　牡蛎一两半(熬)　大枣六枚(擘)

上十二味，以水八升，煮取四升，内大黄，切如碁子，更煮一两沸，去滓，温服一升。本云，柴胡汤，今加龙骨等。

【注释】

[1] 烦惊：心烦、惊悸不宁。

【提要】

论少阳病兼表里三焦俱病的证治。

【讲解】

本证成因：伤寒八九日，误下，正气受损，邪气弥漫三阳。

主症和病机：少阳经气不利则胸满，胆腑郁火扰心则心烦，胆气被伤，决断失职，心胆不宁，则精神惊恐不安；谵语为胃热上蒸，心神被扰所致；小便不利，是三焦不利，决渎失职，膀胱气化失司的表现；一身尽重，不可转侧，为阳热弥漫三阳，三阳经经气不利所致。

综上可知，本证乃因表证误下，邪气内陷所致，病机为少阳不和，三焦失畅，阳明有热，邪气弥漫，心胆不宁。虽有三阳证见，但以少阳病证为主，尤以心胆不宁的精神症状为突出，故治疗以柴胡加龙骨牡蛎汤和解泄热，镇惊安神。

【治法】

和解泄热，镇惊安神。

【方剂】

柴胡加龙骨牡蛎汤。

【方义】

本方由小柴胡汤去甘草，加桂枝、茯苓、大黄、龙骨、牡蛎、铅丹而成。因邪入少阳，故以小柴胡汤和解枢机，扶正祛邪。本方原文的适应证中，没有提到发热，方中用柴胡旨在舒达少阳气机，而不是为了解热，所以用柴胡四两，而分为四次服用，一次量仅为一两，即15g。加桂枝、茯苓，助气化而行津液，畅三焦而利小便；加大黄清阳明之热，和胃气而止谵语，此方所用大黄要后下，只煮一两沸，这和大黄黄连泻心汤用麻沸汤渍之须臾用法相近，也旨在清热和胃而已；加龙骨、牡蛎、铅丹以重镇理怯而安神明，止烦惊。诸药相合，使少阳枢机得利，三焦通达，气化以行，里热得清，神明得安而诸证悉除。方中铅丹，为铅的氧化物，如将其直接入口，可导致急性铅中毒，后世临床多作外用，少用内服。如若内服，应当用厚布包煎，且用量不宜重，又不可久服。我临床一般以生铁落或琥珀粉代替铅丹。

我们在少阳病的概说中已经谈过，由于少阳主枢，少阳病常常容易兼夹太阳不和、阳明里实、太阴脾虚和心胆不宁的证候。仲景用柴胡桂枝汤治疗少阳不和兼太阳表证（当然还兼有太阴所主的四肢被风寒邪气所伤之证），用大柴胡汤治疗少阳不和兼阳明里实，用柴胡桂枝干姜汤治疗少阳不和兼太阴脾虚，用柴胡加龙骨牡蛎汤治疗少阳不和兼心胆不宁，可谓严谨周详。

我常用本方治疗下述病证：一是治疗儿童外感，因为儿童脾胃尚弱，胆气未充，患外感病以后，正气抗邪于表，里气相对不足，很容易导致食积内停和精神惊恐不宁。而本方除和少阳、解外邪的作用外，有大黄可以导滞，有龙骨、牡蛎可以镇心胆，宁神志，因此非常适合使用，但对于儿童，尤其要禁用铅丹。二是用于治疗精神情志疾病，比如精神分裂症、躁狂抑郁症的躁狂发作、围绝经期前后诸证等出现烦躁惊悸等精神不宁者。三是用于治疗甲状腺功能亢进症、癫痫、风湿性舞蹈症、肝豆状核变性、梅尼埃病等出现烦躁、失眠、惊悸等表现者。

第四节　少阳病及阳证的传经与预后

【原文】

伤寒六七日，无大热，其人躁烦者，此为阳去入阴[1]故也。(269)

伤寒三日，三阳为尽，三阴当受邪，其人反能食而不呕，此为三阴不受邪也。(270)

伤寒三日，少阳脉小者，欲已也。(271)

【注释】

[1]阳去入阴：即去表入里之意。

【提要】

辨少阳病及阳证的预后。

【讲解】

第269条论表病入里的征象：伤寒历经数日，无大热，指外热之势已轻；见躁烦，是邪已入里之象。躁烦一证，阳证、阴证皆可出现，究竟属何经病证，尚需参合其他脉证综合分析。如果烦躁伴见口渴、尿赤、便秘、舌红、苔黄、脉数等，则为邪传阳明；如果烦躁伴见脉微细，四肢厥冷，呕吐、下利等，则为邪传少阴或厥阴。但阴证之烦躁，实际上应是躁烦，也就是以肢体躁动不宁为特征的证候。但由于阳明或三阴和太阳相对来说，都属于里，都属于阴，因此不论太阳之邪内传阳明或陷入三阴，都是表病传里，都可以说成是阳去入阴。

第270条论不传三阴之证：以少阳为例，阳盛则多入阳明之里，阴盛则易入三阴之脏。若病人正气不衰，脾胃气和，食欲如常，不见太阴病之腹满而吐，食不下；不见少阴病之欲吐不吐；不见厥阴病之饥而不欲食，食则吐蛔等症，则是不传三阴。所以说“其人反能食而不呕，此为三阴不受邪也”。反之，若其人不能食而呕，或见其他阴证者，就是邪传三阴的征兆了。

第271条论少阳病欲愈的脉象：少阳病以弦脉为主脉，或脉弦细，或脉沉紧，也就是脉沉弦。今伤寒三日，病属少阳，其脉不弦而小，提示少阳之邪已衰，故为欲愈，正如《素问·离合真邪论》所说：“大则邪至，小则平”。这里以脉括证，脉小而症状亦同时减轻，故为欲愈之象。反之，若脉小而症状加重，则是邪盛正衰，病邪有内陷之势，不可与本条同论。

【附】热入血室证

【原文】

妇人中风，发热恶寒，经水适来，得之七八日，热除而脉迟身凉。胸胁下满，如结胸状，谵语者，此为热入血室[1]也，当刺期门[2]，随其实而取之。（143）

妇人中风，七八日续得寒热，发作有时，经水适断者，此为热入血室，其血必结，故使如疟状，发作有时，小柴胡汤主之。（144）

妇人伤寒，发热，经水适来，昼日明了，暮则谵语，如见鬼状者，此为热入血室，无犯胃气及上二焦，必自愈。（145）

【注释】

[1] 血室：现代一般认为血室是指胞宫，即子宫。

[2] 期门：足厥阴肝经的募穴，第6肋间隙，前正中线旁开4寸。

【提要】

论热入血室的证治。

【讲解】

本证成因：妇人月经期患外感，或经水适断患外感，或患外感病后来月经。此时血室空虚，在表之邪乘机内陷，邪热与血结于血室，而成热入血室证。

主症和病机：对于本证，后世医学家争议较多，主要原因是其临床表现并没有描述胞宫局部的症状或月经的变化，而描述的是肝胆二经病变的临床表现。我认为，胞宫作为奇恒之腑，其正常生理功能，要受到多脏腑的支配或影响，其中最主要的是受肝藏血、肝主疏泄和少阳主枢的影响。因此当热入血室，血热结于胞宫后，也就会反馈性的影响肝胆的正常生理功能，而出现肝胆经的病证。《伤寒论》的热入血室证，一是涉及肝经气滞血结，肝不藏魂，二是涉及少阳枢机不利，寒热阵作。

肝经气滞血结，肝不藏魂，则症见脉迟身凉，胸胁下满如结胸状；昼日明了，暮则谵语，如见鬼状。太阳表证已罢，故热除而身凉；病已入里，邪与血结，脉道阻滞，流行不畅，故脉迟；肝经抵少腹，络阴器，因此血室隶属于肝脉，血室的正常功能与肝胆疏泄功能密切相关，且肝为藏血之脏，血室又需要肝血之滋养，因此后世就有“肝为女子先天之本”的说法。当热入血室，血热瘀滞于血室之后，往往可以导致肝经气血瘀滞，从而出现胸胁下胀满疼痛而如结胸病疼痛的样子。此证在《医宗金鉴》里也称其为“血结胸”。昼日明了，暮则谵语，如见鬼状，则是因为病在肝经，属阴分、血分，至夜则阳气入于阴，阳气与肝经瘀热相搏，导致肝不藏魂，神明不安所致。这和阳明病在日晡所发潮热的时候出现谵语是不同的。此证的治法是刺期门，随其实而取之，这只是治疗热入血室，导致肝经气滞血结的方法。我的经验是，在病证发作的时候，于病人期门穴的附近，寻找可以见到的瘀滞的静脉小血管团，局部消毒后，用刺血的方法治疗，尽可能多放一些血，血流停止后，拔一个火罐，将留积于皮下的瘀血拔出。期门是肝之募穴，刺期门可以疏利肝经之气血，于是热随血泄，往往有立竿见影的效果。

少阳枢机不利：症见寒热发作有时，如疟状。这是由于邪热乘虚内陷胞宫，与血相结，血室瘀阻，气血不畅，进而导致少阳经脉气血瘀阻，少阳枢机不利，少阳阳气与瘀血分争，于是就出现了寒热阵作如疟，发作有时的临床表现。不仅热入血室证可以出现这样的症状，诸如产后恶露不行，严重的跌打损伤等，体内有瘀血阻滞，导致气机不畅时，也会出现这样的临床表现。由于病在阴分、血分，所以其寒热交作往往在夜间发作或夜间加重，因此称其为发作有时。对于本证的治疗，仲景用小柴胡汤和枢机，解郁结，畅气机，散瘀热。但小柴胡汤中并没有血分药物，因此临床往往酌加牡丹皮、赤芍、茜草、桃仁、红花等活血、凉血之品，就可以取得更好的疗效。

鉴别：热入血室的寒热，须和太阳病、少阳病及疟疾之寒热相鉴别。太阳病发热恶寒并见，而且持续存在，不呈发作性；少阳病往来寒热，发无定时，没有明显的昼轻夜重之节律变化；疟疾则先寒战后壮热，头痛如裂，继之汗出热退，至次日，或间日，或三日定时而发。热入血室的寒热阵作，多和月经周期有关，也有明确的相关病史，所以不难鉴别。

治疗禁忌是，无犯胃气及上二焦。因热入血室证有谵语，但其病不在中焦阳明胃腑，也非热扰上焦心包之神昏谵妄，故无犯中焦胃气及上焦心肺，言外之意即禁用汗、吐、下之法。

第四章 辨太阴病脉证并治

概　　说

太阴为三阴之首，太阴病是三阴病的初始阶段。主要表现为脾阳虚、脾气虚，运化失司，寒湿内盛，升降紊乱，而出现腹满而吐，食不下，自利益甚，时腹自痛等表现，为里证、虚证、寒证。

（一）太阴病的病位

主要在足太阴脾脏、足太阴脾经和四肢。太阴本指手足太阴肺、脾而言，但《伤寒论》中的太阴病，只涉及足太阴经、脏的病变。而手太阴肺的病变，在太阳病中已多有涉及。这是因为，太阳主表，肺主皮毛，在外感病初期阶段，即可见到肺的病变的缘故。

（二）太阴病的成因

一是脾阳素虚，寒湿直中；二是太阳病、阳明病误治或少阳病失治、误治，导致脾阳受损，外邪内侵。

（三）太阴的生理

经：足太阴脾经起于足大趾内侧端，上行过内踝前缘，沿小腿内侧，交厥阴经脉前，沿大腿内前侧上行，入腹，属脾络胃，沟通了太阴与阳明的表里关系。由于足太阴经脉行于腹部，故有“脾主大腹”的说法。

脏：足太阴脾脏主运化，主升清，主肌肉，主四肢。脾与胃相表里，两者以膜相连，经脉相互络属。胃主受纳，脾主运化，纳化相依；脾主升清，胃主降浊，升降相因；脾主湿，胃主燥，燥湿相济，共同完成人体的消化吸收、营养输布和糟粕排泄的功能，而为气血化生之源，人体后天之本。

（四）太阴病的证候分类与治法

一是太阴脾脏虚寒证。以脾脏阳气虚衰，运化失司，升降紊乱，寒湿内盛为主要特征，症见腹满时痛，呕吐，食不下，自利不渴等。治疗“当温之”，宜服理中汤(丸)、四逆汤一类方剂。

二是太阴经脉气血不和证。邪伤太阴经脉,症见腹满时痛,或大实痛。当疏通经脉,调和气血,宜桂枝加芍药汤或桂枝加大黄汤。

三是太阴表证。由于脾主四肢,而四肢在人体的外周末梢,所以我把"太阴病篇"所记述的风寒邪气侵袭四肢,症见四肢肌肉关节剧烈疼痛、脉浮的证候,称作太阴表证。本证可以自愈,如果不能自愈,当解肌发表,疏通经脉,用桂枝汤。

(五)太阴病的预后

太阴病的不同证候,预后也各不相同。太阴表证,四肢烦疼,可以自愈;以正虚为主的太阴脾脏虚寒证则易内传少阴;以邪盛为主的太阴腐浊不化证,可以通过下利而将腐浊排出体外,从而自愈;如果腐浊没有排出体外,在体内存留日久,也可以从阳明化燥而出现大便硬,这就是太阴外出阳明的证候,也叫阴病出阳,脏邪还腑。

第一节　太阴病辨证纲要

【原文】

太阴之为病,腹满而吐,食不下,自利益甚,时腹自痛。若下之,必胸下结硬[1]。(273)

【注释】

[1] 胸下结硬:胸下即胃脘部,指胃脘部痞结胀硬。

【提要】

太阴病提纲证及误下后的变证。

【讲解】

主症和病机:腹满,时腹自痛,是脾阳脾气虚弱,运化失司,寒湿内盛,阻滞气机,气机不畅所致,其特点是腹满伴有隐隐作痛,绵绵作痛,喜温喜按,得温按后腹满腹痛可以缓解。呕吐,食不下,自利益甚,是脾阳、脾气虚,运化失司,进而导致升降紊乱所致。浊阴不降,胃气上逆则吐;清气不升,寒湿下注,则见自利,所谓自利,是指没有用过泻下的药物,病证本身自发出现的下利。"自利益甚"的含义有三:一是言如果不及时治疗,其下利就会越来越重,这是因为越下利,脾阳越虚,脾阳越虚,下利就会越重,甚至可以由单纯的脾阳虚发展到脾肾两虚，再进一步发展到少阴下利。二是言呕吐和下利相比较，则以下利为甚，因为呕吐责之于胃气上逆，下利责之于脾不升清，今太阴脾家虚寒而见吐利，自应以下利为主。三是言其腹满、腹痛、食不下等症，皆随着下利的加重而加重。这是因为，随着下利的加重，脾阳脾气也就越虚，因此所伴随的虚寒性腹满、腹痛的证候也就越重。脾脏虚寒，纳化失司，则饮食难下，所以说“食不下”。当以温中散寒，健脾燥湿为治。

误治变证：若将本证之腹满、腹痛误作里实的可下之证，而妄投攻下，必徒伤脾胃，中阳受损，寒湿滞留，结于胸下，就可能导致正衰邪实，胸下结硬的变证。

鉴别：本证病变责之于脾阳脾气虚，吐利并见，而以下利为主；吴茱萸汤证病变责之于胃寒气逆，吐利并见，则以呕吐为主。

第二节　太阴病证

一、太阴脏虚寒证

【原文】

自利不渴者，属太阴，以其脏有寒[1]故也，当温之，宜服四逆辈[2]。（277）

【注释】

［1］脏有寒：指脾脏虚寒。

［2］四逆辈：《医宗金鉴》曰：“四逆辈者，指四逆、理中、附子等汤而言也。”桂林古本《伤寒杂病论》作：“宜服理中、四逆辈。”

【提要】

太阴虚寒下利的主症、病机及治则。

【讲解】

主症和病机：自利不渴，为太阴脾阳虚衰，运化失司，寒湿下注所致。其下利属虚属寒，故口不渴，这是判断脾虚寒下利的辨证依据之一，从而可与热性下利伴有口渴者相鉴别，也可以和少阴虚寒，津液不化所致的“自利而渴”相鉴别。本条与第273条太阴提纲证合参，可知前条中“自利益甚”，必以口不渴为特点，两条结合起来，则为太阴病脾脏虚寒证的完整的临床表现。

当温之，宜服四逆辈，为其治法。温是指温中散寒，健脾燥湿。四逆辈者，包括理中、四逆一类方剂。在这里为什么不直接说某某汤主之？因为太阴下利，自利益甚，随着下利的加重，病情就可能由开始的太阴脾阳虚衰，逐渐发展至脾肾两虚，最后就可能导致少阴下利。因此在治疗上就应当视病情的轻重程度，斟酌用方，轻则宜理中汤（丸），继而则用理中汤加附子，再重者，则直接用四逆汤，甚至用通脉四逆汤等化裁。由此可见，太阴病易传少阴，也提示，临床应当根据病情的缓急轻重灵活选方，而不可刻舟求剑，固守一方。

鉴别：太阴下利为脾脏虚寒，运化失司，寒湿下注所致，故其下利多为大便稀溏，伴有口淡不渴、腹满和脘腹隐痛、喜温喜按、全身乏力、苔白润滑、脉迟等；少阴下利为肾阳虚衰，命火不能温煦脾土，腐熟无权所致，下利多为完谷不化，伴四肢不温、畏寒怕冷、腰疼膝冷、面色少华、舌淡质嫩、苔白滑、脉沉微或脉微细等，而且由于肾阳虚衰，气化失司，津液不化，于是就会伴见口渴，但这种口渴毕竟属于虚寒，因此常是喜热饮而不多饮；阳明下利，是阳明里实，燥热下迫大肠所致，故其下利臭秽，多伴有身热、烦渴饮冷、腹满痛、苔黄燥、脉沉实等实热内盛之象。

理中汤是温中健脾止泻的名方，方见本书第七章。

二、太阴经脉气血不和证

【原文】

本太阳病，医反下之，因尔腹满时痛者，属太阴也，桂枝加芍药汤主之；大实痛者，桂枝加大黄汤主之。（279）

桂枝加芍药汤方

桂枝三两（去皮）　芍药六两　甘草二两（炙）　大枣十二枚（擘）　生姜三两（切）

上五味，以水七升，煮取三升，去滓，温分三服。本云，桂枝汤，今加芍药。

桂枝加大黄汤方

桂枝三两（去皮）　大黄二两　芍药六两　生姜三两（切）　甘草二两（炙）　大枣十二枚（擘）

上六味，以水七升，煮取三升，去滓，温服一升，日三服。

太阴为病，脉弱，其人续自便利，设当行[1]大黄芍药者，宜减之，以其人胃气弱，易动故也。（280）

【注释】

［1］当行：应当使用。

【提要】

论太阳病误下邪传太阴经脉的证治。

【讲解】

本证成因：太阳病误用攻下，邪传太阴经脉，致使太阴经脉气血失和。

主症和病机：腹满时痛，为太阴经脉受邪的表现，足太阴脾经行于腹部，当邪传太阴经脉时，经气壅滞则腹满，血脉拘急则腹痛。大实痛，则是指腹痛剧烈，疼痛拒按，这是由于太阴经脉气滞血瘀，不通则痛所致。本证病变在太阴经脉，是经脉气血不和，非脾脏阳虚寒盛，故虽腹满腹痛而不伴有吐利。

第280条为治疗本证的注意事项。太阴为病，脉弱，是言如果太阴经脉受邪，气血失和的证候，伴见脉弱，则提示病人尚有中气不足。其人续自便利，是说中虚日久，继而可能出现下利。设当行大黄芍药者，宜减之，以其人胃气弱，易动故也，此时假设见有太阴经脉气血不和所致的腹满时痛或大实痛等症，如果选用桂枝加芍药汤或桂枝加大黄汤的时候，其大黄和芍药的用量，要适当减少，但并不是去掉。这是其人中气较弱，容易被苦寒阴柔的药物所伤动而引起下利的缘故。

【治法】

疏通经脉，缓急止痛。对大实痛者，又当佐以化瘀通络。

【方剂】

桂枝加芍药汤，桂枝加大黄汤。

【方义】

桂枝加芍药汤，即桂枝汤倍用芍药而成。以桂枝汤调和气血，疏通经脉，加重芍药的用量，以养血活络，缓急止痛。芍药为血分药，《神农本草经》言其“主治邪气腹痛，除血痹，破坚积，寒热疝瘕，止痛，利小便，益气”，治腹中气血不和，筋脉拘挛之腹痛，屡建奇功。

桂枝加大黄汤，即桂枝加芍药汤再加大黄而成。可疏通经脉，和里缓急，化瘀止痛。《神农本草经》言大黄“下瘀血，血闭寒热，破癥瘕积聚，留饮宿食，荡涤肠胃，推陈致新，通利水谷，调中化食，安和五脏”。此方大黄同桂枝相伍，既取桂枝温通经脉之功，又取少量大黄活血化瘀之力，相辅相成，功效益彰。

我用桂枝加芍药汤治疗肠痉挛、肠系膜淋巴结结核、放射性结肠炎等，出现腹中拘挛性痛者，效果良好。曾治程某，男性，肠道肿瘤术后，继而用放射疗法以巩固疗效，导致腹痛难忍，尤其夜间腹痛尤甚，以致难以入眠，西医诊断为放射性肠炎，但不伴有下利。遂用桂枝加芍药汤14剂，腹痛缓解。桂枝加大黄汤用于上述证候而伴见明显血瘀指征者，如舌上有瘀斑，腹痛剧烈、疼痛部位不移，腹部压痛明显者。也有人用桂枝加大黄汤治疗结肠溃疡见大便脓血，里急后重，舌苔黄腻而脉沉滑等症者。

鉴别：在“太阴病篇”，我们讨论了三种腹痛。一为太阴病本证而出现的腹满时痛，其病机特点为脾阳、脾气虚，运化失司，寒湿内盛，病在气分。由于脾虚气寒，其腹满腹痛的特点是，时痛时止，时满时消，喜温喜按，得温得按后，满痛可减，同时伴以虚寒性下利，并以下利为主症，尚可见呕吐，食不下等症。治疗“当温之，宜服四逆辈”。二为桂枝加芍药汤证，由于太阳病误下，邪气内陷太阴经脉，致使太阴经脉气血不和，气不利则满，血不和则痛，故见腹满时痛，此病在血分，与太阴脏虚寒证不同，一般不伴有下利。治疗当疏通经脉，活血疏络，用桂枝加芍药汤。三为桂枝加大黄汤证，见有“大实痛”，即腹痛剧烈，甚而拒按，其病仍在血分，亦为脾之经脉气血不和，只是络脉瘀阻较甚，故用桂枝加大黄汤增加活血通瘀之力。

小建中汤、桂枝加芍药汤和桂枝加大黄汤，皆以桂枝加芍药汤为基础方，皆治腹痛，应怎样区别应用呢？小建中汤为桂枝加芍药汤加饴糖而成，有温中补虚，补益气血，和里缓急的作用，用于治疗气血不足，太阴经脉失养，而出现的腹中急痛。桂枝加芍药汤有疏通经脉，调和气血，缓急止痛的作用，故用于治疗太阴经脉受邪，经脉气血不和，而出现的腹满时痛。桂枝加大黄汤是桂枝加芍药汤再加大黄而成，有疏通经脉，调和气血，化瘀止痛的作用，故用于治疗太阴经脉受邪，经脉气滞血瘀，而出现的腹部大实痛。病位皆在太阴经脉，前者证候偏虚，后者证候属实，而中者则介于两者之间，既无明显的虚象，也无显著的实邪。

三、太阴中风证

【原文】

太阴中风，四肢烦疼，阳微阴涩[1]而长者，为欲愈。（274）

太阴病，欲解时，从亥至丑上。（275）

太阴病，脉浮者，可发汗，宜桂枝汤。(276)

【注释】

[1] 阳微阴涩：此处是指脉象，阴阳指脉之沉取和浮取。阳微阴涩，即脉浮取而微，沉取而涩。

【提要】

论太阴中风的脉证特点、治法和预后。

【讲解】

本证成因：风邪侵袭四肢末梢。

主症和病机：四肢烦疼，烦犹剧也，四肢烦痛，就是四肢剧烈疼痛，这是风寒邪气侵袭四肢，四肢气血失和，筋脉拘挛所致。此证无头项强痛和发热恶寒，故不能诊断为太阳病；无偏头痛和往来寒热，故不能诊断为少阳病；无额头疼痛、缘缘面赤、目痛鼻干，故不能诊断为阳明病。脾主四肢，四肢为太阴之表，因而仲景就把风寒邪气侵袭四肢之证称作太阴中风，我这里则称其为太阴表证。有人说三阴病皆为阴证、里证，不能有表证。其实表证与里证，阴证与阳证，皆是相对而言的。就太阴病来说，脾脏为里，经脉相对来说就偏于表，而四肢末梢，就更属于表了。太阴病是以阴证里证为主，但当风寒邪气侵袭太阴所主的四肢末梢时，难道也能称其为里证吗？因此太阴是可以有表证的。有人说本条是太阴脾虚寒证兼有太阳表证，把四肢烦疼看成是太阳表证。但原文并没有提到发热恶寒、头项强痛等太阳表证的基本特征，也没有提到下利、腹满等太阴里虚寒证的基本表现，因此这种说法尚可商榷。何况如果是太阴里虚寒证兼有太阳表证的话，其下利当有自利益甚的特征，如何可以自愈？更何况里虚兼表者，仲景常用虚人伤寒建其中的原则，往往先补其里，用理中汤，即使里虚不太严重，也还是要用桂枝人参汤，而在第276条直接用桂枝汤，显然不应当有太阴里虚寒证的表现。

太阴表证的预后：阳微阴涩而长，是言脉轻取由浮转微，提示在四肢末梢的风寒邪气已衰，也就是《素问·离合真邪论》所说的“大则邪至，小则平”中的小则平；脉沉取由涩而转长，说明里气已经恢复，这就是《素问·脉要精微论》所说的脉“长则气治”。从脉象的变化来看，提示了邪退正复，故“为欲愈”，这是太阴中风证将要自愈的表现。那么太阴中风证如果要自愈的话，其自愈的最有利的时间段是什么呢？第275说“从亥至丑上”，也就是从晚上9时至次日凌晨3时，在这个时段，太阳在地球的正对面，是本地阴气最盛，阴气主开的时间段。而五脏之中，脾将人体摄入的全部水液吸收以后，向全身展发布散，是主管阴液阴气量最大的器官。而此时自然界阴气主开的运动趋向和脾气向全身布散阴液的运动趋向同步，于是脾得天阴相助，得时而旺，为驱邪外出创造了有利时机。从邪气的角度来看，半夜子时是阴尽阳生的阶段，阳渐生则阴渐消，这也就为脾阳驱除四肢末梢的风寒邪气创造了有利的时机。

太阴表证的治法：如果太阴表证，四肢烦疼，不能自愈，当如何处理？这就是第 276 条所说的“太阴病，脉浮者，可发汗，宜桂枝汤”，此所言太阴病，当是指第 274 条的太阴中风，四肢烦疼证，脉见浮象而不沉，说明里气不虚，正气能抗邪于外。邪在四末之表，故用桂枝汤疏通经脉，以祛四末之风寒邪气。我用桂枝汤加减治疗痹证的肢节疼痛、治疗不安腿综合征的下肢酸痛等就本于此。

四、太阴发黄证

【原文】

伤寒发汗已，身目为黄，所以然者，以寒湿在里不解故也。以为不可下也，于寒湿中求之。(259)

【提要】

论太阴寒湿发黄的证治。

【讲解】

本证成因：伤寒发汗，损伤脾阳，而且素有“寒湿在里”。

主症和病机：身目发黄，为阳虚湿盛，寒湿郁阻，壅遏气机，影响肝胆疏泄，致使胆汁反逆，泛溢肌肤，故见发黄。即“以寒湿在里不解故也”。关于发黄的病机，也有从脾胃论述的，因在五行学说中，黄为土色，而脾胃属土，其本色为黄。当寒湿中阻，迫使脾之本色外露时，则发身黄。

治法：于寒湿中求之，从治疗寒湿病证的方法中寻求治法。据后世经验，湿邪盛于寒邪者，治用茵陈五苓散利湿退黄，寒邪盛于湿邪者，治用茵陈术附汤或茵陈四逆汤助阳散寒祛湿退黄。

鉴别：湿热发黄是黄色鲜明，身黄如橘子色，并有其他湿热表现，如小便短赤，渴饮水浆等。寒湿发黄，色黄而晦暗，并伴有其他虚寒表现，如畏寒喜暖，体倦肢冷，大便溏泄，口淡不渴，脉沉迟，舌胖质嫩等。

五、太阴腐浊不化证及其预后

【原文】

伤寒脉浮而缓，手足自温者，系在太阴。太阴当发身黄，若小便自利者，不能发黄；至七八日，虽暴烦下利日十余行，必自止，以脾家实[1]，腐秽[2]当去故也。(278)

伤寒脉浮而缓，手足自温者，是为系在太阴。太阴者，身当发黄，若小便自利者，不能发黄。至七八日，大便硬者，为阳明病也。(187)

【注释】

[1] 脾家实：实，此指正气充实，非指邪实。脾家实，即脾阳恢复、脾阳充实之义。

[2] 腐秽：指肠中湿腐秽浊之物。

【提要】

论太阴腐浊不化证及其预后。

【讲解】

主症和病机：伤寒，脉浮而缓，手足自温，是伤寒脉由浮紧而变为浮缓，但无发热、汗出和头项强痛等症，知此证已非太阳病。症见手足自温，则为太阴受邪之兆。因本证以邪盛伤阳为主，而不是以阳虚正衰为主，故脾阳尚能达于四末，而表现为手足自温。阳明和太阴皆主四肢，手足温而渴者属阳明，手足温而不渴者属太阴，以此为别。太阴当发身黄，若小便自利者，不能发黄，是言邪入太阴，与太阴之湿相合，若小便不利而湿不得下泄，则寒湿郁滞在里，影响肝胆疏泄而发黄。若小便自利，则湿有出路，寒湿不能郁阻，故不能发黄。湿由小便去其大半，虽不能发黄，但湿浊腐秽不可能皆随小便而出，于是存留体内和肠道，日久就可能出现两种情况。一是通过下利排出体外，从而病证痊愈。这就是“暴烦下利日十余行，必自止，以脾家实，腐秽当去故也”的意思。也就是说，对于湿浊腐秽内盛的太阴病，以邪盛为主者，至七八日当脾阳恢复的时候，正气驱邪外出，腐秽湿浊之邪则通过下利从大便而去，腐秽去净，下利自止，其病则自愈。这和太阴脏虚寒证的“自利益甚”，是完全不同的。太阴脏虚寒证，以正虚为主，下利越来越重，不可能有自愈的机转，因此“当温之”。二是外迫阳明，出现大便硬，这是由于脾阳虽然恢复，但太阴湿浊腐秽未去，在肠道郁积七八日后，从阳明化燥，从而出现了大便硬，于是病证便由阴出阳，脏邪还腑，形成了阳明病，这就需要按照治疗阳明病的方法来治疗了。这也是“实则阳明，虚则太阴”的例证之一。

东汉刘熙的《释名》是一本从音求义的训诂要典，大凡同声相谐，音近则义通。《释名》说“胃，围也，围受食物也”，“肠，畅也，通畅胃气去滓秽也”。可见胃、肠这两个字的读音，就包含了它的主要生理功能，“胃”是包围受纳饮食物的器官，“肠”是饮食物滓秽的运送通道。那么“脾”是什么意思呢？《释名》说：“脾，裨也，在胃下，裨助胃气主化谷也。”说明古人是把能够协助胃肠来消化吸收饮食物精华之气的功能叫作“脾”。能完成这一功能的解剖器官是什么呢？毫无疑问，就是解剖学所说的胃壁和肠壁，正是胃壁和肠壁吸收了饮食物中的精华物质和水液，进一步向全身输布，这就是中国传统文化和中医学中所说的“脾”。《素问·太阴阳明论》说：“脾与胃以膜相连耳，而能为之行其津液何也？”这个膜是指什么呢？我认为由胃黏膜围成的空腔就是胃，由肠黏膜围成的管道就叫肠，而胃肠黏膜之外的胃壁和肠壁，就是中国传统文化和中医学所说的“脾”。所以这个膜就是胃、肠黏膜，而胃肠壁正是通过这个膜来吸收水谷精微和水液的。当消化系统出现热证实证的时候，《伤寒论》就称之为阳明病，当消化系统出现虚证寒证的时候，《伤寒论》就称之为太阴病，于是清代医家柯韵伯就归纳为“实则阳明，虚则太阴”。如果我们遇到一个慢性腹泻的病人，西医的诊断是慢性肠炎，而中医的诊断却是脾阳虚、脾气虚，运化失司，寒湿下注。用过健脾温中的中药后，腹泻痊愈了。西医医生说，他的慢性肠炎用中药治好了。中医医生说，他的脾阳脾气恢复了。于此不难看出，中医所说的脾，并不是另外一个独立的解剖学器官，而是指消化道的消化吸收功能。解剖学中的消化系统位于人体的整个腹部，所以阳明病见到的是腹胀满、绕脐痛、腹满痛、腹大满不通、腹满不减减不足言；太阴病见到的是腹满、时腹自痛、腹中急痛、腹满时痛、大实痛，虽有虚实之别，但病位都在腹部。当解剖学传入中国的时候，要翻译成中文，在左胁下有一个扁的椭圆形器官，此器官在胎儿时期可以制造血细胞，成年后不再制造血细胞了，但可以制造淋巴细胞，所以将其归属于淋巴系统。它还可以吞噬衰老的红细胞，于是便有了血液系统清道夫的美名。这个器官在翻译成中文的时候，借用了中文原有的“脾”字。因此解剖学中的“脾”和中医学中的“脾”，字同而义别，是不能混淆的。当我们理解了中医所说的“脾”的一部分功能和解剖学所说的胃肠壁的关系后，我们再回忆一下本书第二章所谈到的“脾约证”。胃阳亢而脾阴虚，这就叫胃强脾弱，于是脾为胃行其津液的功能受到了制约，这究竟是什么意思？我的理解是胃肠壁（脾）能够把消化道（胃肠）的水液吸收走，但无力把津液水液还入消化道，于是就导致了大便硬，而那些不能还入消化道的津液水液，只好从小便排出体外，这样就出现了小便数多。也就是说，脾约证是胃肠壁吸收水谷精微和水液的功能基本正常，只是分泌津液的功能发生了障碍，受到了制约，这就叫脾不能为胃行其津液。因此在治疗时就要采取润肠通便的方法。

第五章 辨少阴病脉证并治

概　　说

（一）少阴病的性质和特点

少阴病主要证候的特征是心肾阴阳俱虚，而又以肾阳虚衰为主的，具有全身性正气衰弱的病证，就其主要证候来说，为外感病发展过程中阴证的较危重阶段。

（二）少阴病的病位

从《伤寒论》的原文来看，少阴病病变部位涉及手、足少阴心、肾及其经脉。

（三）少阴病的成因

一是外邪直中少阴。或是年高体弱，或是肾阳素衰，致使外寒长驱直入，直中少阴，起病就形成了少阴阳衰阴盛的重证。因此古人就有“老怕伤寒，少怕痨”“伤寒专死下虚人”等说法。在世界范围内，流行性感冒流行的时候，都会引起一些体弱或年高的病人死亡，从中医的角度来看，这些病人如果不是死于其他并发症或合并症，则多死于少阴直中。

二是邪由他经传来。多由太阳、太阴失治或误治，正气受损而邪传少阴。如在“太阳病篇”有太阳病误治而出现的干姜附子汤证和真武汤证，就是太阳病传少阴的实例，而“太阴病篇”的第 277 条“自利不渴者，属太阴，以其脏有寒故也，当温之，宜服四逆辈”，其中的四逆辈，就是理中、四逆辈，四逆汤本是治疗少阴病的方剂，在治疗太阴病的过程中用到四逆汤，从而提示太阴之邪易传少阴。

（四）少阴的生理

少阴虽然涉及手足少阴心肾，但这里复习的仅是和解释少阴病病机有关的少阴的生理，而不是全面完整的少阴生理。比如外感病病程相对较短，在

《伤寒论》没有记述到外感病对生长发育和生殖功能的影响，因此我们这里讨论少阴肾的生理功能时，就不再讨论肾主生长发育和肾主生殖的功能了。

经：手少阴之脉，起于心中，出属心系，下膈络小肠；其支者，上夹咽，连目系。足少阴之脉，起于小趾下，斜走足心，出然骨之后至内踝，沿下肢内侧后缘上行，贯脊属肾，络膀胱，沟通了肾与膀胱的表里关系；其直行者，由肾上贯肝、膈，入肺中，循喉咙，夹舌本；其支者，从肺出，络心，注胸中，沟通了心肾相交的关系。可见手足少阴的经脉在循行上都和咽喉有关，于是《伤寒论》就将咽喉疼痛的证候放在了"少阴病篇"来讨论。

脏：手少阴心为火脏，主血脉，主神明。心血充沛，心阳旺盛，则精神振奋，为五脏六腑之大主。足少阴肾为水脏，主藏精，内寓元阴元阳，先天真气之所系，为人体五脏六腑阴阳之根本。

心主火，肾主水。两者通过经脉相互联系。心火下交于肾，助肾阳以温暖肾水，使肾水不寒；肾水上奉于心，助心阴以制约心火，使心火不亢。这就是心肾相交，水火既济。从而才能维持人体的阴阳动态平衡，如此则其人兴奋和抑制交替，觉醒与睡眠交替，觉醒时精神健旺，精力充沛；睡眠时香甜少梦，神安身稳。

（五）少阴病证候分类与治法

1. 少阴脏证

由于手少阴心为火脏，足少阴肾为水脏，而肾内藏元阴元阳，所以当素体少阴阳虚阴盛的时候，外邪就容易从阴化寒，从而形成少阴的寒化证；当素体少阴阴虚阳亢的时候，外邪就容易从阳化热，从而形成少阴的热化证。于是少阴脏证就有寒化和热化两类。

（1）少阴寒化证　主要有阳衰阴盛证，治宜四逆汤回阳救逆；阴盛格阳证，治宜通脉四逆汤破阴回阳，交通内外；阴盛戴阳证，治宜白通汤破阴回阳，交通上下；阳虚水泛证，治宜真武汤扶阳镇水；阳虚身痛证，治宜附子汤温阳益气，散寒祛湿；下利滑脱证，治宜桃花汤温中固脱，涩肠止泄；寒逆剧吐证，治宜吴茱萸汤温中益气，降逆止呕等。也有因寒邪太盛而伤阳的证候，因此证以邪盛为主而不是以正虚为主，其预后则比较好，甚至可以自愈。

（2）少阴热化证　其中有阴虚火旺，心肾不交证，治宜黄连阿胶汤滋阴泻火，交通心肾；阴虚水热互结证，治宜猪苓汤育阴清热利水。

（3）少阴阳郁证　此证非少阴阳虚，而是少阴阳郁，不能外达，从而出现四逆，治宜四逆散舒肝和脾，调畅气机。

2. 少阴经证

少阴经证也就是“少阴病篇”的咽痛证，由于手足少阴经脉的循行部位都和咽喉有关，因此可以把少阴经脉受邪而形成的咽痛证，看成是少阴病的经证。

3. 少阴兼证

少阴兼证中有太少两感证，也就是太阳和少阴同时感受外邪而发病，治宜麻黄细辛附子汤温经发汗，或麻黄附子甘草汤温经微发汗；有燥热下灼少阴真阴证，治宜大承气汤或大柴胡汤急下存阴。

（六）少阴病的治疗禁忌

少阴病中的脏证，无论是寒化证还是热化证，多是以正虚为主，因此禁用发汗、攻下以及火疗等。

（七）少阴病的预后

少阴病的主要证候为阴阳气血俱虚的全身衰竭性证候，病情危笃，除应积极救治外，尚需随时注意病情变化，判断预后的吉凶。少阴寒化证的预后，主要取决于阳气的存亡，一般来说阳回者生，阳亡者死，阳亡阴竭、阴阳离决者也死。少阴热化证虽预后不甚严重，但也有阴竭而亡的危险，不可忽视。不过对于寒盛伤阳的少阴病，其预后就当别论，因其是以邪盛为主，而不是以正虚为主，所以就会有阳复阴退的机转，甚至还有自愈或者外出太阳的可能。

第一节 少阴病辨证纲要

一、少阴病提纲

【原文】

少阴之为病，脉微细，但欲寐也。（281）

【提要】

少阴病脉证提纲。

【讲解】

主症和病机：脉微细，微者，薄也，微脉，指脉来微弱无力，脉搏波动幅度极小，似有似无，轻取尚未感到脉搏的波动，稍重按，便会将脉管压瘪，仍然不能感到脉搏的波动，只有在浮沉之间仔细诊摸，才可以感到脉搏微微的搏动，这是由于心肾阳衰，鼓动无力所致。细者，小也，细脉，指脉形细小，细如发丝，这是心肾阴液精血虚少，脉道不能充盈所致。但欲寐，就是终日只是昏沉困顿，精神萎靡，神志恍惚，意识淡漠，似睡非睡，似醒非醒，反应能力低下的精神状态。这是心肾阴精阳气虚衰，精神失养所致。据现代研究，人的精神意识思维活动要消耗人体 20% 左右的能量，如此但欲寐的精神状态，提示了正气大衰，精神失养。本条一脉一证，概括了少阴病心肾阴阳气血俱虚，而又以肾阳虚衰为主的病变特点，故可以作为少阴病的提纲。

二、少阴寒化证辨证要点

（一）少阴真阳衰微证

【原文】

少阴病，欲吐不吐[1]，心烦，但欲寐。五六日自利而渴者，属少阴也，虚故引水自救。若小便色白[2]者，少阴病形悉具。小便白者，以下焦[3]虚有寒，不能制水，故令色白也。(282)

【注释】

[1] 欲吐不吐：想吐而无物吐出。

[2] 小便色白：指小便清长。

[3] 下焦：此指肾脏而言。

【提要】

论少阴寒化证的病机及辨证要点。

【讲解】

本证成因：素体少阴阳衰阴盛，邪入少阴，从阴化寒。

主症和病机：对于“欲吐不吐，心烦”的病机，一般多认为，肾阳虚衰，浊阴上逆则欲吐，但胃腑空虚，无物吐出，故又不吐；心烦为阴盛于下，虚阳上扰所致。我通过临床观察认为，这可能是邪入少阴后，虚弱的阳气奋力和阴寒相争，而又无力将阴寒驱出体外的一种正邪相争的机体反应，如果其证进一步加重，就是干姜附子汤证的肢体躁动不宁。但欲寐，则是少阴阴精阳气两虚，精神失养，神疲不支的表现。自利而渴，为少阴下利的特征，肾阳虚衰，火不暖土，腐熟无权，则下利，其下利的特点是下利清谷，完谷不化；肾阳虚衰，气化失司，不能蒸化津液，津不布达，则口渴，也就是下文仲景自注所说的“虚故引水自救”。但这种口渴是喜热饮，而且不能多饮。这和热盛伤津的大烦渴不解，或渴喜冷饮是完全不同的。小便色白，就是小便清长，为少阴阳虚寒盛的辨证依据之一，是少阴阳虚，不能温化水饮所致，正如《素问·至真要大论》所说：“诸病水液，澄澈清冷，皆属于寒。”至此，少阴阳虚寒盛之象已确诊无疑，故以“少阴病形悉具”来概括，并自注云：“小便白者，以下焦虚有寒，不能制水，故令色白也。”以上所述，对临床辨识少阴寒化证具有指导意义，所以可以将本条看成是少阴寒化证的辨证纲领。

鉴别：①欲吐不吐，自利而渴，下利清谷，为少阴虚寒下利；腹满而吐，自利不渴，大便稀溏，为太阴虚寒下利，两者应当鉴别清楚。②心烦，但欲寐，为少阴寒化证的临床表现；心中烦，不得卧，为少阴热化证的临床特征，两者不得混淆。③自利而渴，下利清谷，小便白，为少阴虚寒下利的辨证要点；里急后重，便脓血，渴欲饮水，腹中痛，小便短赤，为“厥阴病篇”记述的大肠湿热下利的辨证要点。

（二）少阴寒盛伤阳证

【原文】

病人脉阴阳俱紧，反汗出者，亡阳也。此属少阴，法当[1]咽痛而复吐利。（283）

【注释】

［1］法当：理应当。法，犹理也。

【提要】

论少阴寒盛伤阳证。

【讲解】

本证成因：寒邪伤少阴肾阳。

主症和病机：脉阴阳俱紧，阴阳是指尺寸而言，阴阳俱紧，实际是泛指寸关尺三部脉俱紧。紧脉主寒，如属太阳伤寒，其脉当浮而阴阳俱紧，并见无汗、恶寒、头痛、身疼等症。今不见太阳表寒的特征，应为寒邪伤于少阴之里的表现，因此其脉当寸关尺三部脉俱沉紧。反汗出，为寒盛伤阳，阳不摄阴所致，从而提示此并非太阳表寒，而属少阴里寒。咽痛为寒伤少阴之经的表现，少阴之脉循喉咙，夹舌本，阴寒循经郁结于咽喉，故咽痛。吐利为寒伤少阴之脏的表现，寒盛伤阳，阴寒内盛，升降紊乱，故见吐利。

鉴别：①少阴病，以正虚阳衰为主者，其脉当见微细；以寒盛伤阳为主者，其脉则见阴阳俱沉紧。前者病情沉重，不积极救治往往可能导致不良后果；后者真阳未泯，如果阳复寒退，或可有自愈的转机。两者虽皆属少阴寒化证，但是预后却有很大差异。②脉紧为寒邪盛的表现，在《伤寒论》中，太阳病和少阴病都出现过脉阴阳俱紧，但太阳病是脉阴阳俱浮紧，提示寒邪在表；少阴病是脉阴阳俱沉紧，提示寒邪在里。

三、少阴病的治疗禁忌

【原文】

少阴病，脉细沉数，病为在里，不可发汗。（285）

少阴病，脉微，不可发汗，亡阳故也；阳已虚，尺脉弱涩者，复不可下之。（286）

【提要】

论少阴里证禁用汗下。

【讲解】

脉细沉数，沉主病在里，细主阴虚，数主有热，似是少阴阴虚有热的热化证的脉象。少阴热化证，应当育阴清热，如果误用辛温发汗，就有可能出现伤阴动血的变证，因此应当禁用汗法。

微脉主心肾阳衰，属少阴寒化证的脉象。证属里虚寒，故不可用辛温发汗。误发其汗，就有可能导致亡阳之变。脉微更兼尺脉弱涩，尺以候里，候肾，弱涩是阴血不足的征象，这样的脉象主阴阳俱虚，此证不但不可发汗，也不可攻下。误汗则亡阳，误下则竭阴，所以汗下之法均当禁忌。

第二节　少 阴 病 证

一、少阴寒化证

（一）阳衰阴盛证

【原文】

少阴病，脉沉者，急温之，宜四逆汤。（323）

甘草二两（炙）　干姜一两半　附子一枚（生用，去皮，破八片）

上三味，以水三升，煮取一升二合，去滓，分温再服。强人可大附子一枚、干姜三两。

【提要】

论少阴病阳衰阴盛证见脉沉者，则当急温。

【讲解】

少阴病阳衰阴盛证的临床表现，散见在多条原文中，综合有关原文，将其主要临床表现和病机归纳如下。一是畏寒蜷卧，手足厥冷，冷汗自出，这是少阴阳虚，肌肤四末失温和阳不摄阴所致。二是吐利，下利清谷，自利而渴，脾肾阳虚，火不暖土，腐熟无权，则下利清谷，如果升降紊乱，则吐利皆见；肾阳虚衰，气化失司，津液不化，则见口渴。三是小便不利或小便清长，皆属肾阳虚衰所致，肾阳虚衰，气化失司，则小便不利，也就是尿少；肾阳虚衰，阳不摄阴，则小便清长。四是但欲寐，这是由于阴精阳气虚衰，精神失养所致。五是脉沉，或脉微细，或脉微欲绝，或脉沉伏不出，这是由于少阴阳阴两衰，轻则脉沉而无力，进一步发展则脉微细，严重者则脉微欲绝，甚至脉沉伏不出。证属少阴阳衰阴盛，治用四逆汤回阳救逆。

本条仅见脉沉，而未提下利清谷、四肢厥逆等症，便急温之，提示少阴阳衰阴盛为急重证，应见微知著，防微杜渐，积极救治。如果当畏寒、身蜷、吐利、厥逆等临床表现尽皆出现，则格阳、亡阳之势往往在所难免。因此就强调及早积极救治。于是后世医家就有了“少阴急温如救溺然”的说法。

【治法】

急温回阳。

【方剂】

四逆汤。

【方义】

附子大辛大热，温肾回阳驱寒。干姜辛热，温脾散寒。炙甘草调中补虚，驾驭干姜、附子，使其作用温和，药效持续时间延长。三药合用，共奏温补脾肾，回阳救逆之功，不论外感、内伤，凡属脾肾阳虚、阴寒内盛者，皆可应用。

本方现代应用十分广泛，消化系统病证如急慢性肠炎，急慢性胃炎，胃下垂等，辨证属脾肾阳虚者。心血管系统病证，如心肌梗死伴发心源性休克者，用本方合生脉散；心绞痛属阳虚寒盛，夜间或气候寒冷则发作频繁者，用本方合苓桂术甘汤。泌尿系统病证，如慢性肾炎，用本方合五苓散。呼吸系统病证，如慢性支气管炎，用本方合二陈汤。少阴病的“但欲寐”是由于阴精阳气虚衰，精神失养所致，而当代很常见的发作性睡病或嗜睡症，如果辨证属于阴阳两虚者，用本方合生脉散，或麻黄附子细辛汤合还少丹一类加减化裁，常有较好的疗效。此外高血压或低血压、白细胞减少症、肢端青紫症、寒冷性荨麻疹、阴性疮疡等，只要辨证属于阳衰阴盛者，皆有效果。

（二）阴盛格阳证

【原文】

少阴病，下利清谷，里寒外热，手足厥逆，脉微欲绝，身反不恶寒，其人面色赤，或腹痛，或干呕，或咽痛，或利止脉不出者，通脉四逆汤主之。(317)

甘草二两（炙） 附子大者一枚（生用，去皮，破八片） 干姜三两，强人可四两

上三味，以水三升，煮取一升二合，去滓，分温再服，其脉即出者愈。面色赤者，加葱九茎；腹中痛者，去葱，加芍药二两；呕者，加生姜二两；咽痛者，去芍药，加桔梗一两；利止脉不出者，去桔梗，加人参二两。病皆与方相应者，乃服之。

【提要】

论少阴病阴盛格阳的证治。

【讲解】

主症和病机：本证是在下利清谷、手足厥逆、脉微欲绝等少阴阳衰阴盛证的基础上，出现了身热反不恶寒，其人面色赤，这是阴寒盛于内，虚阳被格于外所致，并兼有阴寒盛于内，虚阳格于上的戴阳表现。“里寒外热”，也就是内真寒，外假热。

或然证和病机：腹痛为脾肾阳衰，寒凝气滞所致；干呕为寒饮上逆，干犯胃腑的表现；咽痛是寒邪闭塞少阴经脉的结果；利止为利久伤阴耗液，阴液告竭，无物可下；脉不出则是阴血虚少，脉道失充。

鉴别：本证之身热反不恶寒，面色赤，是虚阳外越并有戴阳的表现，面赤必红而娇嫩，游移不定，且伴有下利清谷，手足厥冷，口和舌润，虽渴亦不能多饮，或喜热饮等其他里虚寒之证。阳明病之身热恶热，面合色赤，是面部通红而不游移，并伴有口舌干燥，心烦口渴，大便干燥等其他里实热证。

【治法】

破阴回阳，交通内外。

【方剂】

通脉四逆汤。

【方义】

本方即四逆汤加大附子、干姜的剂量而成。附子用大者一枚，干姜由一两半增至三两。有扶阳消阴，破阴回阳，交通内外，救逆通脉的功效，故名通脉四逆汤。

阴盛格阳证常有或然之变，也就是说，有的病人可以兼有这样的症状，有的病人可以兼有那样的症状，故方后附有随证加味的举例，从中可以看到仲景用药的特点。若面色赤者加葱，以交通上下，治疗阴盛戴阳；腹中痛者加芍药，以养血活络，缓急止痛；呕者加生姜，以温胃散寒，降逆止呕；咽痛者加桔梗，以利咽开结；利止脉不出者加人参，以益气生津，固脱复脉。方后强调"病皆与方相应者，乃服之"，意在示人应该随证加减，方能收效。

本方药物组成与四逆汤相同，故应用范围与四逆汤相类。

（三）阴盛戴阳证

【原文】

少阴病，下利，白通汤主之。(314)

葱白四茎　干姜一两　附子一枚(生，去皮，破八片)

上三味，以水三升，煮取一升，去滓，分温再服。

少阴病，下利脉微者，与白通汤。利不止，厥逆无脉，干呕烦者，白通加猪胆汁汤主之。服汤脉暴出者死，微续者生。(315)

葱白四茎　干姜一两　附子一枚(生，去皮，破八片)　人尿五合　猪胆汁一合

上五味，以水三升，煮取一升，去滓，内胆汁、人尿，和令相得，分温再服。若无胆，亦可用。

【提要】

少阴病阴盛戴阳的证治和药后反应的处理。

【讲解】

主症和病机：少阴病，下利，为脾肾阳衰，火不暖土的表现；脉微则是少阴阳虚，鼓动无力的特征。但治以白通汤，而不是四逆汤，其临床表现则有所省略。因白通汤以葱白为主药，据第317条"面色赤者，加葱九茎"来看，此证还当有面色赤这一主症，这也是阴盛戴阳证的特征性表现。据此可以认为，本

证属阴盛于下，戴阳于上。于是才用白通汤破阴回阳，交通上下。

药后反应和处理：利不止，厥逆无脉，干呕烦，为阴盛戴阳证服用白通汤后发生格拒的现象。真阳衰微，不能固摄，则利下不止；阳亡阴竭，心肾俱衰，血脉不充，四末失温，则厥逆无脉；阴寒上干，则干呕而烦。正是阴寒太盛，对大热之药拒而不受，反而激惹了寒邪的势力，以致证情增剧的表现。这也就是王冰所说的"甚大寒热者，必能与违其性者争雄，异其势者相格也"。遵照《黄帝内经》"甚者从之"的原则，在白通汤中加入苦寒的猪胆汁和咸寒的人尿以为反佐，使之引阳入阴，以达破阴回阳之效。同时猪胆汁和人尿皆为血肉有情之品，又可以滋阴养液，以补充下利后阴液的耗伤。服汤药后，如果由无脉突然出现浮大躁动之脉象，这就是"脉暴出"，这是阴液枯竭，孤阳无依，发露于外的表现，属于死候；如果服汤药后，脉由沉伏不出，而缓缓出现，这就是"脉微续"，这是阴液未竭，阳气渐复的现象，则预后较好。

【治法1】

破阴回阳，交通上下。

【方剂】

白通汤。

【方义】

附子补下焦之阳以治其本，干姜温中土之阳以通上下，葱白辛温走窜，交通上下，使上浮之阳回归本位。

【治法2】

破阴回阳，交通上下，兼咸寒反佐。

【方剂】

白通加猪胆汁汤。

【方义】

本方即白通汤加入人尿、猪胆汁而成，以白通汤破阴回阳，交通上下，加人尿、猪胆汁咸寒苦降，引阳药入于阴中，使热药不为寒邪阻格，以利于白通汤发挥回阳救逆，破阴驱寒之功。此外，人尿、猪胆汁皆属血肉有情之品，在这种阴寒内盛、虚阳被格，下利阴伤的情况下，尚有补津血，增阴液之效。

鉴别：四逆汤功在回阳救逆，主治阳衰阴盛证，症见下利清谷，手足厥逆，畏寒蜷卧，脉沉微细，但欲寐；通脉四逆汤功在破阴回阳，交通内外，主治阴盛格阳证，症见下利清谷，手足厥逆，脉微欲绝，其人身热反不恶寒；白通汤功在破阴回阳，交通上下，主治阴盛戴阳证，症见下利脉微，恶寒厥逆，面色赤；白通加猪胆汁汤功在破阴回阳，交通上下，咸寒苦降，兼滋阴液，主治阴寒太盛，与阳药格拒，症见下利不止，厥逆无脉，干呕心烦。以上四个方证，皆是典型的少阴寒化证，也皆是在少阴阳衰阴盛证的基础上发生的。

（四）阳虚水泛证

【原文】

少阴病，二三日不已，至四五日，腹痛，小便不利，四肢沉重疼痛，自下利者，此为有水气。其人或咳，或小便利，或下利，或呕者，真武汤主之。(316)

茯苓三两　芍药三两　白术二两　生姜三两（切）　附子一枚（炮，去皮，破八片）

上五味，以水八升，煮取三升，去滓，温服七合，日三服。若咳者，加五味子半升、细辛一两、干姜一两；若小便利者，去茯苓；若下利者，去芍药，加干姜二两；若呕者，去附子，加生姜，足前为半斤。

【提要】

论少阴病阳虚水泛的证治。

【讲解】

本证成因：素体少阴阳虚，邪从寒化，阳虚不能制水，从而导致水邪泛滥。

主症和病机：腹痛为水寒在内，筋脉拘急所致；小便不利是肾阳虚衰，气化失司的表现；四肢沉重疼痛，为水寒之气浸渍四肢，经气运行不畅所致；自下利，是水气浸渍于胃肠的结果。诸证皆由水寒之邪为患，故以“此为有水气”概括其病机。由于水邪是变动不居的，常常可以随气机的升降出入而逆流横溢，随处为患，因此阳虚水泛证可以见到诸多的或然之证。如水邪上犯于肺，肺气上逆则为咳；水邪冲逆于胃，胃失和降则为呕；水邪下趋大肠，传导失司，则为下利；下焦阳虚，不能制水，阳不摄阴，或可见小便清长。治用真武汤，温阳祛寒利水。

本条当与第82条的真武汤证相互参照，前者是太阳病过汗损伤少阴之阳而成，本条是少阴病邪气渐深，肾阳日衰所致，病机皆属阳虚水泛，均主以真武汤。

鉴别：五苓散证为表邪入里，膀胱气化失职，水蓄膀胱，以小便不利，口渴欲饮，少腹苦里急为主要特征，兼有表邪不解，治以通阳化气行水兼以解表。真武汤证由肾阳虚衰，不能制水，水邪泛溢而成，以下利，腹痛，四肢沉重疼痛，小便不利为主，或咳，或吐，或悸，或头眩，或身瞤动，振振欲擗地等，并兼见阳虚寒盛之象，治当温阳化气行水。苓桂术甘汤证以心脾阳虚为主，水饮停聚中焦，见心下逆满，气上冲胸，起则头眩，脉沉紧等，治以温补心脾，化饮降逆。

【治法】

温阳化气行水。

【方剂】

真武汤。

【方义】

附子辛热，壮肾阳，补命火，使水有所主；白术苦温，燥湿健脾，使水有所制；术附同用，温煦经脉以除寒湿；生姜宣散水邪并可利水；茯苓淡渗利水，佐白术健脾；芍药活血脉，利小便，又可敛阴和营，制姜附刚燥之性，使之温经散寒而不伤阴。诸药合用，共奏温阳利水之效。

本方临床应用十分广泛，如果我们把第82和第316条原文结合起来看，真武汤适应证的主要临床表现，可以包括四肢沉重疼痛、心下悸、咳、吐、利、头眩、身瞤动、振振欲擗地、小便不利或小便利等，临床只要抓一个主症，再结合其病机属阳虚水泛者，就可以将真武汤用于治疗一个系统的病证。比如四肢沉重疼痛实际上应包括水肿，对于各种水肿的病人，只要属于阳虚水泛者，就可以用本方治疗；抓心下悸，可将本方用于治疗心脏疾病，心功能不全；抓咳，可将本方用于治疗呼吸系统疾病；抓吐利，可将本方用于治疗消化系统疾病；抓头眩，可以将本方用于治疗神经系统疾病和五官科疾病；抓身瞤动、振振欲擗地，可以将本方用于治疗神经系统疾病；抓小便不利或利，可以将本方用于治疗泌尿系统疾病。这种抓主症结合抓病机的方法，是扩大经方临床应用范围最常用的思路和方法。

（五）阳虚身痛证

【原文】

少阴病，得之一二日，口中和[1]，其背恶寒者，当灸之，附子汤主之。（304）

附子二枚（炮，去皮，破八片）　茯苓三两　人参二两　白术四两　芍药三两

上五味，以水八升，煮取三升，去滓，温服一升，日三服。

少阴病，身体痛，手足寒，骨节痛，脉沉者，附子汤主之。（305）

【注释】

[1] 口中和:指口中不苦、不燥、不渴。

【提要】

论少阴阳虚身痛证证治。

【讲解】

本证成因:少阴阳虚,肌肤骨节失温,寒湿凝滞。

主症和病机:身体痛,骨节痛,为少阴阳虚,肌肤骨节失温,寒湿凝滞所致。手足寒,背恶寒,是少阴阳虚,四末肌肤失温的结果。脉沉为少阴阳虚,鼓动无力,真阳不能外达的特征。治当灸、药并用,方用附子汤。可灸关元、气海、大椎、膈俞等穴。

鉴别:口中和,即口中不干、不苦、不燥,这就除外了阳明胃热弥漫津气两伤,气不固表之背微恶寒。脉沉,既提示此证病在里而不在表,为里阳虚的表现,同时也除外了太阳伤寒表实证之身痛恶寒。此外在《伤寒论》中出现身疼痛的还有桂枝加芍药生姜各一两人参三两新加汤证,其证是因为汗后营气被伤,肌肤失养,不荣则痛所致,其脉当见沉迟,这里的迟脉,主营血虚少。

【治法】

扶阳温经,散寒除湿。

【方剂】

附子汤。

【方义】

炮附子扶真阳之虚,温经散寒而镇痛;人参大补元气,参附相伍,峻补元气,回生气之源;茯苓、白术健脾除湿,利于阳气宣通。芍药和营血而通痹止痛,制术、附之温燥而护阴。诸药合用,共奏扶阳温经,散寒除湿之效。

本方临床主要用于风湿性、类风湿关节炎属虚寒性痹证者,亦用于治疗肾阳虚遗尿证,心阳不振之心悸,脾肾阳虚之水肿,肾阳虚寒饮盛的妊娠腹部冷痛,肾阳虚阴寒盛的眩晕等。

真武汤和附子汤在药物组成上只有一药之差,两方皆有附子、白术、茯苓、芍药,主治之证均为肾阳虚衰,水邪或寒湿停滞为患。但真武汤证以少阴阳气不足,在里之水邪泛滥为主,以头眩,心下悸,身瞤动,振振欲擗地,四肢沉重疼痛,下利或呕,或咳,小便不利或小便清长为主要临床表现,治疗重在温阳化气治在里之水饮,所以用生姜配附子温阳宣散水邪。附子汤证以少阴阳气不足,在外之寒湿凝滞于肌肤骨节为主,以身体痛,骨节痛,手足寒,背恶寒为主要临床表现,治疗重在补元阳,益元气,祛在外之寒湿,止身痛,所以用人参配附子,且附子用量倍于真武汤,其温补元阳元气之旨,显然可见。

(六)寒逆剧吐证

【原文】

少阴病,吐利,手足逆冷,烦躁欲死者,吴茱萸汤主之。(309)

【提要】

论阳虚阴盛,吐利烦躁的证治。

【讲解】

本证成因:少阴寒盛,寒邪上逆,升降紊乱。

主症和病机:吐利为少阴寒邪上逆中焦,中焦升降逆乱所致。烦躁欲死,为邪正剧烈相争,升降逆乱,病人难以耐受,因此在剧烈呕吐的同时,伴有烦躁不安的临床表现;手足逆冷,为升降紊乱,阴阳气一时不相顺接的表现,每在剧烈呕吐的同时出现,呕吐暂停后,厥冷的表现也暂时缓解。由于此证以寒盛为主,而且寒邪逆于中焦,因此用吴茱萸汤温中通阳驱寒,泄浊降逆止呕。

鉴别:本条与第296条"少阴病,吐利躁烦,四逆者死"症状相似,但彼为死证,而此为可治证。其原因在于彼为正虚为主,阴盛阳衰,阳不胜阴;此为邪盛为主,阴寒上逆,邪正剧争。本条之烦躁欲死,是形容病人烦躁的程度较重,乃以心烦为主,为邪正剧争所致;彼为躁烦,乃以手足躁动不宁为主,是正不胜邪,阴盛亡阳之候。另外此证手足逆冷,仅在剧烈呕吐的时候发生,呕吐止则厥冷止;彼证是四肢逆冷持续存在,上可冷过肘,下可冷过膝,两者之间亦有明显区分。故彼为阴盛阳亡之死候,此为寒盛伤阳,邪正剧争,升降逆乱之可治之证。

此外吴茱萸汤证和理中汤证、四逆汤证皆有吐利,但吴茱萸汤证病在肝胃,证以呕吐为主;理中、四逆汤证病在脾肾,证以下利为主。

【治法】

温中通阳驱寒,泄浊降逆止呕。

【方剂】

吴茱萸汤。

【方义】

见本书第二章。

（七）下利滑脱证

【原文】

少阴病，下利便脓血者，桃花汤主之。（306）

赤石脂一斤（一半全用，一半筛末）　干姜一两　粳米一升

上三味，以水七升，煮米令熟，去滓，温服七合，内赤石脂末方寸匕，日三服，若一服愈，余勿服。

少阴病，二三日至四五日，腹痛，小便不利，下利不止，便脓血者，桃花汤主之。（307）

【提要】

论下利滑脱不禁、便脓血的证治。

【讲解】

主症和病机：本证之下利便脓血，当是下利滑脱，大便脓血。其病机一是肾气虚，关门不固，因而导致下利滑脱；二是脾气虚，脾不统血，于是导致大便下血，因大便中夹有黏液，仲景则称其为便脓血。腹痛，为阳虚寒凝所致。小便不利，为下利津伤，化源不足的表现。治用桃花汤温阳固脱，涩肠止利。

鉴别：本条下利便脓血，属下焦虚寒，滑脱不禁，其证候特点是，下利脓血，晦暗不泽，腥冷不臭，并无里急后重，下利灼热之感，伴有腹痛绵绵，喜温喜按，口淡不渴等。热性下利的大便脓血，脓血鲜亮，气味臭秽，伴里急后重，肛门灼热，腹痛如绞，口渴喜冷，舌红苔黄等。

【治法】

温阳固脱，涩肠止利。

【方剂】

桃花汤。

【方义】

赤石脂温阳固脱、涩肠止血；干姜补虚温中；粳米养胃和中。三药合用，以奏涩肠固脱之效。方中赤石脂一半全用煮服，取其温涩之气；一半为末，并以小量冲服，直接留于肠中，取其收敛涩肠之效。赤石脂为制作陶器的高岭土，尤其是冲服粉剂后，在消化道可以起到被覆作用和吸附作用；其被覆作用

可以达到保护消化道黏膜的效果,其吸附作用则有吸收消化道水液毒素的效果,从而发挥其涩肠固脱的作用。应当注意的是,下利滑脱,纯虚无邪的时候才可以用涩肠固脱法,如果尚有毒热或湿热邪气存留,症见里急后重,下利肛热者,则不可过早用涩肠固脱法,以免闭门留寇,酿生他变。

现代临床除用其治疗虚寒性下利滑脱之久泄、久痢外,也用其治疗虚寒性吐血、便血;肠伤寒病程中的肠出血;妇女崩漏、带下等病证。但临床多根据具体情况加味使用,较少单独运用本方。

二、少阴热化证

(一) 阴虚火旺、心肾不交证

【原文】

少阴病,得之二三日以上,心中烦,不得卧,黄连阿胶汤主之。(303)

黄连四两　黄芩二两　芍药二两　鸡子黄二枚　阿胶三两(一云三挺)

上五味,以水六升,先煮三物,取二升,去滓,内胶烊尽,小冷,内鸡子黄,搅令相得,温服七合,日三服。

【提要】

论少阴病阴虚阳亢,心肾不交的证治。

【讲解】

本证成因:素体少阴阴虚阳亢,外邪从阳化热,而成阴虚火旺,心肾不交之证。

主症和病机:心中烦,不得卧,是素体阴虚阳盛,外邪从阳化热,肾水不足,不能上济心火,致使心火亢盛所致。阳入于阴谓之寐,阴虚火旺的病人,由于阴虚阳亢,阴不敛阳,阳不入阴,于是就出现了不能入寐的情况,越是不能入寐,越是心烦,越心烦,心火越亢,致使病人辗转反侧,坐卧不宁,因此用“心中烦,不得卧”来描述其临床表现。证属阴虚火旺,心肾不交,火水未济。常伴见口燥咽干,舌红绛少苔,甚至舌光红无苔,脉细而数。治用黄连阿胶汤滋阴清热,交通心肾。

鉴别:栀子豉汤证之心烦不得眠,为余热留扰胸膈,而肾水不虚,其舌苔多淡黄,并有反复颠倒,心中懊侬,胸中窒,心中结痛等症;本证则为阴虚火旺,心肾不交,本虚而标实,多伴口燥咽干,五心烦热,舌红少苔等症。故前者治以清宣郁热,此则治以滋阴清热。

【治法】

滋阴清热,交通心肾。

【方剂】

黄连阿胶汤。

【方义】

黄连、黄芩清心火,以除炎上之热;阿胶、鸡子黄滋肾阴、养心血,以补阴涵阳;芍药与芩、连相配,酸苦涌泄以清火,与阿胶、鸡子黄相配,酸甘化阴以滋液。诸药相合,使阴复火降,水火既济,心肾相交,烦除而寐安。

应当特别注意其煮服方法,只煮黄芩、黄连、芍药三味药,煮好后去掉药渣,取一次量的热药液,将阿胶打碎后溶入药液中(如果是整块的阿胶则不易溶化)稍冷,再打入一枚新鲜的生鸡蛋黄,搅拌均匀。这时鸡蛋黄并没有完全熟透,药液成为一种稀糊状态。如果将煮熟的鸡蛋黄研碎放入药液中,则疗效不明显。

我应用本方治疗失眠证的体会是,对于一般神经衰弱所导致的失眠,并没有明显的疗效,但对于患外感热病以后,发热已退,遗留有心烦不得眠卧者,效果很好。而对于多年失眠,经常服用安眠药的病人,当其因患外感病痊愈后,心烦失眠的症状加重,此时如果兼见舌红苔薄白,脉细数,投以本方,也有佳效。此外,现代医学家常将其用于阴虚火旺的精神躁狂症、梦遗、早泄、阳痿、高热昏迷、产后发热、甲状腺功能亢进症、肝硬化、肝昏迷、各种心脏病、室性期前收缩、温毒下痢脓血、肠伤寒出血、支气管扩张出血、阴虚火旺所致之咳血、咯血、齿衄、月经过多、慢性溃疡性口腔炎;顽固性失音、眼结膜出血等病证,凡辨证为阴虚火旺者,均可以此方加减化裁而治之。

(二)阴虚火旺、水热互结证

【原文】

少阴病,下利六七日,咳而呕渴,心烦不得眠者,猪苓汤主之。(319)

【提要】

论少阴病阴虚有热,水热互结的证治。

【讲解】

本证成因:素体少阴阴虚阳盛,外邪从阳化热,热与水结,从而形成阴虚水热互结证。如果和“阳明病篇”第 223 条合参,其另外一个成因则是阳明经热,误下伤阴,邪热和下焦水邪相结,于是也形成了阴虚水热互结证。

主症和病机：本证的第一个主症是心烦，不得眠，这是肾阴虚于下，心火亢于上，心肾不交，火水未济所致。第二个主症是口渴、渴欲饮水，这是水热互结，津液不化，又有阴虚津液缺乏所致；第三个主症是小便不利，此证见第223条，这是水热互结，气化不利所致。但本证的小便不利，是小便短赤，尿道涩痛，可见有尿频、尿急、尿痛等泌尿道的刺激症状。在第223条还提到脉浮、发热等，这是里有热的表现，而不是表邪未尽。除上述主要临床表现之外，由于水邪常常逆流横溢，其侵犯不同的部位，就可能出现不同的临床表现，如水邪偏渗大肠，则可见下利；水邪上犯于肺，则可见咳逆；水邪上逆于胃，则可见呕吐。这些或见症状，也可以称其为副症，有的时候这些副症也可能成为病人最突出的主诉，遇到这种情况，一定要深入探求导致这些症状的根本病机，针对病机论治，才可能取得好的疗效。而不是见利止利，见呕止呕，见咳止咳。

鉴别：黄连阿胶汤证、栀子豉汤证、猪苓汤证，皆有火热扰心，心神不宁之心烦不得眠。其中黄连阿胶汤证系少阴热化证，肾阴亏于下，心火亢于上，但无水结，证候除心中烦、不得卧之外，尚有口燥咽干，舌红绛而少苔，脉细数等，治以育阴清热，交通心肾，药用黄连、阿胶、黄芩、鸡子黄、芍药。栀子豉汤证为无形邪热郁于胸膈，郁热扰心之证，肾水不虚，也无水结，故除心烦不得眠，剧者必反复颠倒，心中懊憹之证外，还有但头汗出，甚至胸中窒、心中结痛等，治宜清宣郁热而除烦，药用栀子、豆豉二味。猪苓汤证则阴虚、火热、水邪兼备，只是热势较轻，阴虚亦不太甚，而以水结为主，故除心烦不得眠外，尚有小便不利，渴欲饮水等主症，尤其可见咳而呕、利等水邪流窜为患的临床表现。治当育阴清热利水，药用猪苓、茯苓、泽泻、阿胶、滑石。

猪苓汤证和真武汤证均有水邪为患，证候上都有水邪浸渍肺胃大肠之咳、呕、下利，治法上皆需利水，方药中同用茯苓。而真武汤证为肾阳虚，水气泛滥，因此主症有腹痛，四肢沉重疼痛，小便不利、尿少或小便清长，心下悸，头眩，身瞤动，振振欲擗地，舌淡苔滑等，治宜真武汤温阳利水。猪苓汤证为阴虚有热，水热互结，故而主症有心烦不得眠，渴欲饮水，小便不利而短赤，甚至尿道涩痛。治宜猪苓汤清热利水育阴。

五苓散证与猪苓汤证皆为水证，证候都有脉浮，发热，渴欲饮水，小便不利，治疗皆用利水之法，药物同用茯苓、泽泻、猪苓，此乃其同。但五苓散证由外邪入里，膀胱气化不行，水道失调，水蓄下焦，不能化津上承所致，属表里同病,其水主要停于下焦膀胱,脉浮,微热为表邪未尽,小便不利,烦渴是其主症。治用五苓散通阳化气利水,兼以解表。猪苓汤证系阴虚水热互结而成,纯属里证而无表邪,其水热结于下焦,水邪又能泛于上下,脉浮、发热为阳明余热犹存,渴欲饮水、小便不利为水热互结,气化不利,此外尚有咳而呕、利,心烦不得眠等症,治用猪苓汤,清热利水育阴。可见五苓散证主在气化不利,阴未虚,热不明显,表邪未尽;猪苓汤证主在阴虚有热,水热互结,而无表邪。

本条下利、心烦、口渴和第282条少阴寒化证在文字表述上相类似,但彼属阳虚寒盛,而此属阴虚有热,水气不利。所以彼证虽有心烦而仍但欲寐,并且小便清长,本证却是心烦而不得眠,且小便短赤不利,是以彼证属寒化而此属热化。

【治法】

育阴清热利水。

【方剂】

猪苓汤。

【方义】

见本书第二章。

三、少阴阳郁证

【原文】

少阴病,四逆,其人或咳,或悸,或小便不利,或腹中痛,或泄利下重者,四逆散主之。(318)

甘草(炙) 枳实(破,水渍,炙干) 柴胡 芍药

上四味,各十分[1],捣筛,白饮和服方寸匕,日三服。咳者,加五味子、干姜各五分,并主下利;悸者,加桂枝五分;小便不利者,加茯苓五分;腹中痛者,加附子一枚,炮令坼[2];泄利下重者,先以水五升,煮薤白三升,煮取三升,去滓,以散三方寸匕内汤中,煮取一升半,分温再服。

【注释】

[1] 分:同份,指药量比例,凡在散剂中出现“分”者,皆同“份”。汉时衡重单位尚无分制,至晋,在铢和两之间加了“分”,折6铢为1分,4分为1两。在麻黄升麻汤和《金匮要略》中的一些方剂中,以分作为衡重单位,那是晋唐

以后的人在抄书时的修改，并非仲景原貌。

［2］坼：chè，音彻，破裂、裂开的意思。

【提要】

论阳郁致厥的证治。

【讲解】

主症和病机：本条所言主症，就是“少阴病，四逆”，但是虽言少阴病，并不伴见畏寒蜷卧，下利清谷，但欲寐，脉微细等全身虚寒的证候，且治以四逆散，而不是四逆汤，因此本证之四逆不是少阴阳虚，四末失温，而是少阴阳气郁遏于里，不能外达于四末所致。治以四逆散疏畅气机，透达郁阳。

或见症和病机：其人或咳，或悸，或小便不利，或腹中痛，或泄利下重，皆为或见症。少阴肾阳是一身阳气之根本，少阴阳郁，脏腑失助，或易被寒邪所乘，或易兼水邪内生，因此就出现了诸多的或见之症。如肺失阳助，寒乘气逆，则为咳；心失阳助，水邪上凌，则为悸；三焦膀胱失助，气化失职，则小便不利；脾阳失助，寒邪内乘，则腹中痛；中寒气滞，则泄利下重。

鉴别：本证的四逆，应与阳虚阴盛的寒厥、热邪内郁的热厥相鉴别。阳虚阴盛之四逆，多伴有下利清谷，欲吐不吐，但欲寐，脉微细等症；热邪内郁之四逆，多伴有面赤，烦渴，小便赤，大便干，胸腹灼热，不恶寒，反恶热，脉沉滑等症；而本证之四逆，既无阳虚阴盛之典型的虚寒证，又无阳热内郁之典型的热证，且四逆程度较轻，再参考其他的或然证，则不难鉴别。

【治法】

疏畅气机，透达郁阳。

【方剂】

四逆散。

【方义】

柴胡解郁行气，和畅气机，透达郁阳；枳实行气散结；芍药和营益阴；炙甘草缓急和中。合而成方，使气机调畅，郁阳得伸而四逆可除。

本方具行气开郁，推陈致新，条达气机之功，后世用于疏肝解郁，开胃行滞颇效，故为疏肝行气之祖方。《景岳全书》的柴胡疏肝散，即系在此方的基础上，改枳实为枳壳，并加入香附、川芎、陈皮而成，主治肝气郁结，见有胁肋疼痛、往来寒热、痛经等症。《医林改错》的血府逐瘀汤，则是将本方和活血化瘀药同用，成为行气化瘀的名方，广泛用于治疗心胸疾病所导致的心胸疼痛。

由于本方是疏肝和脾的基础方，所以现代应用十分广泛，诸如①急性肝炎、迁延性肝炎；②胰腺炎、胆道蛔虫病、急慢性胆囊炎；③急性阑尾炎、肠梗阻；④胃炎、溃疡病；⑤月经不调、经前乳房胀痛、乳痈、输卵管阻塞、慢性附件炎、慢性盆腔炎；⑥阳痿；⑦肋间神经痛。以上病证凡辨证属肝郁气滞或阳气郁闭所致者，以本方为主而加减化裁，均可取得较好的疗效。我则常将其和温胆汤合用，治疗精神抑郁躁狂症的抑郁发作、厌食症、儿童食欲不振；有时也将其作为复杂病证的投石问路之用。

四、少阴咽痛证

由于手少阴之脉，其支者，上夹咽；足少阴之脉，其直行者，由肾上贯肝、膈，入肺中，循喉咙，夹舌本，因此我把少阴经脉受邪而出现咽喉疼痛的证候，看成是少阴本证中的经证。其他如头项强痛、项背强几几是太阳经证；缘缘面赤、额头疼痛、目痛鼻干是阳明经证；偏头痛、目赤、耳聋、胸胁烦满是少阳经证；腹满时痛或大实痛是太阴经证，皆是经脉受邪，而在经脉循行的部位上出现了经气不利的证候。

（一）少阴虚热上扰咽痛证

【原文】

少阴病，下利，咽痛，胸满心烦，猪肤汤主之。(310)

猪肤一斤

上一味，以水一斗，煮取五升，去滓，加白蜜一升，白粉[1]五合，熬香[2]，和令相得，温分六服。

【注释】

[1] 白粉：即稻米粉。《周礼》郑玄注："稻曰白"。

[2] 熬香：熬，即炒、焙。《说文解字》："熬，干煎也。"《方言》："凡以火而干五谷之类，自山而东齐楚以往谓之熬，关西陇冀以往谓之焙，秦晋之间或谓之炒。"仲景为楚人，故用"熬"字。熬香，将白米粉炒出香味。

【提要】

少阴病虚热咽痛的证治。

【讲解】

本证成因：素体少阴阴虚阳盛，外邪从阳化热，虚热循经上扰；或虚寒下利日久,真阴被伤,虚热内生,进而虚热循经上扰。

主症和病机:少阴虚热下迫肠道则见下利;由于足少阴经脉的直行者,由肾上贯肝、膈,入肺中,循喉咙,夹舌本;其支者,从肺出,络心,注胸中,所以当少阴虚热循经上扰,经气不利时,就可以出现咽痛、胸满、心烦等临床表现。也有人认为,下利是既往的病史,原属于一般的虚寒下利,但下利日久,导致少阴真阴渐耗,虚热内生,进而虚热上浮,循经熏于咽喉,于是出现了咽痛、胸满、心烦。这两种见解孰是孰非,我认为不必在文字上争论太多,在临床上都可能存在,只要结合临床,面对你的具体病人,就可以分辨清楚。证属虚热上浮,治用猪肤汤滋肺肾,清虚热。

鉴别:本证咽痛为虚火上炎,故咽部红肿不甚,痛势亦轻,伴有干燥不润的感觉。这和毒热壅滞咽喉之红肿疼痛较甚者有别,亦与寒邪闭塞少阴经脉之咽痛不红不肿者有异。如果本证之下利为阴虚下利,其利多伴以脐腹灼痛,虚坐努责,食少,舌红绛少苔等,与阳虚阴盛之下利清谷,四肢厥逆,脉微细者不同。

【治法】

滋肺肾,清虚热。

【方剂】

猪肤汤。

【方义】

猪肤就是猪皮,用时要去净肥脂,以免滑肠,猪肤有滋肺肾之阴,清少阴浮游之火的功效;白蜜有生津润燥,益气除烦的作用;白米粉炒香,有和胃补脾之效,可补下利之虚,又可以吸附煮猪肤的汤液中所漂浮的油脂,使汤液爽口而不腻。家常菜中有一个米粉肉,就是将炒香的米粉和腌制好的五花肉拌匀蒸熟,因米粉吸附了肉中的油脂,所以吃起来不肥不腻,香酥可口。如果不用米粉而改用小麦面,蒸出来的肉油腻黏滞,难以下咽。所以猪肤汤一定要用米粉而不能用小麦面。由此推知,服用大青龙汤后如果汗出不止,仲景的方法是用温粉敷身,也只能用吸汗吸油的米粉爽身,而不能用不吸汗的黏腻的小麦面。猪肤、白蜜、米粉相合,滋肾润肺而清虚热,补脾和中而止下利。下利止,阴液复,虚火降,则咽痛、胸满、心烦之证可除。本方清虚热而不伤阴,润肺肾而不滋腻,是治疗少阴阴虚有热,津液下泄,虚火上浮而出现咽痛的效方。由于本方的主要成分是猪肤,所以在使用时要注意病人的民族和宗教信仰。

这是一个非常典型的食疗方，曾用于高温作业场所的工作人员所出现的阴虚火旺之咽痛，慢慢含咽，有很好的效果。我甚至把本方看成是含剂的始祖。猪皮富含胶原蛋白，据报道，有人用猪皮胶治疗原发性血小板减少性紫癜、再生障碍性贫血、脾功能亢进，均收到了较好的效果。

（二）少阴客热咽痛证

【原文】

少阴病，二三日，咽痛者，可与甘草汤。不差，与桔梗汤。（311）

甘草汤方

甘草二两

上一味，以水三升，煮取一升半，去滓，温服七合，日二服。

桔梗汤方

桔梗一两　甘草二两

上二味，以水三升，煮取一升，去滓，温分再服。

【提要】

论少阴病客热咽痛的证治。

【讲解】

外来邪热侵袭少阴经脉。

主症和病机：本证之咽痛，以方测证，当为外来邪热中于少阴经脉。咽痛的程度不重，可伴有轻度红肿，尚无其他全身兼证出现，所以只用一味生甘草清解少阴经脉的客热。若服后咽痛不愈者，可加桔梗以开喉痹。

【治法】

清热利咽。

【方剂】

甘草汤，桔梗汤。

【方义】

《伤寒论》共70方用到甘草，其中除甘草汤和桔梗汤用生甘草外，其余68方皆用炙甘草。甘草生用，味甘性凉，有清解毒热的功效，尤其善于清解阴经毒热，在此用其消痈肿而利咽喉。桔梗苦辛而平，辛散苦泄，入肺经，开宣肺气，能利胸膈而畅咽喉。与生甘草相伍，甘平能和阴阳，清客热；苦辛而任舟楫，专主咽伤。后世易名甘桔汤，通治咽喉口舌诸病，因此成为治疗咽喉疼痛的基本方。

日本汉方医根据甘草汤能直接作用于平滑肌及皮肤黏膜，对炎症轻，红肿疼痛不明显的急迫性疼痛和痉挛性疼痛有卓效的临床药理特点，常用于治疗下列疾病：①口腔内痛，如口腔炎、牙痛、咽喉痛、食管痛等；②声哑、失音；③胃痛、腹痛，以腹肌紧张为应用指征；④溃疡病服镇痛剂无效者宜此方；⑤反射性或痉挛性咳嗽；⑥食物中毒，如菌类中毒等；⑦药物过敏；⑧排尿痛、尿闭；⑨外用于痔核、脱肛等引起的肛周疼痛；阴部瘙痒肿痛；跌打损伤、刺伤、虫螫引起的疼痛。主要采用浓缩液湿布外敷。

桔梗汤则常用于治疗咽喉炎、扁桃体炎、食管炎、肺脓疡等疾病。我常用生甘草、桔梗、麦冬、玄参、白菊花、红冰糖各适量，开水冲泡，代茶频饮，治疗慢性咽喉炎，有一定疗效。

（三）少阴痰热咽痛证

【原文】

少阴病，咽中伤，生疮，不能语言，声不出者，苦酒汤主之。(312)

半夏（洗，破如枣核）十四枚　鸡子一枚（去黄，内上苦酒[1]，着鸡子壳中）

上二味，内半夏著苦酒中，以鸡子壳置刀环[2]中，安火上，令三沸，去滓，少少含咽之，不差，更作三剂。

【注释】

[1] 苦酒：即米醋。

[2] 刀环：即大砍刀手柄端之圆环。

【提要】

论少阴病痰热咽痛的证治。

【讲解】

主症和病机：咽中伤，生疮，就是咽喉肿痛，溃破生疮的意思，这是邪热内蕴，灼伤咽喉所致；不能语言，声不出，则为邪热痰浊，壅结咽部，阻塞气道，声门不利所致。

【治法】

清热涤痰，敛疮消肿。

【方剂】

苦酒汤。

【方义】

半夏涤痰散结。鸡子清甘寒，润燥止痛。苦酒散瘀止痛，解热毒，消痈肿，敛咽疮。半夏得鸡子清，有利咽通声之功，无燥津涸液之弊，半夏得苦酒，辛开苦泄，能加强劫痰敛疮的作用。

本方服用方法比较特别，是以鸡子一枚，去蛋黄留蛋清，（在黄连阿胶汤里用的是鸡蛋黄）加入半夏细粒和苦酒，将鸡子壳放在刀环上，置火上，微火煮三个开，去掉药渣。服用时少少含咽，意在使药物直接、持续作用于咽部而提高疗效。

本方现代有人用于治疗口腔溃疡、咽炎、扁桃体炎、小儿重舌等病证，以痰热郁闭导致口腔、咽喉部溃疡为使用指征。

（四）少阴客寒咽痛证

【原文】

少阴病，咽中痛，半夏散及汤主之。（313）

半夏（洗）　桂枝（去皮）　甘草（炙）

上三味，等分，各别捣筛已，合治之，白饮和服方寸匕，日三服。若不能散服者，以水一升，煎七沸，内散两方寸匕，更煮三沸，下火令小冷，少少咽之。半夏有毒，不当散服。

【提要】

论少阴病客寒咽痛的证治。

【讲解】

主症和病机：本证的咽中痛，以方测证，当属少阴经脉感寒所致。风寒邪气客于少阴经脉，津液凝聚而为痰涎，寒涎阻于咽喉，故咽喉疼痛。因属寒邪痰涎客阻咽喉，故其咽喉疼痛较甚，同时应伴有恶寒，痰涎缠喉，咳吐不利，舌苔白而润等症。

【治法】

散寒通咽，涤痰开结。

【方剂】

半夏散及汤。

【方义】

桂枝散寒通阳。半夏涤痰开结。炙甘草和中缓急止痛。三药合用，共奏散寒涤痰，开结止痛之功。白饮即白米汤，其性味甘平，和药内服，既利于使药散吞服，又有一定的健脾胃、益津气的作用，而且可以制半夏、桂枝之辛燥，以防其伤阴的弊病。本方为散剂，若不能服散者，亦可作汤剂服，即为半夏汤。文末“半夏有毒，不当散服”八字，为后人所加，因半夏确实对口腔和咽喉黏膜有刺激作用，所以后人“不当散服”的认识是有依据的，当代临床已不再用作散剂。

现代仅见以本方为基础加减化裁用于治疗慢性咽炎、声带水肿、扁桃体炎、扁桃体周围炎及口腔溃疡的个案报道。

第三节　少阴病兼证

一、少阴兼太阳证

少阴兼太阳证也就是少阴和太阳同时感受外寒而发病，因此也叫太少两感证。

【原文】

少阴病，始得之，反发热，脉沉者，麻黄细辛附子汤主之。(301)

麻黄二两(去节)　细辛二两　附子一枚(炮，去皮，破八片)

上三味，以水一斗，先煮麻黄，减二升，去上沫，内诸药，煮取三升，去滓，温服一升，日三服。

少阴病，得之二三日，麻黄附子甘草汤微发汗，以二三日无证[1]，故微发汗也。(302)

麻黄二两(去节)　甘草二两(炙)　附子一枚(炮，去皮，破八片)

上三味，以水七升，先煮麻黄一两沸，去上沫，内诸药，煮取三升，去滓，温服一升，日三服。

【注释】

[1] 无证:《金匮玉函经》《注解伤寒论》并作“无里证”，指无吐、利、手足厥逆等里虚寒证。

【提要】

论太少两感证治。

【讲解】

本证成因:太阳和少阴同时感受外邪而发病。

发热为太阳表证。脉沉主少阴里阳虚。这是表里同病,在里虽属虚证,但没有出现下利清谷、手足厥冷等严重的局面,因此可以表里同治,温经发汗,两解太少。如果始得之,也就是太少两感发病的第一日,少阴阳气微虚,则用麻黄细辛附子汤温经发汗,表里双解。如果得之二三日,因恐少阴阳气更虚,不任发汗,则不再用麻黄细辛附子汤,而改用麻黄附子甘草汤温经微发汗。如果已经用过上述两方,到第四日病情仍然没有缓解,即"太阳病篇"第92条所说"病发热,头痛,脉反沉;若不差,身体疼痛,当救其里,宜四逆汤",这里的"若不差"就是指用过麻黄细辛附子汤和麻黄附子甘草汤后病仍然没有好。此时为什么不继续使用温经发汗的方法而直接温里呢?就是唯恐里气虚弱,不耐发汗。可见仲景对里虚夹表的证候,在治疗的时候是多么小心翼翼。如果太少两感,在里已见下利清谷,手足厥逆,则根本不用再考虑使用温经发汗的方法,而应直接使用四逆汤救里,待少阴里阳虚的证候缓解后,如果表证尚在,则再行解表。这就是第91条所说的"伤寒,医下之,续得下利清谷不止,身疼痛者,急当救里;后身疼痛,清便自调者,急当救表。救里宜四逆汤,救表宜桂枝汤"。

鉴别:本条之发热,应与阴盛格阳证之发热相鉴别。此条之发热为全身发热,遍及手足,且与恶寒并见,其脉虽沉而不弱;阴盛格阳证之发热,虽有发热,但手足厥逆,身反不恶寒,脉微或脉微欲绝,并伴见下利清谷。

【治法】

温经发表。

【方剂】

麻黄细辛附子汤,麻黄附子甘草汤。

【方义】

麻黄细辛附子汤中,用麻黄发散太阳在表之邪,用附子温少阴在里之阳。麻、附相伍,温经通脉,助阳发表。细辛辛温雄烈,与麻黄相伍,有温经解表之效,与附子相配,有温通少阴、助阳散寒之功。三药相须为用,内温少阴之阳,外发太阳之表,助正而祛邪,于温经中解表,于解表中温阳。

麻黄附子甘草汤,即麻黄细辛附子汤去细辛加炙甘草而成,麻、附之作用与前方无异,炙甘草在方中的作用有三:一则以甘缓之性缓麻黄发汗之力,以求微微得汗而解;二则配附子辛甘化阳,固护少阴阳气;三则补中焦,以助汗液之源。

现代常将麻黄细辛附子汤用于:①肾阳虚兼外感风寒,素体阳虚复感风寒之久咳,大寒犯肾,暴哑咽痛;②阳虚火衰的癃闭;③冷风头痛,风寒齿痛;④心阳不振的嗜睡和心肾阳虚的发作性睡病;⑤病态窦房结综合征,窦性心动过缓;⑥肺心病,心衰,急性克山病阳虚型;⑦肾病综合征,慢性肾炎急性发作属阳虚夹表证者;⑧阳虚型三叉神经痛,寒性坐骨神经痛,本方合芍药甘草汤;⑨由于阳虚所致的无汗症;⑩阳虚导致之涕泪不止。

现代应用麻黄附子甘草汤的范围,大体和麻黄细辛附子汤相同,如加人参、黄芪用于冠心病心律失常;合桂枝甘草汤治疗冠心病合并低血压以及病态窦房结综合征;配淡渗清利之品治疗慢性肾盂肾炎急性发作等。

二、少阴兼燥实证

少阴兼燥实证,也叫少阴急下证。

【原文】

少阴病,得之二三日,口燥咽干者,急下之,宜大承气汤。(320)

少阴病,自利清水,色纯青,心下必痛,口干燥者,急下之,宜大承气汤。(321)

少阴病,六七日,腹胀不大便者,急下之,宜大承气汤。(322)

【提要】

论少阴急下三证。

【讲解】

后世的医学家称这三条为少阴急下三证。其实对少阴寒化证、热化证、阳郁证、咽痛证来说,根本没有可下的道理。那么到底什么样的少阴病可以用下法呢?我认为病人来就诊时,仲景看到的是一个亡阴失水证,病人精神萎靡不振,甚至意识淡漠,也就是具有但欲寐、脉细而数等少阴病特征,因此就诊断为“少阴病”,但寻求其病史、病因和病机,并不是少阴本身阳虚或阴虚,而是另有原因。

第320条,从病史来看,少阴亡阴失水证已经有两三天的时间,而口燥咽干,则是燥热内盛而伤阴液的表现;第322条的病史已经有六七天的时间,症见腹胀不大便,当是阳明实邪内阻而腹部气机壅遏的表现。由此推知,导致少阴的亡阴失水而形成少阴病的原因,是阳明燥热实邪耗伤了少阴阴液。可是在这里为什么没有记述阳明燥热内盛的潮热、谵语、腹满痛、绕脐痛等症呢，我从临床观察得出的结论是，由于亡阴失水，人体正气大衰，机体的反应能力低下，正邪斗争的激烈程度已经缓解，因此那些阳明病正邪斗争激烈的症状反而隐匿不见了。如果把这些症状补充进去，反而与临床看到的现象不符。

治疗这样的阳明燥热下劫真阴的少阴亡阴失水证，是扬汤止沸而添水呢？还是釜底抽薪而撤火？张仲景采取的是急下阳明以救少阴的方法，用大承气汤。

我曾在某县医院治一中年农民，患发热、腹满、不大便近一周，入院时重度脱水，精神萎靡不振，极度疲惫，咽干口燥，脉细数，舌红，苔黄燥而干，舌面起芒刺，以手扪其舌面，粗糙如锉。第一日用常规抗炎、输液、纠正水电平衡和灌肠的方法治疗。输液进行 2 小时左右，舌面就开始湿润，口干也有所缓解，但输完液体 2 小时后，舌面又干燥如故，发热也未退。第二日依然如此。第三日中医会诊，服用大承气汤，仅服药一次，泻下污浊粪便甚多，当晚热退，舌上干燥如锉的现象从而消失。调养数日，痊愈出院。可见急下存阴法和滋阴补液法相比较，在里有燥热的情况下，很有优势。

第 321 条见自利清水，色纯青，心下必痛，既往注家有称其为阳明燥热逼迫津液下泄者，也有称其为“热结旁流”者；而将“心下必痛”看成是阳明燥实内阻，胃气壅滞的表现。可是我们遍寻“阳明病篇”的原文，没有找到阳明腑实证可以出现心下痛的证据，有的只是腹满、腹胀满、腑大满不通、腹满痛、绕脐痛，阳明腑实证的症状部位在腹部，在脐周，而不在心下。不仅不在心下，甚至第 205 条提出：“阳明病，心下硬满者，不可攻之。攻之利遂不止者死，利止者愈。”也就是说，心下硬满或疼痛不仅不是阳明腑实证的表现，而且在阳明病的病程中，如果兼有心下硬满，还不能贸然用承气汤攻下。那么心下硬满或疼痛，应当是什么病证呢，我在讲第 103 条的“心下急”和第 165 条的“心中痞硬”的时候，提到一个“少阳胆腑热实证”的概念。因为胆附于肝，位于上腹部微偏右，当实热邪气结滞胆腑而出现胆腑热实证的时候，就会出现上腹部的剧烈疼痛或胀满痞塞，因此我认为第 321 条的“心下必痛”，是少阳胆腑热实证的临床表现。也就是我们今天在临床常常可以见到的急性胆囊炎或胆道结石急性发作，甚至包括急性胰腺炎一类的病证。那么“自利清水，色纯青”又是怎么回事呢？先贤有称其为“黑水泻”者，如果泻下的真是黑水，那应当是一个重证的上消化道出血，急则治其标，恐怕此时就应当以止血为首要了，哪里还可以用大承气汤泻下？也有称其为泻下污浊臭秽之水样便者，如果是这样，那就应当是一个急性肠炎，但急性肠炎腹痛的部位常在脐周，而不在心下。我认为“自利”就是自发地下利，“清水”就是泻下水样便，其颜色是“纯青”的，也就是偏于绿色的。这正是大量胆汁排入肠道，进而排出体外的表现。因此仲景当时看到的病人，应当是胆囊的炎症或结石的一时性梗阻，导致胆囊有大量的胆汁淤积，当胆汁淤积越来越多而压力足够大时，胆汁冲破阻力排入肠道，进而排出体外，于是就出现了“色纯青”的水样便。可想而知，在这个过程中，肯定有胆绞痛的存在，因此仲景推断“心下必痛”。分析至此，我们就可以得出这样的结论，第321条所讲的是“少阳胆腑热实证”下劫少阴阴液而导致的少阴亡阴失水证。既是亡阴失水，当然会见到“口干燥”。我们今天常常可以看到急性胆囊炎、胆道结石的急性发作，甚至包括急性胰腺炎等病证，都可以导致亡阴失水的大量临床实例。既然是少阳胆腑热实证导致了少阴的亡阴失水，那就应当用大柴胡汤急下“少阳胆腑实热”以救少阴，在这里为什么用大承气汤呢？在《伤寒论》“辨可下病脉证并治第二十一”里说：“少阴病，下利清水，色纯青，心下必痛，口干燥者，可下之，宜大柴胡、大承气汤。”可见仲景原本首选的也是大柴胡汤。

鉴别：“阳明病篇”有三条急下证，而“少阴病篇”也有三条急下证。阳明三急下证，是论阳明腑实证病势急，发展快，有劫伤少阴真阴之势，故以大承气汤急下阳明燥热，以存少阴阴液，这是从腑热灼伤脏阴而论。少阴三急下证，是论少阴阴虚津竭，亡阴失水，寻其原因，乃是被阳明燥热或胆腑实热所灼而致，故以大承气汤或大柴胡汤釜底抽薪而救少阴，乃是从脏阴被腑热耗伤而论。从腑者言其邪，从脏者言其正。所下者均为燥热或实热，所存者皆属少阴之真阴。后世增液和泻下同施的治法，当今中西药物同用的方法，较之《伤寒论》单用大承气汤或大柴胡汤的急下存阴法，就更为周全而稳妥了。

第四节　少阴病预后

一、正复向愈证

（一）寒盛伤阳证的自愈候

【原文】

少阴病，脉紧，至七八日，自下利，脉暴微，手足反温，脉紧反去者，为欲解

也，虽烦，下利，必自愈。（287）

【提要】

论少阴寒盛伤阳证寒去阳回而自愈的表现。

【讲解】

少阴病脉紧，当是寸关尺三部脉俱沉紧，这是寒邪太盛的表现，而不是真阳衰微的特征。此证至七八日，出现了自下利，当为阳气恢复，驱除寒浊邪气外出的表现，而不是下利清谷，完谷不化。脉暴微和脉紧反去，就是脉由紧突然转微，紧脉消失了，这是寒邪衰退的特征，正如《素问·离合真邪论》所说“大则邪至，小则平”。手足反温，则是阳气恢复的表现。寒邪消退，正气已复，阴阳平和，则其病向愈，所以说“为欲解也”。虽烦，下利，必自愈，烦是阳气来复，与寒邪相争的表现，下利是寒浊从下而泄，驱邪外出的途径，因而“必自愈”。

第278条“伤寒脉浮而缓，手足自温者，系在太阴。太阴当发身黄，若小便自利者，不能发黄；至七八日，虽暴烦下利日十余行，必自止，以脾家实，腐秽当去故也。”讨论的是太阴湿浊腐秽在体内存留至七八日时，脾阳恢复，可以通过下利的方式，将体内的湿浊腐秽排出体外，从而自愈。本条讨论的是少阴寒浊不化，在体内存留至七八日时，肾阳恢复，可以通过下利的方式，将体内的寒浊邪气排出体外，从而自愈。两条所述机制是相同的，由此提示，太阴病和少阴病可以自愈者，是邪盛伤阳证，而不是正虚阳衰证；其病程大约是七八日的时间；其驱邪的方式都是通过下利将邪气排出体外。

（二）少阴中风证的欲愈候

【原文】

少阴中风，脉阳微阴浮者，为欲愈。（290）

【提要】

论少阴中风证的欲愈候。

【讲解】

少阴中风应是少阴经脉自中风邪之证。第274条太阴中风证的临床表现是“四肢烦疼”，而本条少阴中风证的临床表现为何？原文没有记述，或是文字脱落，或是仲景省略，已无可考。脉阳微阴浮，阴阳指取脉之寸尺而言，少阴中风，寸脉当见浮象，尺脉应见沉象。寸脉浮为表受风邪之征，尺脉沉为少阴正气不足之象。今寸脉由浮变微，符合“小则平”的特征，提示邪气已衰；

尺脉由沉变浮(不沉),提示阳气已复。正复而邪衰,故曰“为欲愈”。

第287条的自愈证和第290条的向愈证,皆是以邪气盛为主的少阴病,如果是以阳气虚衰为主的少阴病,不经治疗,则难自愈。

二、热移膀胱证

【原文】

少阴病,八九日,一身手足尽热者,以热在膀胱,必便血也。(293)

【提要】

论少阴阴病出阳、脏邪还腑证。

【讲解】

一身手足尽热,是阳证的表现,什么样的少阴病可以出现这样的阳证?这应当是寒盛伤阳的少阴病,而不是正衰为主的少阴病。寒盛伤阳的少阴病,以邪盛为主,由于真阳未衰,当正气蓄积力量抗邪时,每有阳气来复的机转,假如阳复阴退,如第287条所述,病证或可自愈;假如少阴阳复太过,阳盛则热,少阴寒邪又会从阳化热,病证则会由阴转阳,由寒变热,于是邪气转出太阳,就会出现一身手足尽热的阳证。但少阴外出太阳。并不是外出太阳之表,而是热移太阳膀胱之腑,热伤血络,则见尿血之证。正如柯韵伯所说“热在膀胱而便血,是指小便言”。治当清解膀胱之热,柯氏提出“轻则猪苓汤,重则黄连阿胶汤”,可供参考。

由于太阳、少阴脏腑相连,经脉相互络属,构成了阴阳相合,表里相连的关系,故其病变常互相影响。当少阴阳气不足时,太阳之邪可以内入少阴,而见少阴阳衰阴盛证;当少阴阳气来复后,少阴之邪又可以化热而外出太阳,出现肾邪外合膀胱的尿血证。这些都是太阳、少阴相表里的明证。

三、阳回可治证

【原文】

少阴病,下利,若利自止,恶寒而蜷卧[1],手足温者,可治。(288)

少阴病,恶寒而蜷,时自烦,欲去衣被者可治。(289)

少阴病,吐利,手足不逆冷,反发热者,不死。脉不至者,灸少阴[2]七壮。(292)

【注释】

［1］蜷卧：指身体及四肢蜷曲而卧。

［2］灸少阴：指灸治少阴经之穴位。

【提要】

论少阴病阳复可治证。

【讲解】

下利自止，手足温，手足不逆冷，时自烦，欲去衣被，皆为阳气来复，阴寒将退之兆，故曰可治。

四、少阴危重证

【原文】

少阴病，恶寒，身蜷而利，手足逆冷者，不治。（295）

少阴病，吐利躁烦，四逆者死。（296）

少阴病，下利止而头眩，时时自冒者死。（297）

少阴病，四逆恶寒而身蜷，脉不至，不烦而躁者死。（298）

少阴病，六七日，息高[1]者死。（299）

少阴病，脉微细沉，但欲卧，汗出不烦，自欲吐，至五六日自利，复烦躁不得卧寐者死。（300）

【注释】

［1］息高：指呼吸表浅，气息浮游于上，是肾不纳气的表现。也可以指酸中毒时的大呼吸，呼吸深而慢，吸气时胸廓高度隆起。以上皆是呼吸功能衰竭的表现。

【提要】

论少阴病危重证。

【讲解】

第295条恶寒，身蜷而利，手足逆冷，为少阴病纯阴无阳的危候。第296条吐利躁烦，四逆，为少阴病阴盛阳绝的危候。第297条下利止而头眩，时时自冒，为少阴病阴竭于下，阳脱于上的危候。第298条脉不至，不烦而躁，为少阴病阴盛阳绝而神亡的危候。第299条息高，为少阴病肾气绝于下肺气脱于上的死候。第300条烦躁不得卧寐，应当是躁烦不得卧寐，为少阴病阴阳离决的死候。皆少阴极危极重之证，临证当积极抢救。

综上所述，对于少阴寒化证的预后来看，总以阳气的存亡为判断预后的关键，阳回者生，阳亡者死，留得一分阳气在，便留得一线生机。

随着科学的发展和医学的进步，现代临床判断疾病预后的指标和依据更加丰富，而且容易掌握，临床应古今结合，不断提高判断病证预后的能力和救治危重证的水平。

第六章 辨厥阴病脉证并治

概　　说

（一）厥阴病的性质和特点

厥阴病是伤寒六经病证的最后一经病。厥者，极也，尽也。病至厥阴，或阳气衰至极，于是就有阳气竭绝而亡的可能；或阴寒盛至极，被郁的厥阴相火郁极乃发，于是就有了“阴尽阳生”的转化。因此，厥阴病既有阴盛阳衰的寒证、阴阳离决的危证、死证，又有阴尽阳生的自愈证、阳复太过的热证、阴阳进退的厥热胜复证和寒热错杂证等，当然最常见的还是外寒侵袭厥阴经脏，而出现的厥阴经寒、脏寒和经脏两寒证。总的来看厥阴病或寒或热，或死或愈，或寒热错杂，或厥热进退，其临床表现具有两极转化的特点。

（二）厥阴病的病位

按照其他五经病证名称和病变部位之间关系的规律，厥阴病病变部位应当涉及足厥阴肝经和肝、手厥阴心包经和心包。在赵开美《仲景全书·翻刻宋版伤寒论》“辨厥阴病脉证并治第十二”的篇目下，有“厥利呕哕附”5小字，从而提示，整理《伤寒论》者在“厥阴病篇”附入了“厥利呕哕”原本是单独成篇的内容。是何人将“厥利呕哕”的内容附入了“厥阴病篇”，为什么要附入这样的内容，目前尚无定论。遗憾的是，在“厥阴病篇”原文中，并没有标明哪些原文属于“厥阴病篇”原来的内容，哪些原文属于“厥利呕哕病篇”的内容，这就为学习本篇带来一些困惑，这也是关于厥阴病实质的争议由来已久的原因之一。

（三）厥阴的生理

经：足厥阴之脉，起于足大趾，沿下肢内侧中线上行，环阴器，抵小腹，夹胃属肝络胆，上贯膈，布胁肋，上行连目系，出额与督脉会于颠顶。手厥阴之脉，从胸走手，行于上肢内侧的正中线。

脏：足厥阴肝主藏血，寄相火，主疏泄，喜条达而恶抑郁，与胆为表里，肝的功能正常，对脾胃的受纳、运化和全身气机的调畅起促进和推动作用。由于肝所藏的血，是人体阴液中最精华的部分，其量和太阴脾所主的水谷精微及水液、和少阴所主的水液相比较，量是最少的，所以《黄帝内经》用厥阴来命名肝，也就是一阴。

手厥阴心包为心之外围，代心用事，心包内藏相火。其主管的阴液量最少，所以也名以厥阴、一阴。

（四）厥阴病的成因、证候分类、治法和预后转归

厥阴病的不同成因，往往能决定其病证的发展趋势和预后，因此我在这里将厥阴病的成因、证候分类、治法以及预后转归，合并在一起讨论。

1. 厥阴寒证

厥阴寒证由外寒直接侵袭厥阴经、脏而发病。

（1）寒伤厥阴之经：外来寒邪侵袭手足厥阴经脉，又伴有厥阴肝血不足，证见手足厥寒，脉细欲绝；或冷结膀胱关元，而见少腹冷痛。治用当归四逆汤养血温经散寒。

（2）寒伤厥阴之脏：外来寒邪直犯厥阴之脏，进而导致肝胃两寒，症见干呕，吐涎沫，头痛，治用吴茱萸汤暖肝胃，降浊阴。

（3）厥阴经脏两寒：外来寒邪侵袭厥阴经、脏，既有厥阴经寒的表现，又有厥阴脏寒的特征，治用当归四逆加吴茱萸生姜汤经脏两温。

（4）厥阴中风：原文未记述其临床表现，其证可以自愈。

2. 厥阴危重证和死证

厥阴危重证和死证由少阴发展而来，在少阴心肾真阳衰微的基础上，病证进一步涉及厥阴，使厥阴肝和心包的相火也衰竭，这就意味着五脏六腑的阳气都衰竭，证见手足厥逆，肤冷，其人躁无暂安时，仲景称之为“脏厥”，也就是内脏阳气都衰竭而导致的厥逆证。这是以正虚为主的厥阴病，是六经病的终末期，显然预后不良，仲景没有提出治法，从理论上来说，该证进一步发展，就是真阳竭绝的死证。

以上皆属厥阴寒证。

3. 寒邪郁遏厥阴相火诸证

本证不是以正虚为主，而是以邪盛为主的厥阴病，心肾真阳不衰，厥阴相火不虚，而是寒邪太盛。寒邪郁遏了厥阴相火，相火被郁遏到一定程度，就会爆发，这就叫物极必反，“郁极乃发”。相火爆发，阳气来复，于是就使病情发生了转折性的变化，其结果就可能出现以下几种情况：

（1）厥阴自愈证：相火爆发，阳气来复，阳复阴退，人体阴阳和谐，其病自愈。

（2）厥阴热证：相火爆发，阳气来复，阴寒虽退，但由于人体生理活动的惯性倾向，有可能发生阳复太过的情况，我把这种情况比喻作“防卫过当”。阳复太过，阳有余便是火，于是便出现了厥阴的热证。这种热证又可以见到以下三种情况，一是其热上伤阳络，症见汗出、喉痹；二是其热下伤阴络，症见大便脓血；三是其热泛溢肌肤，症见身发痈脓。这三种情况都可以伴见热不止、热不罢的表现。对以上热证，仲景皆未出治法。今可以根据具体情况，分别使用清热利咽、清热止利、清热解毒等方法。

（3）厥阴寒热错杂证：相火暴发，阳气来复，阳热上逆而成上热，原有阴寒未尽退却，而有下寒，于是就出现了厥阴病的寒热错杂证。典型的是上热下寒、蛔虫中阻的厥阴病提纲证以及蛔厥证。

（4）厥热进退证：相火暴发，阳气来复，但如果来复的阳气不能保持稳定，而是时进时退，阳气进则见发热，阳气退则见厥冷和下利，于是就出现了发热数日，厥利数日，再发热数日，再厥利数日，这就是厥阴病的厥热进退证，也叫厥热胜复证。医者就可以根据发热和厥利天数多少的对比，来判断是阳气的恢复占优势，还是阴寒邪气占优势，阳复占优势者，病证向愈；阴寒占优势者，病证加重。

我个人认为现存本《伤寒论》的厥阴病本证，涉及的主要证候就是以上内容。从上述内容可以看出，厥阴病或寒，或热，或寒热错杂，或厥热进退，因此在治疗上也是寒者热之，热者寒之，寒热错杂者，则寒热兼治，随证施治，并无定法。其预后则有自愈证和死证等。

（五）“厥阴病篇”所涉及的厥利呕哕证

1. 厥证

厥证是以手足厥冷为主要临床表现的病证，在“厥阴病篇”的主要厥证有以下内容。

（1）寒厥：少阴肾阳虚衰，四末失温所导致的手足厥冷，治疗用四逆汤一类回阳救逆。

（2）热厥：阳热内伏，使阳气内郁而不能外达所导致的手足厥冷，里热未成实者，用白虎汤清里热；里热已成实者，用下法除里实。可以认为热厥是阳明病病程中可能出现的一种证候。

（3）血虚寒厥：就是厥阴本证中的当归四逆汤证。

（4）水阻胃阳致厥：水停胃脘，进而阻遏中阳，使阳气不能外达于手足而致厥冷，治用茯苓甘草汤温胃化饮。

（5）痰阻胸阳致厥：痰浊留滞胸中膈上，进而阻遏胸阳，使阳气不能外达手足而致厥冷，治用瓜蒂散涌吐痰实。

（6）脏厥：由寒厥发展而来，为内脏真阳衰竭所导致的厥冷，为厥阴本证中的危重证。

（7）蛔厥：上热下寒，蛔虫中阻，阴阳气不相顺接所导致的厥冷，就是厥阴本证中的乌梅丸证

（8）冷结膀胱关元致厥：这是寒凝肝脉所致，为厥阴本证中的经证，仲景未出治法。今可用当归四逆汤养血温经散寒。

2. 下利证

下利证有寒利、热利、寒热错杂利的不同。

（1）寒利：脾肾阳虚，火不暖土所致，治用四逆汤类温补脾肾，驱寒止利，实即少阴下利。

（2）热利：一是大肠湿热下迫所致，治用白头翁汤清热燥湿止利；二是阳明燥热下迫大肠所致，治用小承气汤通因通用。

（3）寒热错杂利：一是胃热脾寒的呕吐下利，治用干姜黄芩黄连人参汤清上温下；二是上热下寒，又有阳郁，症见泄利兼唾脓血，治用麻黄升麻汤发越阳郁，清上温下。

3. 呕证

呕证有寒呕、热呕和寒热错杂呕的不同。

（1）寒呕：肝寒犯胃，胃气上逆所致，治用吴茱萸汤暖肝胃，降浊阴，属厥阴本证。

（2）热呕：肝热犯胃，或胆热犯胃，胃气上逆所致，治用小柴胡汤。前者为厥阴本证，后者为厥阴外出少阳证。

（3）寒热错杂之呕：胃热脾寒，寒邪阻格，胃气上逆所致，治用干姜黄芩黄连人参汤清上温下。

4. 哕证

哕证也就是呃逆证，也称哕逆证，今谓膈肌痉挛。本篇涉及虚寒性哕逆和实证的哕逆。

（1）虚寒哕逆：由胃家虚寒，无力降浊，虚气上逆而致，仲景未出治法。

（2）实证哕逆：由燥热阻滞气机，或水湿阻滞气机，进而导致气机上逆，治疗的原则是，对大便不通者，则通大便；对小便不利者，则利小便。

可见厥利呕哕诸证，除一小部分病证属厥阴本证之外，其余无论是病变部位，还是病变性质，和厥阴并没有多大关系，因此在解释和理解这些原文的时候，就不必机械地或牵强地和厥阴肝与心包相联系。

第一节　厥阴病辨证纲要

【原文】

厥阴之为病，消渴，气上撞心，心中疼热，饥而不欲食，食则吐蛔。下之利不止。（326）

【提要】

厥阴病提纲。

【讲解】

本证成因：寒邪郁遏厥阴相火，相火郁极乃发，相火上冲而成上热，阴寒未尽而成下寒，从而就形成了上热下寒证。

主症和病机：消渴，为木郁化火，灼伤津液所致，这里的消渴，是指渴而能饮，消耗了大量的水液而不解渴的症状，并非后世所说的消渴病；气上撞心，心中疼热，是病人的自觉症状，感到有气由心下向上冲顶并伴有上腹部的热痛，由于厥阴之脉夹胃，上贯膈，厥阴郁火循经上冲，于是就出现了此证；饥而不欲食，是一种嘈杂烦饿的感觉，有热则善饥，今肝热犯胃，故有嘈杂似饥的感觉，但肝木乘脾，且阴寒未退，运化失司，则不欲饮食；食则吐蛔，是脾虚肠寒而胃热所致，若病人素有蛔虫寄生，蛔虫有喜温避寒的特性，当体内发生上热下寒的异常变化时，蛔虫不安其处，于是上窜入胃，则可吐蛔。本证以上热下寒、寒热错杂为特点，治宜清上温下，可选乌梅丸。如果误用苦寒攻下，必伤脾胃阳气，使下寒更加严重，以致出现“利不止”。

由于厥阴病或寒，或热，或寒热错杂，或厥热进退，或愈，或死，因此单纯的寒证、热证、死证、自愈证的原文，都不能代表厥阴病的特征，也就不适合作为厥阴病的提纲。而仲景以寒热错杂证为提纲，旨在反映或提示厥阴病具有变化多端、两极转化的特点而已。

本条描述的到底是一个什么病证呢？我临床观察发现，胆道蛔虫病有类似于此证的临床特征。蛔虫原本寄生于小肠，但其有喜温避寒和喜钻孔洞的特性，当人体在外感病的病程中，出现内环境失调，尤其是上热下寒的时候，对环境极其敏感的蛔虫，就会不安其处而上行，于是就可能钻入胆道而导致胆道蛔虫病，又可以通过十二指肠而钻入胃中，但胃中为酸性环境，不适宜于蛔虫的生存，于是便会发生吐蛔的现象。也就是说，只要有吐蛔现象或胆道蛔虫病的出现，就意味着病人已经存在着上热下寒的内环境的紊乱。胆道蛔虫病所导致的胆绞痛，有钻顶样疼痛的特征，有的病人伴有灼痛感，这很像"气上撞心，心中疼热"。蛔虫钻入胆道后，引发胆道的急性炎症，于是就出现了寒战、高热、口渴等热证，这就是中医所说的厥阴郁火，郁极乃发，相火上炎。而用乌梅丸加减治疗胆道蛔虫病，临床证明有确切疗效。

鉴别：本条所述消渴，与太阳蓄水之消渴不同。本条为厥阴木火燔灼津液之消渴，属于上热证，除消水作渴之外，当伴有舌红脉数，气上撞心，心中疼热等症，治宜乌梅丸清上温下。而太阳蓄水之消渴，为膀胱气化功能失职，津液不能输布上承，病在下焦，伴见小便不利、少腹苦里急等膀胱气化不利的表现和脉浮、发热等表证，治宜五苓散化气行水，兼以解表。

本证之消渴亦不同于阳明热证之大渴。阳明热证，胃热弥漫，津气两伤，除见大烦渴不解外，还可见高热、汗出、脉洪大等，而无气上撞心，心中疼热。

第二节　厥 阴 病 证

一、厥阴寒证

（一）厥阴经寒证

【原文】

手足厥寒，脉细欲绝者，当归四逆汤主之。（351）

当归三两　桂枝三两（去皮）　芍药三两　细辛三两　甘草二两（炙）　通草二两　大枣二十五枚（擘。一法，十二枚）

上七味，以水八升，煮取三升，去滓，温服一升，日三服。

【提要】

论血虚寒凝致厥的证治。

【讲解】

本证成因：肝血不足，经脉失养，复感寒邪。

主症和病机：手足厥寒，就是手足发凉，如果伴有脉微欲绝，则是少阴阳虚寒厥，今伴有脉细欲绝，也就是脉细如线如丝，则主肝血不足，脉道不充。因此这里的手足厥寒，就是血虚感寒，寒凝手足经脉所导致的。治以当归四逆汤养血通脉，温经散寒。

鉴别：本证属厥阴肝血不足，寒凝经脉所致的手足厥寒，当兼有头晕，颜面苍白，唇爪不华等血虚之症，常伴有手足冷痛。而少阴肾阳虚衰，四末失温所致的手足厥冷，以肾阳虚衰为主，伴有下利清谷，畏寒蜷卧，脉微细，但欲寐等。

【治法】

养血通脉，温经散寒。

【方剂】

当归四逆汤。

【方义】

本方为桂枝汤去生姜，倍用大枣加当归、细辛、通草而成。当归补肝养血，又能行血，《本草正义》曰其“补中有动，行中有补”，故为本方之君药。配以桂枝温经通阳，芍药和营养血，细辛温散血中之寒邪，通草通行血脉，大枣、甘草益脾养营。诸药相合，有散寒邪、养血脉、通阳气之功效，是临床治疗血虚寒凝之证的首选方剂。方中所说的通草，就是今天所说的木通，鉴于木通味苦性寒，我个人在用此方时，常常以鸡血藤取代木通，以期达到更好的养血通络的效果。

本方临床应用时，要抓住三个要点，一是有肝血不足的特点；二是病变局部有发凉、发冷的特点；三是有疼痛的特点。如果冷痛的部位发生在肝经的循行部位上，应用本方就更加适宜了。比如：①治偏头痛、颠顶头痛及其他一些头痛而属血虚肝寒，阴寒上逆，遇冷则发，头痛发作时面色苍白者。②治雷诺病，手指冷痛者。③治血栓闭塞性脉管炎，辨证属于寒湿凝滞者。④预防和治疗冻疮，既可口服，也可煮水后熏洗患处，但冻疮已经破溃者，慎用外洗，以防局部感染。⑤治冠心病、心绞痛，辨证属于血虚寒闭而兼有血脉瘀阻者，配合失笑散，并加石菖蒲、远志。⑥治坐骨神经痛，属血虚寒凝者，用本方加牛膝、地龙；久痛血瘀者加桃仁、红花；寒甚者，加附子。⑦治大动脉炎、无脉症，属血虚寒凝者，加黄芪、片姜黄。此外，治疗多形红斑、血管神经性水肿、运动性癫痫、偏瘫、脊髓灰质炎后遗症、末梢神经炎等，辨证属于血虚寒凝者，皆有一定疗效。

【原文】

病者手足厥冷，言我不结胸，小腹满，按之痛者，此冷结在膀胱关元也。（340）

【提要】

论寒凝膀胱关元证。

【讲解】

膀胱关元是泛指少腹部，足厥阴肝经抵少腹，因此本条的小腹满、按之痛，应当是寒凝肝脉，使少腹部筋脉拘急痉挛所致，也当属于厥阴经寒。仲景未出治法，依理可用当归四逆汤加减，或者和天台乌药散合方，温经散寒止痛。

（二）厥阴脏寒证

【原文】

干呕，吐涎沫，头痛者，吴茱萸汤主之。（378）

【提要】

论肝寒犯胃，浊阴上逆的证治。

【讲解】

本证成因：外寒直接侵犯厥阴之脏，或者肝脏内有久寒。

主症和病机：干呕，为肝寒犯胃，胃失和降所致；吐涎沫，为厥阴寒盛，饮邪不化所致，临床所见可以有两种情况，一是口中泛吐清涎冷唾，二是从胃中泛出清冷涎沫。这里的头痛，当是颠顶疼痛，由于厥阴之脉连目系，上出额，与督脉会于颠顶。厥阴寒盛，饮邪不化，浊阴循经上扰清窍，则见颠顶作痛，痛连目系为特征，而且夜间发作或加重。证为肝寒犯胃，浊阴上逆，治以吴茱萸汤暖肝、温胃、降浊。

吴茱萸汤在《伤寒论》凡三见：一见于阳明虚寒“食谷欲呕”（243）；二见于少阴寒邪犯胃，胃气上逆，剧烈呕吐，出现了“吐利，手足逆冷，烦躁欲死”（309）；

三见于本条厥阴肝寒犯胃，浊阴上逆。三条临床表现虽不尽相同，但肝胃两寒，浊阴上逆的病机都是一致的，故均用吴茱萸汤暖肝温胃、散寒降浊。

我们在讲少阴病的时候，曾经强调少阴直中，是在素体少阴阳虚的前提下，外寒不经三阳而直接侵犯少阴所导致的，因此病情大多沉重。此处厥阴脏寒，其成因之一可以是外寒直中厥阴，但人体心肾根本之阳气未衰，所以厥阴直中，病情并不危重。因此对于三阴直中的危重程度，也要具体情况具体分析，不必一概而论。

【治法】

暖肝胃，降浊阴。

【方剂】

吴茱萸汤。

【方义】

见本书第二章。

北京夏季的气候是十分炎热的，某快餐店乘机推出了应季的消夏冰雪冷冻食品。一小友贪食，连吞 6 枚“暴风雪”，也就是冰激凌一类的食品。当晚则从胃中不断泛吐清稀涎沫，睡至次日凌晨 3 时，因头痛如裂而醒，痛欲撞墙，并连及两目发胀。直至中午过后，头痛才稍有减轻，但仍不断泛吐清稀涎沫。第 3 日凌晨 3 时，头痛按时而发。如此连续 3 日，苦不堪言，遂来门诊求治。其肝胃两寒，浊阴上逆之典型表现，实属少见，遂用吴茱萸 10g，生姜 10g，人参须 5g，大枣 4 枚，服 2 剂，泛吐涎沫渐少，头痛减轻，服完 5 剂，诸症悉愈。但小友“好了伤疤忘了痛”，一周后，挡不住“暴风雪”的诱惑，又连吞 3 枚，致使病情复发如旧，再用吴茱萸汤 5 剂痊愈。此肝胃两寒即过食冰冻食品所致。

（三）厥阴经脏两寒证

【原文】

若其人内有久寒者，宜当归四逆加吴茱萸生姜汤。（352）

当归三两　芍药三两　甘草二两（炙）　通草二两　桂枝三两（去皮）　细辛三两　生姜半斤（切）　吴茱萸二升　大枣二十五枚（擘）

上九味，以水六升，清酒六升和，煮取五升，去滓。温分五服。（一方，水酒各四升。）

【提要】

论厥阴经脏两寒的证治。

【讲解】

本证成因：厥阴肝脏内有沉寒，肝血不足，复受外寒。

本条紧接第351条当归四逆汤证而来，内有久寒，是指厥阴肝脏原有沉寒痼冷，又有血虚寒凝肝经，于是形成了经脏两寒证。厥阴经寒用当归四逆汤；厥阴脏寒用吴茱萸汤，毫无疑问，厥阴经脏两寒，则当用两个方剂的合方，这就是当归四逆加吴茱萸生姜汤，温经暖脏祛寒。

当代临床，对于证候单纯，病机单一的病证，我们可以采用单一的方剂来治疗，如单纯的厥阴脏寒证，就选用吴茱萸汤；单纯的厥阴经寒证，就选用当归四逆汤，这就是许多中医学家强调的方证相对应的选方原则。但是临床病证常常十分复杂，病机也常常有多个方面，这时如果仍然采用方与证相对应的选方方法，就会感到顾此失彼，难以全面照应。仲景对厥阴经脏两寒的证候，采用了经脏同治，两方合用的方法，这就给我们做了极好的示范，从而提示，复杂病证，多重病机，就应当选用复合方剂或复合药组来治疗。

【治法】

养血通脉，温经暖脏，通阳散寒。

【方剂】

当归四逆加吴茱萸生姜汤。

【方义】

当归四逆汤养血通脉，外散经脉之寒，以复脉回厥；吴茱萸、生姜内散肝胃之寒，以除痼疾。更用清酒和水共同煮药，以增强温通血脉、内散久滞沉寒的功效。

在《伤寒论》中用清酒和水共同煮药的方剂共两个，一是炙甘草汤，用清酒煮药，除有温通血脉的功效外，还有行药滞的作用；本方用清酒，主要在于温通血脉而驱散寒邪。

现代报道，除用本方治疗雷诺病外，有人用其治妇人缩阴，或因感寒而起病，或因房事后感寒而起病，证见少腹拘急，阴户紧缩，自觉向腹内牵引并伴疼痛，手足厥冷，脉微细，舌苔白润者。

二、厥阴危重证——脏厥证

【原文】

伤寒脉微而厥，至七八日肤冷，其人躁无暂安时者，此为脏厥，非蛔厥也。

（338 上）

【提要】

辨脏厥证。

【讲解】

一个外感病，出现脉微而厥，当为少阴真阳衰微，但发展至七八日，出现了全身皮肤发凉，这就是在少阴心肾真阳衰微的基础上，又发展至厥阴肝与心包相火的衰竭，也就意味着五脏六腑的阳气都已经衰竭，因此称之为脏厥。所谓脏厥，就是指内脏也就是五脏六腑的真阳都衰竭而导致的四肢厥冷。内脏阳气大衰，正不胜邪，于是就出现了其人躁无暂安时的现象，这很类似于正气散乱的循衣摸床，撮空理线，因此病情险恶，预后不良。这属于六经病的终末期，因此有人认为，厥阴病的实质是寒证、死证，是六经病证的最后阶段。仲景未出治法，后人有建议用大剂通脉四逆汤或参附汤者。

本条的后半段是论述蛔厥的证治，蛔厥就是因蛔虫窜扰而致的时烦时止的证候，以便与躁无暂安时的脏厥证相鉴别。蛔厥属于厥阴病的寒热错杂证，我们将在“厥阴寒热错杂证”中讲述。

三、寒邪郁遏厥阴相火诸证

【原文】

伤寒先厥，后发热而利者，必自止，见厥复利。（331）

伤寒始发热六日，厥反九日而利。凡厥利者，当不能食，今反能食者，恐为除中[1]。食以索饼[2]，不发热者，知胃气尚在，必愈，恐暴热来出而复去也。后三日脉之[3]，其热续在者，期之旦日[4]夜半愈。所以然者，本发热六日，厥反九日，后发热三日，并前六日，亦为九日，与厥相应，故期之旦日夜半愈。后三日脉之而脉数，其热不罢者，此为热气有余，必发痈脓也。（332）

伤寒脉迟六七日，而反与黄芩汤彻其热[5]。脉迟为寒，今与黄芩汤，复除其热，腹中应冷，当不能食，今反能食，此名除中，必死。（333）

伤寒，先厥后发热，下利必自止。而反汗出，咽中痛者，其喉为痹[6]。发热无汗，而利必自止；若不止，必便脓血。便脓血者，其喉不痹。（334）

伤寒病，厥五日，热亦五日，设六日，当复厥，不厥者自愈。厥终不过五日，以热五日，故知自愈。（336）

伤寒发热四日，厥反三日，复热四日，厥少热多者，其病当愈。四日至七

日，热不除者，必便脓血。（341）

伤寒厥四日，热反三日，复厥五日，其病为进。寒多热少，阳气退，故为进也。（342）

【注释】

［1］除中：证候名。中，指中气、胃气；除，是消除、消亡的意思。除中，为中气败绝的征兆，在衰竭性病证的病程中，本当不能食，而反突然求食，是病情恶化，胃气败绝前，回光返照，引食自救的现象。

［2］食以索饼：食，sì，音饲，喂食之意。索饼，即面条。在古代“饼”字凡指面食而言，将面食做成条索状，就是今天所说的面条。

［3］脉之：诊察。

［4］旦日：明日。

［5］彻其热：彻，除也。彻其热，即除其热。

［6］其喉为痹：这就是喉痹。喉痹是指咽喉疼痛，呼吸不畅，吞咽困难的病证。

【提要】

辨寒邪郁遏厥阴相火之后所出现的阳复自愈证、阳复太过证和厥热胜复证，并记述了除中证的临床表现。

【讲解】

寒邪太盛，寒伤厥阴，可以导致厥阴相火郁遏。厥阴相火奋起抗邪，郁极乃发，于是就引发了阳气的来复。阳气来复，就出现了发热。第331条则是以手足厥冷和下利代表寒邪盛，以发热代表阳气复。于是便进一步以厥利和发热天数多少的对比，来判断是寒邪占优势，还是阳复占优势。寒邪占优势，则病情加重；阳复占优势，阳复阴退，则病证向愈；如果阳复太过，也就是防卫过当，阳有余便是火，于是又可以转化为热证。

辨厥阴病的自愈证：第336条厥五日，热亦五日，厥、热日数相当，而热五日后没有再出现厥冷，说明阳复阴退，其病即可自愈。这就是厥阴病的自愈证之一。第332条的“旦日夜半愈”，第341条的“其病当愈”，都属厥阴的自愈证。要特别注意的是，厥阴病的自愈证，是在寒邪郁遏厥阴相火证的前提下，由于阳气来复而发生的，并不是少阴真阳衰微证传入厥阴后就可以自愈。

辨厥阴病的厥热胜复证：第342条的厥四日，热反三日，复厥五日，寒多热少，提示阳气逐渐衰退，所以病证在加重。而第341条发热四日，厥反三日，复热四日,厥少热多,提示阳气恢复占优势,所以其病当愈。第332条的发热六日,厥利九日,后发热三日,并前六日,亦为九日,厥热相当,可以自愈。这种发热和厥利交替出现的现象,后世称其为厥热胜复证,或厥热进退证。但在当代临床,没有人观察到这种现象的客观存在,于是就有了两种推测。一是说这种现象原本并不存在,仲景只不过是假设现象,用来说明阳气和寒邪相争,互有进退的道理。一是认为,这是汉代存在,而现代已经消失了的一种传染病,仲景观察到了当时的实际临床现象,所以就记录了下来。这两种见解孰是孰非,尚无定论。

六经病皆有发热,其发热的特点各有不同。太阳病是发热和恶寒并见,以翕翕发热恶风寒为其典型热型。阳明病的特征是但热不寒,以热结在里,表里俱热;蒸蒸发热;日晡所发潮热等为其典型热型。少阳病的特征是,寒邪在经,则见往来寒热;热郁胆腑,则见持续发热。太阴病一般不见全身发热,充其量可见手足自温。少阴病则以阴盛格阳,里寒外热为其典型热型。通常把厥热胜复说成是厥阴病发热的热型。应当注意的是,少阳病的往来寒热,是寒热一日之内交作多次;厥阴病的厥热胜复,是寒热数日之后交替一次,两者虽有类似,但却阴阳有别。

辨厥阴病的阳复太过证:第341条所述,如果四日至七日,热不除,这就是阳复太过了。因为人体的生理病理活动,常常有一种惯性倾向,当阳气恢复到正常水平而继续沿着这一轨迹前进时,就会发生阳复太过的情况。阳复太过,也就是阳气因抗邪而出现了病理性的亢奋,是阳气防卫过当所致,阳有余便是火,于是便转成了厥阴的热证。第341条和第334条的“便脓血”是阳复太过,阳热下伤阴络所致,仲景未出治法,可酌情使用黄芩汤、白头翁汤等清热止利;第334条的“汗出,咽中痛者,其喉为痹”,是阳复太过,阳热上伤阳络所致,并有阳热逼迫津液外越的汗出,仲景未出治法,今可用清热利咽法;第332条的“脉数,其热不罢者,此为热气有余,必发痈脓也”,是阳复太过,阳热泛溢肌肤,而出现了全身多发性的肌肤化脓性病灶,仲景未出治法,据情可用真人活命饮一类清热解毒。可见厥阴阳复太过之后的热证,是真热而不是假热,是实热而不是虚热。于是就有人认为厥阴病的本质是热证。

辨除中:第332条厥冷和下利并见,属阴盛阳衰,本当不能食,今反能食,则有两种可能。一是阳复阴退,胃阳逐渐恢复,于是出现了正常的能食;一是胃气垂绝,回光返照,引食自救所致的除中危候之能食。判断的方法,可采用喂食稀面条汤来加以试探。如果食后不发热或仅有微热，表明这是阳复阴退，胃阳恢复之后的能食，病证则向愈；如果食后突然发热，而热又马上消退，这就是将绝之胃阳完全发露于外，这就是除中证，也就是死证。仲景第333条进一步举例说明除中证的临床表现，“伤寒脉迟六七日”这是阴寒内盛的表现，所以说“脉迟为寒”，而反与黄芩汤除其热，寒证用寒药，雪上加霜，阳气更衰，阴寒更盛，腹中应冷，按理就应当出现“不能食”的表现，今反能食，这就是“除中”证，除中证是胃气败绝前回光返照的现象，人有胃气则生，无胃气则死，因此仲景说“必死”。

四、厥阴寒热错杂证

【原文】

伤寒脉微而厥，至七八日肤冷，其人躁无暂安时者，此为脏厥，非蛔厥也。蛔厥者，其人当吐蛔，今病者静，而复时烦者，此为脏寒，蛔上入其膈，故烦，须臾复止，得食而呕，又烦者，蛔闻食臭[1]出，其人常自吐蛔。蛔厥者，乌梅丸主之。又主久利。(338)

乌梅三百枚　细辛六两　干姜十两　黄连十六两　当归四两　附子六两(炮，去皮)　蜀椒四两(出汗[2])　桂枝六两(去皮)　人参六两　黄柏六两

上十味，异捣筛，合治之，以苦酒渍乌梅一宿，去核，蒸之五斗米下，饭熟捣成泥，和药令相得，内臼中，与蜜杵二千下，丸如梧桐子大。先食饮服十丸，日三服。稍加[3]至二十丸。禁生冷、滑物、臭食[4]等。

【注释】

[1] 食臭：饮食的气味。

[2] 出汗：即用微火炒至油质渗出。

[3] 稍加：渐渐增加。《说文解字》：“稍，出物有渐也。”

[4] 臭食：煎炸烹烤的香味浓烈的食物。臭，本义为气味，在古代芳香的气味和秽恶的气味都可以称臭。

【提要】

辨脏厥与蛔厥，以及蛔厥的证治。

【讲解】

脏厥已如前述，是在心肾真阳衰微的前提下，邪入厥阴，厥阴肝和心包的

相火也将竭绝，内脏真阳大衰，四肢厥冷，全身皮肤发凉，躁动不宁，正不胜邪，病情险恶，预后不良。

蛔厥的临床表现有二，一是“其人当吐蛔”，也就是有吐蛔史。因蛔虫有喜温避寒的特性，一旦有吐蛔史，则提示病人体内已经出现了上热下寒的病理改变。二是出现时烦时止，得食而烦，须臾复止的特异临床表现，对于这一特异临床表现，仲景解释其机理的大意是，病人脾虚肠寒，即“脏寒”，蛔虫不安于下而上窜入膈，则见心烦。少顷蛔虫停止扰动，其心烦等证即可缓解，即所谓“须臾复止”。如果病人进食，饮食的芳香气味再次引发蛔虫骚动，致使胃失和降，则又见心烦，或可作吐而吐蛔。这是上热下寒之证，又以吐蛔为特征，故名以“蛔厥”。治当清上温下、安蛔止痛，用乌梅丸。方后“又主久利”四字，补述了乌梅丸又可治疗寒热错杂，反复发作，经久不愈的慢性下利。这就是异病同治的原理了。

我们今天怎么理解蛔虫扰动，得食而烦，须臾复止？我觉得有可能是病人在热病之后，出现上热下寒，胃肠蠕动功能失调的一种表现。一个正常的人，看到桌子上摆着丰盛的饭菜时，唾液开始分泌，胃肠蠕动开始加强，消化液也开始大量分泌。这一系列的条件反射，在通常情况下人们很少去注意它。而上热下寒的病人，一看到饮食，胃肠的条件反射可能太强烈，以致胃肠蠕动失调，人就会感到心中有些嘈杂难受，实际上是胃中嘈杂难受。因此我觉得，这种“得食而烦，须臾复止”，有可能是在外感病之后，所出现的胃肠功能失调的一种表现。

四川老中医江尔逊先生，曾治两儿童，患麻疹并发肺炎高热，住院治疗痊愈后，遗留有阵阵烦躁，西医认为是高热以后遗留下来的脑病，用镇静药没有效。有的中医医生认为，这时是高热后阴虚动风，用益阴潜阳息风的药物，也没有效果。江先生注意到，这两个儿童都是一看到食物，烦躁就会发作，几分钟之后，烦躁就可以缓解，并能正常进食，这很符合“得食而烦，须臾复止”的特征，于是用乌梅汤加减化裁，连续两日泻下蛔虫无数，或死或活，从此烦躁不再发作。所以江先生深有感触地说，张仲景如果不是亲自看到这种病人，怎么能够写出这么形象、这么准确、这么生动的条文呢？有的医学家补充说，既然是蛔虫病，就会有腹痛，既然称蛔厥，就会有手足厥冷。但《伤寒论》原文并没有强调这两个症状。因为有的病人虽然有蛔虫，但不一定有腹痛；而江先生看到的两例“蛔厥”，也没有注意到是否手足厥冷。因此诊断蛔厥证，最主要的是吐蛔史，以及时烦时止，得食而烦，须臾复止。

可是，现代由于生活条件的改善和卫生知识的普及，有蛔虫寄生的病人渐少，在热病之后，胃肠蠕动功能失调，也有可能出现一见到食物就出现胃脘嘈杂，心中烦躁，稍事休息就可以继续进食的现象，是否可以用乌梅丸治疗呢？我就曾经遇到1例15岁的男学生，因患急性扁桃体炎而出现高热数日，经治疗发热消退后，已经可以正常上学。但中午放学回家，腹中比较饥饿，一旦闻到饭菜的香味或坐在餐桌前见到饭菜，胃中就会出现一阵嘈杂不适，口中如吃酸梅，唾液大流，此时并不能马上进食，需要休息一两分钟，才可以正常进食。早饭前不出现这种情况，晚饭前偶有这种情况发生。他没有吐蛔的病史，只有类似得食而烦，须臾复止的症状。于是我按照上热下寒来治疗，用乌梅丸作汤剂加减化裁，服7剂，诸症消失。所以，用乌梅汤来治疗得食而烦，须臾复止，有蛔虫寄生的，就把它叫作蛔厥，没有蛔虫寄生的，就把它看成是上热下寒就可以了。而乌梅丸不仅可以治疗蛔厥，也可以治疗胃肠功能失调或慢性腹泻，辨证属上热下寒者。

【治法】

清上温下，安蛔止痛。

【方剂】

乌梅丸。

【方义】

乌梅用醋浸泡，增其酸性，平抑蛔动，其酸入肝，又具有益阴柔肝，敛阴涩肠的功效，为安蛔止痛之主药。蜀椒、细辛皆辛辣，既能杀虫伏蛔，又能散寒通阳。黄连、黄柏苦寒，下驱蛔虫，泄热止呕。附子、干姜、桂枝辛热扶阳气以制寒。人参、当归甘温补养气血。米饭和蜂蜜和胃缓急。蛔虫有“得酸则静，得苦则下，得辛则伏”的特性，乌梅丸酸、苦、辛味并投，寒温互用，为安蛔止痛、清上温下之要方。故其亦可治疗寒热错杂之“久利”，也就是病程长久，缠绵不愈的慢性腹泻。

鉴别：乌梅丸与治寒热错杂痞证的半夏、生姜、甘草三泻心汤相比，均属寒热并用之剂，但泻心汤方以辛开、苦降、甘补合方，主治中焦寒热互结之痞满证，临床多用于治疗消化系统疾病；本方酸甘辛苦并投，以其刚柔并用，治疗厥阴病，阴阳两伤，木火内炽，上热下寒，后世医家灵活化裁，可用于治疗多种外感及内伤杂病。

现代临床主要在以下方面应用乌梅丸。一是治疗蛔虫病，乌梅丸溶液对蛔虫活动有显著的抑制作用。可迅速增强胃内酸度，降低肠道上部和胆汁的pH值，促进胆汁增多和胆囊收缩，从而不利于肠道上部及胆道内蛔虫的生存，或驱使蛔虫退回肠道下部，并可引流胆汁，从而就可以减少和防止胆道感染，有利慢性肠道以及胆道感染的治疗。本方治疗胆道蛔虫病疗效肯定。此外对钩虫病、血吸虫病以及胆囊鞭毛虫症也有一定的效果。二是通过化裁，用于治疗慢性泄泻、慢性痢疾、胃或十二指肠溃疡、真菌性肠炎、胃肠神经症、肠易激综合征、溃疡性结肠炎、五更泻等。三是用于治疗虚实寒热错杂，气血阴阳失调之癔症，流产后失于调养而致冲任虚损，寒热错杂之自主神经功能紊乱等。

五、辨厥阴病和伤寒病的预后

（一）厥阴阳复可愈证

【原文】

厥阴中风，脉微浮为欲愈，不浮为未愈。（327）

厥阴病，渴欲饮水者，少少与之愈。（329）

【提要】

论厥阴病欲愈候。

【讲解】

主症和病机：厥阴中风，脉微浮，为阴证见阳脉，微浮标志阴邪消退，阳气来复，正气向外，驱邪外出，故为欲愈；不浮，为阳气未复，阴邪内盛，故为未愈。但厥阴中风的临床表现是什么？原文没有交代，现已无可考证。

厥阴病，渴欲饮水，当为阳气初复，津液一时不继所致，渴必不甚，此时无需用药治疗，少少与饮之，也就是慢慢地喝一些温水，也就是每次饮少量，而多次重复饮的意思，令胃中津液恢复，则可自愈。如果多饮、暴饮，甚至是暴饮冷水，必伤初复之阳，就有可能导致水饮停滞。以理推测，这可能是寒伤厥阴之证，原本因寒邪盛而不见口渴，现阳复阴退，津液尚未恢复，而出现了口渴索水的现象。

第71条有“太阳病，发汗后，大汗出，胃中干，烦躁不得眠，欲得饮水者，少少与饮之，令胃气和则愈”，是胃中津液损伤后，采用了“少少与饮之”的饮水方法，来促进康复。本条寒解阳复而津液不继，也采用了“少少与之”饮的饮水方法来促进康复，这种饮水疗法是值得效法的。

（二）伤寒正衰危重证

【原文】

伤寒六七日，脉微，手足厥冷，烦躁，灸厥阴，厥不还者，死。（343）

伤寒发热，下利厥逆，躁不得卧者，死。（344）

伤寒发热，下利至甚，厥不止者，死。（345）

伤寒六七日不利，便发热而利，其人汗出不止者，死。有阴无阳故也。（346）

下利，手足厥冷，无脉者，灸之。不温，若脉不还，反微喘者，死。少阴负趺阳者，为顺也。（362）

发热而厥，七日下利者，为难治。（348）

【提要】

辨伤寒正衰危重证。

【讲解】

以上 6 条原文，皆没有用“厥阴”冠名，我在这里笼统地将其归属于“伤寒正衰危重证”。

第 343 条“灸厥阴，厥不还”，为阴盛阳绝的危候。第 344 条“下利厥逆，躁不得卧”是阴盛阳亡，正不胜邪的危候。第 345 条“下利至甚，厥不止”，是阳亡阴将竭的危候。第 346 条“发热而利，其人汗出不止”是有阴无阳的危候。第 362 条“脉不还，反微喘”，是阳气绝于下，肺气脱于上的危证。至于“少阴负趺阳”，少阴指太溪脉，位于足内踝尖与跟腱之间的凹陷中，候肾气的盛衰；趺阳指冲阳脉，位于足大趾、次趾间上行五寸处，候脾胃之气的盛衰。少阴负趺阳，即太溪脉小于冲阳脉，是土能制水，故为顺。第 348 条“发热而厥，七日下利”为阳衰阴盛的难治证。

总之，判断伤寒病的预后生死，取决于人体阳气及津液的存亡。一般而言，阳回阴续者生，阳亡阴竭者死。

以上所述，我认为大体应当是《伤寒论》原“厥阴病篇”的原文，下面所论厥利呕哕病的辨治，大体应当是整理者所附录的“厥利呕哕病篇”的原文，其中有 19 条和《金匮要略·呕吐哕下利病脉证治》相同，显然这些内容所涉及到的某些病症，其病位就不能牵强地与厥阴肝及心包相关联。

第三节 辨厥逆证

一、厥逆的病机与证候表现

【原文】

凡厥者,阴阳气不相顺接,便为厥。厥者,手足逆冷者是也。(337)

【提要】

论厥逆的病机与证候特征。

【讲解】

厥的表现是手足逆冷,也就是手足发凉。在《黄帝内经》里,厥可以指手足厥冷,也可以指昏厥,就是一时性的神志丧失。但在《伤寒论》里,厥作为一个症状,只是指手足厥冷,也可以称为手足厥逆。

厥的病机是阴阳气不相顺接。在生理状态下,阴血阳气循行周身,外养四肢百骸,内养五脏六腑,气血调畅,则厥逆不生,这就叫阴阳气相顺接。或者阴血阳气某一方的虚衰,不能运行于手足;或者是病理产物(如痰、水、虫积)的阻滞,使阴血阳气不能顺接于手足;或者是热邪内郁,使阳气内闭而不能外达;或者是气机郁遏,使阳气内郁而不能外展;或者是外寒伤阳,使四末失温,都可以导致手足的厥冷。但无论因寒、因热、是虚、是实,厥逆发生的机理,最终皆是由于阴血或阳气不能顺接于手足。

二、厥逆证治

(一)热厥

1. 热厥的特点与治疗禁忌

【原文】

伤寒,一二日至四五日,厥者必发热,前热者后必厥,厥深者热亦深,厥微者热亦微。厥应下之,而反发汗者,必口伤烂赤。(335)

【提要】

论热厥的证候特点、治则与治禁。

【讲解】

本证成因:热邪内闭,使阳气内郁而不能外达。

热厥的特点：手足逆冷必伴有发热，而且“前热者后必厥”，就是说先见发热，后见厥冷，见厥冷而热不退。并且“厥深者热亦深，厥微者热亦微”，厥逆的轻重与邪热伏闭的浅深及邪热程度的轻重成正比。热邪深重，厥冷则甚；热邪轻浅，厥冷则轻。

热厥治则：厥应下之，下之包括泻热、清热二法。里热已成实者，当用攻下；里热未成实，则用清法。

治疗禁忌和误治变证：而反发汗者，必口伤烂赤，是指热厥禁用辛温发汗。误用辛温，则助热伤津，火热熏蒸，就可能发生口舌生疮，红肿溃烂。

鉴别：热厥和阴盛格阳的寒厥，皆有发热和厥冷。热厥属于内真热外假寒，除身热、肢厥外，可伴有口渴引饮，便秘溲赤，舌红苔黄等，特点是先热后厥，见厥而热不退；阴盛格阳的寒厥为内真寒外假热，证见手足厥逆，下利清谷，脉微细，但欲寐，小便清长，舌淡，身热反不恶寒，特点是先厥后热，见热而厥不止。

2. 热厥轻证

【原文】

伤寒热少微厥，指头寒，嘿嘿，不欲食，烦躁，数日小便利，色白者，此热除也。欲得食，其病为愈；若厥而呕，胸胁烦满者，其后必便血。（339）

【提要】

论热厥轻证及其转归。

【讲解】

主症和病机：热少微厥，指头寒，为热厥轻证。嘿嘿，即心中不爽快的一种感觉，这是由于阳热内郁，气机不舒所致。不欲饮食，则是气机郁结，影响胃气不和的表现。烦躁，为郁热扰心所致。从后文的“小便利，色白者，此热除也”可知，此证原来还当有小便短赤，这是里热伤津，化源不足的表现。

预后：小便利，色白，提示里热已除，津液得复。欲得食，标志着里热去，胃气已和，所以说其病为愈。厥而呕，胸胁烦满，为内郁之热不得外解，郁热犯胃则呕，邪热郁于经脉，则胸胁烦满，这就是厥深热深之证。其后必便血，是内郁之热迫血妄行所导致的。

3. 热厥重证

【原文】

伤寒脉滑而厥者，里有热，白虎汤主之。（350）

【提要】

论无形热郁致厥的脉证与治法。

【讲解】

脉滑即动数流利之脉，为阳脉，主里热，脉滑而不沉实，也提示里热并未成实。厥逆为热邪深闭，使阳气内郁而不能外达四末，于是四末失温而致手足厥冷。里有热，是对本证病机的概括。治当清热回厥，用白虎汤。

【治法】

清热回厥。

【方剂】

白虎汤。

【方义】

见本书第二章。

（二）寒厥

【原文】

大汗出，热不去，内拘急，四肢疼，又下利厥逆而恶寒者，四逆汤主之。（353）

大汗，若大下利，而厥冷者，四逆汤主之。（354）

【提要】

论阳虚阴盛寒厥的证治。

【讲解】

本证成因：少阴真阳衰微，四末失温。

主症和病机：大汗出，为少阴阳气虚衰，卫外不固，阳不摄阴所致。热不去，是阴寒盛极，虚阳被格于外的表现。内拘急，四肢痛，是阴寒内盛，经脉拘挛的特征。大下利，则是阳衰阴盛，火不暖土，腐熟无权的表现，下利的特征应当是，下利清谷，完谷不化。恶寒，则是阳气虚衰，肌肤失温的表现。本证一派阳衰阴盛，且有虚阳外脱之势，故用四逆汤类急救回阳，以除厥利。这实际上就是少阴病。

【治法】

急救回阳。

【方剂】

四逆汤。

【方义】

见本书第五章。

（三）痰阻胸阳致厥

【原文】

病人手足厥冷，脉乍紧者，邪结在胸中，心下满而烦，饥不能食者，病在胸中，当须吐之，宜瓜蒂散。（355）

【提要】

论痰食阻滞致厥的证治。

【讲解】

本证成因：痰食阻滞胸阳，阳气不达四末致厥。

主症和病机：手足厥冷，为痰食有形之邪阻遏胸中阳气，阳气不能外达四末所致。脉乍紧，也就是脉时紧，时不紧，这是痰食之邪内阻，气血时畅、时不畅的表现。心下满而烦，为宿食停痰阻滞，胸阳被郁，浊阴不降，进而扰神所致。饥不能食，则为有形邪气结于胸中，郁久化热，有热则善饥，但毕竟为实邪壅滞，故不能食。因其病在胸中，病位偏高，病势向上，故用瓜蒂散因势利导，涌吐胸中痰实之邪。即《黄帝内经》所说的“其高者，因而越之”。待实邪得除，阳气得通，则厥逆可愈。

【治法】

涌吐停痰宿食。

【方剂】

瓜蒂散。

【方义】

见本书第一章。

（四）水阻胃阳致厥

【原文】

伤寒，厥而心下悸，宜先治水，当服茯苓甘草汤，却治其厥。不尔，水渍入胃，必作利也。（356）

【提要】

论胃虚水停致厥的证治。

【讲解】

本证成因：据第127条原文“太阳病，小便利者，以饮水多，必心下悸”可知,此证是在患太阳表证期间,在正气抗邪于表,里气相对不足的状态下,饮水过多,不能及时运化,因而导致水停胃脘。

主症和病机:厥而心下悸,是胃阳不足,不能化饮所致,水饮内停,水气凌心则悸;水饮内停,阳气被遏,不能通达四末,则手足厥冷。厥与悸皆因水饮为患,因此宜先治水,水饮得去,阳气得通,厥逆可愈。若饮去而厥逆仍在,则导致手足厥冷可能另有其他原因,此时再另议审因治厥。如果不像这样先治水邪,不仅悸与厥不得痊愈,水饮还可能渗入肠中,而续发下利。这里所说的胃,是泛指肠道。

【治法】

温胃化饮。

【方剂】

茯苓甘草汤。

【方义】

见本书第一章。

厥证小结:厥证的临床特征是手足厥冷,病机是阴阳气不相顺接。根据病因、病性,厥证可分为以下几种:①热厥,为热邪内闭,阳气内郁而不能外达所致。无形热郁,治宜白虎汤辛寒折热;有形热结,治宜大柴胡汤或承气汤泄热荡实。②寒厥,为少阴阳气虚衰,阴寒内盛,四末失温所致,治宜四逆汤、通脉四逆汤一类,回阳救逆。③痰阻胸阳致厥,为痰食阻滞胸中膈上,胸阳被遏,阳气不得外达所致,治宜瓜蒂散涌吐痰实。④水阻胃阳致厥,为胃虚水停,中阳被遏,阳气不得外达所致,治宜茯苓甘草汤温胃化饮。⑤气郁作厥,见本书第五章,为气机不畅,少阴阳气内郁,不得外达所致,治宜四逆散畅达气机,通达阳气。⑥血虚寒厥,为肝血不足,四末失养,复受寒凝所致,治宜当归四逆汤养血温经散寒。⑦脏厥,为阳衰阴盛,内脏真阳将绝,肌肤四末失温而致,证情危笃,仲景未出治法。⑧蛔厥,为寒热错杂,蛔虫内扰,阳气受阻所致,治用乌梅丸清上温下驱蛔。以上厥证,除血虚寒厥、脏厥和蛔厥外,其他皆非厥阴病证。

三、厥证治禁与寒厥可灸

【原文】

诸四逆厥者,不可下之,虚家亦然。(330)

伤寒五六日，不结胸，腹濡，脉虚复厥者，不可下，此亡血，下之死。（347）

伤寒脉促，手足厥逆，可灸之。（349）

【提要】

论虚寒厥证禁用下法。阳虚寒厥可用灸法。

【讲解】

诸四逆厥者，是泛指虚寒类的厥逆而言，非指一切厥证。证属虚寒，自当禁用苦寒攻下。若误投下法，必然伤正损阳，而致变证丛生。虚家亦然，是引申说明，不论气虚、血虚、阳虚之人，都要禁用攻伐之剂。

不结胸，腹濡，提示此证并非邪热与有形之邪相结，故不可贸然攻下。濡通软。亡血是阴血被伤，阴血亏虚的意思。脉虚是阴血不足，血脉不充的表现。四肢厥逆，是血虚而阴阳气不相顺接所致。因此不可以妄行攻下，否则必导致病情恶化，预后不良，故曰“下之死”。

脉促，手足厥冷同见，为阴盛阳虚之证。钱潢《伤寒溯源集》说：“此所谓脉促者，非结促之促，乃短促之促也。阴邪太盛，孤阳不守，故脉作虚数而短促。”阳虚阴盛，导致阴阳气不相顺接，则见四肢厥逆。治宜温灸，以通阳散寒回厥。临床一般灸太冲、关元、气海等穴。亦可灸药并用，据脉证而适当选用四逆汤、通脉四逆汤一类方剂等。

第四节　辨呕哕下利证

一、辨呕证

（一）寒呕

【原文】

呕而脉弱，小便复利，身有微热，见厥者难治，四逆汤主之。（377）

【提要】

论阳虚阴盛寒呕的证治。

【讲解】

呕而脉弱，正气不足则脉弱，阴寒之气上逆，胃失和降则呕；小便利是肾阳虚衰，下焦固摄无权，阳不摄阴的表现；身有微热，为阴寒内盛，虚阳外越所致。此时见厥，为肾阳竭绝，四末失温所致，病情危重，所以说“难治”。方用四逆汤急救回阳。此当属少阴病。

（二）热呕

【原文】

呕而发热者，小柴胡汤主之。(379)

【提要】

论胆热犯胃或肝热犯胃的证治。

【讲解】

呕而发热，一般认为是胆热犯胃所致。胆热犯胃，胃气上逆则呕；胆热内郁，则见持续发热，用小柴胡汤和解少阳，清解胆腑。第149条“呕而发热者，柴胡汤证具”和本条的意思也是一样的，因此将本条看成是少阳病，是完全可以的。但在“厥阴病篇”，为什么出现了少阳病的内容呢？注家多认为是，厥阴脏邪还腑，里病达外，阴证转阳所致，这是病情向愈的征兆。联系第187条“伤寒脉浮而缓，手足自温者，是为系在太阴。太阴者，身当发黄，若小便自利者，不能发黄。至七八日，大便硬者，为阳明病也”，是太阴外出阳明；联系第293条“少阴病，八九日，一身手足尽热者，以热在膀胱，必便血也”是少阴外出太阳。注家将本条看成是厥阴外出少阳，完全有道理。不过从临床角度来看，肝热犯胃，也可见呕吐；肝热内郁，也可见发热。小柴胡汤可以解胆热，也能解肝热。因此我认为，在临床上无论是肝热犯胃，还是胆热犯胃，都可以出现“呕而发热”的临床表现。临床对急慢性胆囊炎、急慢性肝炎，证见呕吐、厌油腻、发热等，皆可用小柴胡汤加减治疗。

（三）寒热错杂之呕

寒热错杂之呕吐，典型的如干姜黄芩黄连人参汤证，因其伴有下利，我们将在“辨下利证”中讲述。

二、辨哕证

【原文】

伤寒大吐大下之，极虚，复极汗者，其人外气怫郁，复与之水，以发其汗，因得哕。所以然者，胃中寒冷故也。(380)

伤寒，哕而腹满，视其前后，知何部不利，利之即愈。(381)

【提要】

辨哕证虚实。

【讲解】

1. 虚寒致哕证：伤寒经大吐、大下，正气大伤，身体极度虚弱。此时医者发其汗，以致中阳大伤，表气被郁，复与水疗之法再发其汗，则阳从汗泄。几经误治，胃中虚寒，气逆不降，因得哕。“哕”在宋代以前的医学书籍中，是指呃逆，也就是膈肌痉挛，在宋代以后的书籍中，是指干呕。所以然者，胃中寒冷故也，阐明了本证哕逆的病机，在于胃中虚寒，虚气上逆。

2. 实邪致哕证：哕而腹满，则为实证，实邪阻滞，气机壅塞则腹满；气机不利，胃气上逆则哕逆。治疗总以通利为原则，使实邪去，胃气降，则腹满消，哕逆止。视其前后，知何部不利，利之即愈，是言治疗原则，“前”指小便，若湿邪阻滞，膀胱气化不利，见小便不利者，治当利小便，使湿邪得化，浊气得降，哕逆可除；“后”指大便，若肠中燥屎内结，腑气不畅，大便不通者，当通其大便，燥屎一除，胃气得降，哕逆腹满可愈。

哕证有虚实之别，又有水结、燥结之异，临证自当分辨。

三、辨下利证

（一）下利的先兆

【原文】

伤寒四五日，腹中痛，若转气下趣少腹者，此欲自利也。（358）

【提要】

辨下利先兆。

【讲解】

趣同趋。腹中痛，转气下趋少腹，既可以是虚寒下利的先兆，也可以是湿热或实热下利的先兆。虚寒如脾肾阳虚，阴寒凝滞，则腹痛；湿热下迫或实热内结，气血凝滞，也会出现腹痛。腹中肠鸣，自觉有气从腹部下行于少腹，这是寒邪下趋或湿热、实热下迫所致，这就是下利的先兆表现。

（二）虚寒下利证

【原文】

下利清谷，不可攻表，汗出必胀满。（364）

下利清谷，里寒外热，汗出而厥者，通脉四逆汤主之。（370）

下利腹胀满，身体疼痛者，先温其里，乃攻其表。温里宜四逆汤，攻表宜桂枝汤。（372）

【提要】

辨虚寒下利证。

【讲解】

下利清谷，腹胀满，为脾肾阳衰，火不暖土，腐熟无权，寒湿下注，阴寒凝滞所致。汗出而厥，是阳不摄阴，四末失温的表现。里寒外热，则为里真寒而外假热，是阴盛格阳所致。治用四逆汤或通脉四逆汤破阴回阳，祛寒止利。这里的虚寒下利当属少阴病。

虚寒下利兼表证者，当先补里，后解表，因为解表药物是通过人体的正气来发挥作用的，正气已虚，就不能使药物发挥很好的解表作用。何况先解表发汗，也会导致里气更虚，从而使变证丛生。这就是《伤寒论》所体现的“虚人伤寒建其中”的原则。

（三）实热下利证

【原文】

下利谵语者，有燥屎也，宜小承气汤。（374）

【提要】

辨实热下利证。

【讲解】

下利谵语，为阳明燥热内结所致，燥热逼迫津液下泄则下利；燥热循经上扰心神，使心主神志、心主言的功能失调，则见谵语。用小承气汤泻下里实，里实去，燥热除，则谵语、下利自止。此当属阳明病。

阳明燥热伤损津液的途径有三，一是燥热逼迫津液外越，表现为多汗；二是燥热逼迫津液偏渗，表现为多尿；三是燥热逼迫津液下泄，表现为下利。其实这三种情况，都是人体自行排泄毒热的表现，只不过多汗是通过皮肤这一“选择性透过膜”（下简称“选透膜”）来排泄毒热；多尿是通过肾脏中的肾小球这一“选透膜”来排泄毒热；下利是通过肠壁这一“选透膜”来排泄毒热。医者据多汗、多尿或下利的出现，就可以推知阳明燥热已成，就可以使用承气汤类。前世医学家所说的“热结旁流”，不易使人理解，所以我这里用人体通过肠壁来排泄毒热的机制解释燥热内盛而导致下利的病机。

（四）湿热下利证

【原文】

热利下重者，白头翁汤主之。（371）

白头翁二两　黄柏三两　黄连三两　秦皮三两

上四味，以水七升，煮取二升，去滓。温服一升，不愈，更服一升。

下利欲饮水者，以有热故也，白头翁汤主之。(373)

【提要】

辨湿热下利证。

【讲解】

本证成因：大肠湿热下注。

主症和病机：下重即里急后重，这是大肠湿热下注所致。火性急，暴注下迫，故里急；湿性缓，重浊黏滞，故后重。因此里急后重是典型的湿热下利的临床特征。后世的医学家称，有一分里急就有一分热；有一分后重，就有一分湿。湿热腐破血络，大便中往往夹有红白黏液或脓血。因此里急后重，大便脓血是本证最主要的两个症状。欲饮水，是湿热互结，津液不化，以及下利伤津，热盛伤津，致使津液不足所致。证属湿热内盛，因而常伴有发热、腹痛、舌红、苔黄腻等临床特征，治用白头翁汤清热燥湿，凉血解毒。

鉴别：白头翁汤证与桃花汤证，皆可见下利便脓血。但桃花汤证为肾虚关门不固，脾虚不能摄血，因此见下利滑脱，大便脓血，所下脓血颜色晦暗不泽，腥冷不臭，绝无里急后重之感。治宜温中祛寒，涩肠止利。白头翁汤证为大肠湿热下注，因此见里急后重，大便脓血，脓血鲜红夹有白色黏液，伴口渴，腹痛，治宜清热燥湿，凉血解毒。

因为本条出自“厥阴病篇”，所以有的注家把白头翁汤证看成是厥阴湿热下利的代表证候，认为是肝经湿热下迫大肠所致。既然看成是厥阴下利的代表证候，这就需要注意和太阴下利、少阴下利相鉴别。太阴下利以太阴脏虚寒证为代表，其特点是大便稀溏，自利不渴，其病机是脾阳脾气虚衰，运化失司，升降紊乱，寒湿下注。少阴下利以少阴阳衰阴盛证为代表，其特点是下利清谷，完谷不化，自利而渴。其病机是肾阳虚衰，火不暖土，腐熟无权。厥阴下利以厥阴湿热下利为代表，其特点是里急后重，便脓血，渴欲饮水，腹中痛。其病机是肝经湿热下迫大肠。当然我从“厥利呕哕病篇”的角度看本证，则是大肠湿热下注而已。

【治法】

清热燥湿，凉血解毒。

【方剂】

白头翁汤。

【方义】

白头翁苦寒，善清肠热而治毒痢，又能疏肝凉血，是治疗热毒赤痢之要药。秦皮苦寒，能清肝胆及大肠湿热，与白头翁配伍清热解毒，凉血止痢。黄连、黄柏清热燥湿，坚阴厚肠。四药相合，共奏清热燥湿，凉血解毒，坚阴止利之功，是清利大肠湿热的良方，为临床治疗热利下重的重要方剂。

现代临床用其治急慢性细菌性痢疾、阿米巴痢疾，皆有可靠疗效，既可作汤剂口服，也可用煎液保留灌肠，我在临床应用时，常加较大剂量的马齿苋等，疗效颇佳。就临床所见，痢疾多属大肠湿热下注所致，在一般情况下，不一定有肝经的湿热。但白头翁汤也确实有清利肝经和肝胆湿热的作用，有报道称，将其加减用于治疗急性结膜炎、急性颈淋巴结炎、急性乳腺炎、带状疱疹、泌尿系感染、急性盆腔炎、急性前列腺炎、急性肝炎、急性胆囊炎等，都可获得疗效，这些病证的病位，皆为肝经所过，如果辨证属肝或肝经湿热者，即可应用。由此可见本方清利肝胆或肝经湿热的功能，应当是客观存在的。

（五）寒热错杂下利证

1. 干姜黄芩黄连人参汤证

【原文】

伤寒本自寒下，医复吐下之，寒格更逆吐下，若食入口即吐，干姜黄芩黄连人参汤主之。(359)

干姜　黄芩　黄连　人参各三两

上四味，以水六升，煮取二升，去滓，分温再服。

【提要】

论上热下寒相格拒的证治。

【讲解】

本证成因：原本既有伤寒外感又有虚寒下利，医者反而误用吐下，致表邪入里化热，而下寒阻格中焦，使上热不得下达，遂成上热下寒之证。

主症和病机：食入口即吐，即随吃随吐，为胃热气逆的表现；下利，为脾寒气陷的结果。证属寒邪阻格，上热下寒，治以干姜黄芩黄连人参汤清上温下。

呕吐一证，有寒热之分，一般来说，随吃随吐谓之热；朝食暮吐，暮食朝吐，隔时而吐，谓之寒。本条“食入口即吐”乃胃中有热之象，这是辨别本证

"上热"的关键。如果本证呕吐的临床表现是朝食暮吐，暮食朝吐，或隔时而吐，又伴有虚寒下利，这就是脾胃皆寒的吐利，就应当用《医宗金鉴》推荐的丁萸理中汤，也就是治脾寒下利用理中汤，治胃寒呕吐用吴茱萸汤，治脾胃两寒的吐利，两方相合而适当化裁，则为丁萸理中汤。

【治法】

苦寒泄降，辛温通阳。

【方剂】

干姜黄芩黄连人参汤。

【方义】

黄芩、黄连，苦寒以清胃热。干姜辛温以通阳祛寒。人参甘温补中益气。上热清则呕吐止，下寒除则下利愈，中气复则升降有常，而寒热格拒之证得消。

干姜黄芩黄连人参汤与半夏泻心汤，均属寒热并用，补泻同施，所治之证，均属寒热错杂，虚实互见。干姜黄芩黄连人参汤为治寒热格拒之方，其证以上热气逆为主，呕吐尤甚，故苦寒之芩连用量重，提示该方以清泄胃热为主。辛温之药只用干姜一味，则是取其温脾祛寒，并兼有反佐作用，以利于芩连之苦降。人参补益中气，中气健可使清热祛寒之药各得其所，而能更好地发挥其疗效。其适应证中并无心下痞的表现。半夏泻心汤治中气不足，斡旋失司，中焦枢机不利，寒热杂糅，气机痞结心下，中夹痰气之证，以心下痞和呕吐为主症，并有肠鸣下利。故苦寒之芩连用量较轻，且重加辛温之半夏，以降逆止呕，开结化痰，佐以人参、炙甘草、大枣之甘温，以补益脾胃，恢复中焦斡旋之职。可见它是借辛开苦降作用，以消心下寒热互结之痞，属寒热阴阳并调之方，而以恢复中焦升降，扶正消痞为目的。

干姜黄芩黄连人参汤和黄连汤都治上热下寒，但干姜黄芩黄连人参汤所治为上热下寒相格拒的呕逆证，其人胃热脾寒，而以上热剧吐尤为突出，故以"食入即吐"为其主要临床表现。使用本方的目的在于苦寒泄降，辛温通阳，则上热下寒之格拒可除。而黄连汤所治为上热下寒的腹中痛，欲呕吐证，其证因邪热在上，迫使胃气上逆，故欲呕吐；寒邪在腹，寒凝气滞，故腹中痛。黄连汤用黄连苦寒以清上热，用干姜辛温以温下寒，桂枝辛温，既能散寒，又可宣通上下之阳气，参、枣、草甘温以补益脾胃，复其中焦升降之常，半夏辛温降逆和胃以止呕吐，从而使该方具有清上温下，和胃降逆之功。

干姜黄芩黄连人参汤现代多用于治疗胃肠疾患。

2. 麻黄升麻汤证

【原文】

伤寒六七日，大下后，寸脉沉而迟，手足厥逆，下部脉不至，喉咽不利，唾脓血，泄利不止者，为难治，麻黄升麻汤主之。(357)

麻黄二两半(去节)　升麻一两一分　当归一两一分　知母十八铢　黄芩十八铢　萎蕤十八铢(一作菖蒲)　芍药六铢　天门冬六铢(去心)　桂枝六铢(去皮)　茯苓六铢　甘草六铢(炙)　石膏六铢(碎，绵裹)　白术六铢　干姜六铢

上十四味，以水一斗，先煮麻黄一两沸，去上沫，内诸药，煮取三升，去滓，分温三服。相去如炊三斗米顷令尽，汗出愈。

【提要】

论上热下寒，正虚阳郁的证治。

【讲解】

伤寒六七日，正是一个周节律已经结束，又经苦寒攻下，于是就使病情发生了新的变化。寸脉沉而迟，当是邪陷于里，阳郁不伸的反映。手足厥冷则是阳气内郁，不能外达四肢所致。邪陷胸中，郁而化热，热盛于上，灼伤津液，则咽喉不利，灼伤肺络，故唾脓血。大下后，阳气受损，阳气不足以下达，则下部脉不至，也就是尺脉不至，或足部趺阳脉与太溪脉不至。脾寒气陷，则泄利不止。此证阳郁不伸，上热下寒，寒热错杂，虚实兼见，单治寒则遗其热，单治热则碍其寒，补虚则助其实，泻实则碍其虚，故称“难治”。治以麻黄升麻汤发越郁阳，清上温下，滋阴和阳。

【治法】

发越郁阳，清上温下。

【方剂】

麻黄升麻汤。

【方义】

本方以麻黄、升麻发越内陷之邪，升举下陷之阳气，使郁阳得伸，邪能外达。当归、芍药养血和阴，亦能制约麻黄升散发越太过之弊。知母、黄芩、葳蕤、天冬、石膏清肺滋阴解毒，以除上热。桂枝、茯苓、白术、干姜、甘草温阳健脾，以除下寒。诸药相合，散、补、清、温于一体，共奏发越郁阳、滋阴和阳、清

上温下之功效。方中药味虽多，但重点突出，剂量虽小，但主次分明。可谓制方有序，配合恰当，仍是有制之师。本方以发越内陷之邪为主，药后以汗出邪去，阳气得伸而解，故方后注曰："汗出愈"。

《伤寒论》寒热并用，攻补兼施的组方成就颇高，但每一个方剂都有其特点。如半夏泻心汤，寒热并用，攻补兼施，偏于和中消痞；干姜黄芩黄连人参汤，寒热并用，攻补兼施，偏于清热降逆；乌梅丸，寒热并用，攻补兼施，偏于酸收驱蛔；麻黄升麻汤，寒热并用，攻补兼施，偏于发越郁阳。虽然都是寒热并用，攻补兼施，但在调整气机方面，有收、有散、有升、有降、有和，各有不同的倾向，这十分值得研究和效法。

麻黄升麻汤的药物组成，涉及桂枝汤、黄芩汤、理中汤、白虎汤、越婢汤等方，是多个单方的复合剂，以治疗多重复杂病机的证候。这种组方思路和合方应用，对后世颇多启发。后世医学家用阳和汤治阴疽流注，用补中益气汤治阳虚外感，用升麻葛根汤治时疫痘疹，用普济消毒饮治大头天行，用升麻汤治阳毒等，在理、法、方、药上，或多或少都可以看到受到麻黄升麻汤影响的影子，而孙思邈的千金葳蕤汤，在组方上更类似麻黄升麻汤。

当代关于麻黄升麻汤临床应用的报道较少，我曾将其用于上有化脓性扁桃体炎，下有虚寒泄泻的病人，有一定疗效。

第 七 章
辨霍乱病脉证并治

概　　说

（一）霍乱的概念

霍乱是以突发呕吐下利为主要临床表现的病证。霍，忽也，有急骤、猝然之意；乱，即缭乱、变乱、紊乱之意。因其发病突然，顷刻之间升降逆乱，吐泻交作，故名霍乱。当现代医学传入中国的时候，在翻译霍乱弧菌引起的一种烈性传染病时，借用了中医原有的"霍乱"一词，实际上，现代医学所说的霍乱和中医所说的霍乱概念是不同的。

（二）霍乱病的成因

多由饮食不洁，冷热不调，或感受暑湿、寒湿疫疠之邪，伤及脾胃，使中焦升降失职，清浊相干，气机逆乱所引起。这正如《灵枢经·五乱》云："清气在阴，浊气在阳，营气顺脉，卫气逆行，清浊相干……乱于肠胃，则为霍乱。"

（三）霍乱病的分类

中医所说的霍乱，包括了多种急性胃肠病变，后世根据临床表现的不同，将其分为湿霍乱和干霍乱两大类。上吐下泻，吐泄无度者，为湿霍乱；欲吐不得吐，欲泻不得泻，腹中绞痛，烦闷不安，短气烦躁者，为干霍乱。因为湿霍乱又有因寒、因暑之异，故有寒霍乱与热霍乱之分。寒霍乱者，因于寒湿；热霍乱者，因于暑热。本篇所论，当属湿霍乱中的寒霍乱。

（四）霍乱的治法

本篇治疗霍乱的方法，一是针对病因，如因于水邪浸渍胃肠而至吐利者，则利尿祛水，用五苓散；因于脾寒气陷而至吐利者，则温中止泻，用理中汤（丸）。二是针对剧烈吐泻后所导致的伤阳损液的辨证处理，如吐利伤阳者，则回阳救逆，用四逆汤；吐利阴阳两伤者，则回阳救逆，益阴和阳，用通脉四逆加猪胆汁汤；吐利伤阳，又伴津气两伤者，用四逆加人参汤回阳救逆，益气生津。

不过这些回阳救逆或兼有益阴和阳功效的方剂，本身也是治疗阴寒内伤脾肾阳气而致吐泻的有效方剂，所以是针对吐利后的继发病证，还是针对导致吐利的原始病因，也不能截然分开。我这里之所以提出针对吐利之后继发病证，是因为有的原文提到"利止"后，或"吐已下断"后等，显然是针对吐利之后的继发病证的。

霍乱病后的调养也十分重要，一是吐利止而表未解，当注意斟酌小汗解表；二是霍乱瘥愈后，脾胃之气尚弱，要注意节制饮食，保护脾胃。

因霍乱病里气紊乱，常易导致表气不和。表气不和，也就容易招致外邪侵袭，因此常兼头痛、发热、恶寒、身疼痛等表证，这就需要和伤寒表证等相鉴别，这可能就是《伤寒论》将本证列于六经病证之后的原因吧。

第一节　霍乱的证候特点

【原文】

问曰：病有霍乱者何？答曰：呕吐而利，此名霍乱。(382)

问曰：病发热头痛，身疼恶寒，吐利者，此属何病？答曰：此名霍乱。霍乱自吐下，又利止，复更发热也。(383)

【提要】

论霍乱的主症。

【讲解】

主症和病机：呕吐而利，如起病急骤，吐利交作，这就是霍乱病的临床特征。霍乱多因饮食不洁，寒温失调，清浊相干，阴阳乖隔，脾胃升降失常所致。浊阴之邪上逆则呕吐，清阳之气下陷则下利。发热头痛，身疼恶寒，是表证的特征，霍乱虽病在胃肠，但里气紊乱，表气极易失调，于是常兼感受外邪，因此除见吐利交作外，多兼表证。霍乱自吐下，又利止，复更发热也，是指霍乱虽兼表证，但其临床表现以吐利为主，从"霍乱自吐下"可知，其病从内发，而不是表邪内传或内扰所致。因病从内发，又兼表证，所以里证的吐利和表证的寒热并见。甚至有的病人起病时，只见里证的吐利而无表证的发热，吐利已作之后，方见发热。如果吐利止，而发热等证未罢的，为里气已和而表证未解，此时可从表证论治，如第387条"吐利止而身痛不休者，当消息和解其外，宜桂枝汤小和之"，就属于这种情况。可见诊断霍乱，不在于有无恶寒发热等表证，而在于起病时是否突然出现了剧烈的吐利。

鉴别：霍乱吐利兼表证与太阳表证不同，太阳表证只有当邪气内传，影响里气不和，脾胃升降失常时才见呕吐下利；而霍乱起病即见吐利，且病势急暴，可以兼见表证，也可以不兼见表证，因此与伤寒有明确的区别。

太阴脾虚之吐利，病势轻缓，起病也较缓慢，以腹满而吐，食不下，自利益甚，时腹自痛，自利不渴等为主要临床表现；霍乱则发病突然，顷刻之间，吐泻无度，两者不难区分。

第二节　霍乱的治法

一、利水止利法和温中止利法

【原文】

霍乱，头痛发热，身疼痛，热多欲饮水者，五苓散主之；寒多不用水者，理中丸主之。(386)

理中丸方

人参　干姜　甘草(炙)　白术各三两

上四味，捣筛，蜜和为丸，如鸡子黄许大。以沸汤数合，和一丸，研碎，温服之，日三四，夜二服。腹中未热，益至三四丸，然不及汤。汤法：以四物依两数切，用水八升，煮取三升，去滓，温服一升，日三服。若脐上筑者，肾气动也，去术，加桂四两；吐多者，去术，加生姜三两；下多者，还用术；悸者，加茯苓二两；渴欲得水者，加术，足前成四两半；腹中痛者，加人参，足前成四两半；寒者，加干姜，足前成四两半；腹满者，去术，加附子一枚。服汤后如食顷，饮热粥一升许，微自温，勿发揭衣被。

【提要】

论霍乱病的辨治。

【讲解】

既言霍乱，必有突然出现的剧烈吐利，如果又兼见头痛，发热，身疼痛等，则是属霍乱兼有表证，此时当根据临床证候采取不同的治法。

脉浮发热，头痛身疼等，是表证的特征。欲饮水，则是水邪内结，三焦水道不调，津液运行失常，不能上承于口所致。水邪内结，浸渍胃肠，于是导致霍乱吐利。治用五苓散疏散外邪，化气行水。待到三焦调畅，津液运行复常，则胃肠无浸渍之患，霍乱吐利则愈。这就叫“利小便实大便法”，也就是利水止泻法，亦有人称之谓“急开支河”法。

寒多不用水，也就是寒象明显而口不渴，这和第277条所说的“自利不渴”类似，乃是中阳被伤，脾气下陷，升降失常，从而导致了吐利并见，治疗则用理中汤（丸）温中止泻。

【方剂】

理中汤（丸）。

【方义】

人参、炙甘草健脾益气。干姜温中散寒。白术健脾燥湿。脾阳得运，寒湿可去，则中州升降调和而吐利自止。本方原为治疗太阴病虚寒下利的主方，因具有温运中阳，调理中焦的功效，故取名“理中”，又名人参汤。病情缓而需要久服者用丸，病势急而需要及时救治者用汤。

服理中丸，要用热水和服。服药后腹中由冷痛而转为有热感的，说明药量适当，可以照此量服至痊愈。如果腹中没有热感，说明病重药轻，应当增加药量，由日服五六丸，再增加三四丸。当代服用理中丸，常是早晚各一丸，疗效不明显，可能和药量不足有关。

病重者改服汤剂，并要求服汤药后约一顿饭的工夫，喝热稀粥200ml以上，助药力以内温，并盖棉被温覆保暖。所述药后护理方法，对保证临床疗效有重要意义。

在《伤寒论》中，方后注明要饮粥的有桂枝汤、理中汤、三物白散、十枣汤四方。其中服桂枝汤后啜热粥，是为充谷气，资汗源，振奋胃阳，进而鼓舞卫阳，助药力以外散。服理中汤后啜热粥，是为培脾土，健运化，除寒湿，助药力以内温。服三物白散后不吐不利者，饮热粥，既可保胃气，又可助巴豆的辛热之性而促进吐利，因巴豆有得热则行，得冷则止之的特性。而利过不止者，则饮冷粥以制约巴豆的辛热毒性，减轻吐利。服十枣汤得快下利后，要求糜粥自养，则在于补养胃气，防止邪虽因峻下而去，胃中正气却反而一蹶不振。以上皆是药食并用法，药得食助，相得益彰。

理中汤方后加减法：①若脐上筑者，肾气动也，筑，原本是一种打击乐一类的古乐器，在此引申为脐上悸动；肾气，此指水气。脐上悸动，这是水气欲冲之象，去白术之壅补，加桂枝以温肾降冲，通阳化气。②吐多，是胃寒饮停而气逆的表现，去白术之补土壅塞，加生姜以温胃化饮，下气止呕。③下利严重者，是脾气下陷，脾阳失运所致，还需用白术健脾燥湿以止利。④心下悸者，为水邪凌心的表现，加茯苓淡渗利水，宁心安神。⑤渴欲饮水者，是脾不散精，水津不布所致，宜重用白术健脾益气，以运水化津。⑥腹中痛，为中气虚弱，筋脉拘挛，重用人参至四两半以补中气。⑦里寒甚，表现为腹中冷痛者，重用干姜温中祛寒。⑧腹满者，为寒凝气滞所致，去白术之壅塞，加附子以辛温通阳，散寒除满。

理中汤（丸）临床十分常用，主要用于治疗消化系统疾病，如慢性胃炎、溃疡病、慢性肠炎、溃疡性结肠炎；小儿消化不良，以及小儿消化不良营养缺乏所导致的慢惊风等，属于脾胃虚寒者。也可以加减用于治疗呼吸系统及心血管系统疾病：如慢性支气管炎、肺心病，属肺脾两虚者，用本方加用化痰药物治疗有效。

二、温里驱寒止利法

【原文】

吐利汗出，发热恶寒，四肢拘急，手足厥冷者，四逆汤主之。（388）

【提要】

论霍乱吐利亡阳的证治。

【讲解】

霍乱吐利交作，极易伤及脾肾阳气。阳虚不能摄阴，则汗出不止；阳虚四末失温，则手足厥冷；吐利致阴液耗损，阴阳两虚，筋脉失温失濡，则四肢拘急；发热恶寒是兼有表证。证属霍乱吐利，阴阳两伤，又兼表证，根据“虚人伤寒建其中”的原则，当先补里。但有形之阴液不能速生，无形之阳气所当急固，因此治用四逆汤，先温补即将散亡之阳气，俟阳回吐利停而汗出止，则阴液可以自复。

【原文】

既吐且利，小便复利，而大汗出，下利清谷，内寒外热，脉微欲绝者，四逆汤主之。（389）

【提要】

论霍乱亡阳，里寒外热的证治。

【讲解】

既吐且利，就是霍乱吐利交作。上吐下泻，津液耗损，小便当少而不利，此则小便反利，也就是小便清长，这是肾阳大衰，阳不摄阴的表现。大汗出，则是阳虚不能固表所致。下利清谷，为脾肾阳衰，火不暖土，腐熟无权的表现。心肾阳衰，鼓动无力，则脉微欲绝。虚阳被盛阴格拒而外越，于是形成了"内寒外热"，即真寒假热的阴盛格阳证。这是剧烈吐利之后，阳气大伤，病重且急，挽救危阳刻不容缓，故用四逆汤回阳救逆以摄阴，不效可再投通脉四逆汤破阴回阳，交通内外。

三、破阴回阳，益阴和阳法

【原文】

吐已下断，汗出而厥，四肢拘急不解，脉微欲绝者，通脉四逆加猪胆汁汤主之。（390）

甘草二两（炙）　干姜三两（强人可四两）　附子大者一枚（生，去皮，破八片）　猪胆汁半合

上四味，以水三升，煮取一升二合，去滓，内猪胆汁。分温再服，其脉即来。无猪胆，以羊胆代之。

【提要】

论霍乱阳亡阴竭的证治。

【讲解】

吐已下断，即呕吐下利已经停止，但更见厥逆、脉微欲绝，说明吐利停止并非阳复，而是吐利太甚，以致水谷津液涸竭，无物可吐无物可利而自断。汗出是阳不摄阴；厥冷是真阳告竭，四末失温。四肢拘急不解，为阴阳气血虚竭，筋脉失于濡养和温养。脉微欲绝，为阳虚无鼓动之力，阴虚血脉不充。故证属阳气外亡，阴液涸竭。治以通脉四逆加猪胆汁汤，回阳救逆，益阴和阳。

【治法】

回阳救逆，益阴和阳。

【方剂】

通脉四逆加猪胆汁汤。

【方义】

本方由通脉四逆汤加猪胆汁而成。通脉四逆汤破阴回阳，交通内外。猪胆汁苦寒性润，一则借其寒性，引姜附之热药入阴分，以免阴寒邪气对辛热药物产生格拒反应而不受药，这就是引阳入阴，“甚者从之”的意思；二则借其润燥滋阴之功，以补充吐下之后阴液之涸竭；三则制约姜附辛热伤阴燥血之弊。

四、回阳救逆，益气生津法

【原文】

恶寒脉微而复利，利止，亡血也，四逆加人参汤主之。(385)

甘草二两(炙) 附子一枚(生，去皮，破八片) 干姜一两半 人参一两

上四味，以水三升，煮取一升二合，去滓。分温再服。

【提要】

论霍乱亡阳脱液的证治。

【讲解】

霍乱吐利交作，气随液泄，阳随气脱，真阳虚竭，肌肤失温而恶寒；阳气虚衰，无力鼓动气血而脉微。进一步发展，直至泄利无度，阴血耗伤，无物可下，利无可利，而利自止。此利止决非阳气来复，而是阴液涸竭，所谓“利止，亡血也”，也就是阴液大伤的意思。故急用四逆加人参汤，回阳救逆，益气生津。

【治法】

回阳救逆，益气生津。

【方剂】

四逆加人参汤。

【方义】

方用四逆汤回阳救逆，加人参益气固脱，生津滋液。

《伤寒论》中，白虎加人参汤证见大烦渴不解要用人参，通脉四逆汤证见脉微欲绝，利止脉不出者也要加人参，本条的利止亡血亦加人参，联系起来看，可见人参不仅益气，而且确有生津补液的作用。有山西上党人氏王纯义医师，早年亲自多次走访当地一远近闻名的老药农，从他那里得知，古用人参非当今辽参或高丽参，乃是上党地区(山西省长治地区)出产的一种人参，属五加科植物，其功能既有人参的补气作用，又兼有西洋参的生津效果，而且不助热。因此白虎加人参汤证如此热盛，仲景用之也毫无顾忌。此种上党地区

天然生长的人参，产量极少，在唐宋已经逐渐退出临床应用。20世纪的50年代末至60年代初，该药农在紫团山白云洞洞口附近，发现过两颗该品种的人参，于是就以荆棘、枣刺遮盖，防人盗采。遗憾的是，数年后再次上山，已是踪迹皆无，至此再也没有人看到过上党五加科的人参了。上党地区还盛产党参，但党参是桔梗科植物，和人参并非同科，现在上党地区只有党参在大量生产。当年王纯义还把从老药农那里听到的故事转述给我，让两个体力相当的小伙子，一个口含党参，一个口含上党人参，（并不告诉他们各自含的是什么）一同去跑步。那个跑步后气喘口干渴的，含的必然是党参。那个气不喘口不渴的，含的必然是上党人参。以此来说明上党人参益气生津的效果。本书此次修订期间，我又用视频询问了住在山西长治的现年74岁的王纯义医师，此事是否属实？王答，确实属实。老药农是否还能找到？王答已经过世。

"《说文解字》云：参，人参，药草，出上党；《范子计然》云：人参出上党，状类人者善。《名医别录》云：人参，一名神草，一名人微，一名土精，一名血参，如人形者有神，生上党及辽东。刘敬叔《异苑》云：人参一名土精，生上党者佳。"上面这段文字转引自网络，虽然没有和原书逐字核对，但记述人参出上党不会有误。上党人参的灭绝，实在令人遗憾不已。

第三节　霍乱愈后的调养

一、里和表未解的治法

【原文】

吐利止而身痛不休者，当消息和解其外，宜桂枝汤小和之。（387）

【提要】

霍乱里和表邪未解的治法。

【讲解】

霍乱吐利常兼表证，经治疗后，吐利已愈，表证尚在，此时解表，无论有汗、无汗，都不可以用麻黄汤，因吐利初愈正气尚弱，绝不可以过用汗法，而要根据情况，斟酌用桂枝汤小和之。消息在这里是斟酌的意思。可见仲景在治疗虚人外感的时候，是多么小心谨慎。

二、病后的饮食调养

【原文】

吐利发汗,脉平,小烦者,以新虚不胜谷气故也。(391)

【提要】

论霍乱病初愈当注意饮食调养。

【讲解】

霍乱吐利,经治疗后,脉见平和,说明大邪已去,病证向愈。若尚有轻微心烦不适,多为大病初愈,脾胃尚虚弱,不能消化太多食物的缘故,这就是“以新虚不胜谷气”的意思。此时只要节制饮食,注意调养即可,不可将小烦误认作邪气不解,以致滥用攻邪之药。

第八章
辨阴阳易差后劳复病脉证并治

概说

伤寒热病初愈，正气尚虚，气血未复，余邪未尽，当此之时，应当节饮食，慎起居，静养调理，防止病证的复发。若病后因房事导致男病易于女者，称阳易；女病易于男者称阴易，合称阴阳易。若由于饮食起居失常，作劳伤正，疾病复发者，称为差后劳复。其中因多言多动、多思多虑而发者，称为劳复；因饮食调理不当而发者，称为食复。

阴阳易、差后劳复之病，皆发生在大邪已去，正气未复的阶段，同属于病后失于调理所致，仲景在六经证治之后，专列一篇加以讨论，以提示病后慎房事、逸体劳、适饮食、重视调养护理，对巩固疗效，防止复发，有着重要的意义。本篇还列举了病后余热、遗寒、留饮、正伤等病证的辨治方法，为病后遗留问题的处理做了随证治之的示范。而最后以节饮食收尾，体现了"保胃气"的思想贯穿了六经辨证的始终。

第一节　阴阳易证

【原文】

伤寒阴阳易之为病，其人身体重，少气，少腹里急，或引阴中拘挛，热上冲胸，头重不欲举，眼中生花，膝胫拘急者，烧裈散主之。(392)

烧裈散方

妇人中裈，近隐处，取烧作灰。

上一味，水服方寸匕，日三服。小便即利，阴头微肿，此为愈矣。妇人病取男子裈烧服。

【提要】

论阴阳易的证治。

【讲解】

伤寒热病初愈,余邪未尽,更犯房事之禁,可将邪毒传于对方而致病。此种因房事染易邪毒而致的病证,称为阴阳易。其中有病之男传无病之女者,称为阳易;有病之女传无病之男者,称为阴易。行房之时,最易伤动精气,因精气受损,故发病即出现“其人身体重,少气”等精气不足之证。阴精被伤,毒热内扰,筋脉失养,则见“少腹里急,或引阴中拘挛”“膝胫拘急”。邪毒由阴传入,毒热上攻,则见“热上冲胸,头重不欲举,眼中生花”。治当导邪外出。

【治法】

导邪外出。

【方剂】

烧裈散。

【方义】

裈即裤,中裈即内裤。男女裈裆,皆浊败之物附着,烧灰取其火净,有通散导邪外出的作用。服后小便利则愈,并有阴头微肿,这是毒邪从阴窍排出的表现。本病究竟属何种病证,此物究竟是否有效,尚待研讨。国内有些零散报道,但多属房劳复,而不是阴阳易。

第二节　差后劳复证

【原文】

大病差后,劳复者,枳实栀子豉汤主之。(393)

枳实三枚(炙)　栀子十四个(擘)　香豉一升(绵裹)

上三味,以清浆水[1]七升,空煮取四升,内枳实、栀子,煮取二升;下豉,更煮五六沸,去滓,温分再服,覆令微似汗。若有宿食者,内大黄如博棋子[2]五六枚,服之愈。

【注释】

[1] 清浆水:即酸菜浆水。是中国北方农村通过乳酸杆菌发酵而成的酸浆,用于浸泡酸菜,有生津止渴,解暑化滞的作用。

[2] 博棋子:围棋子。

【提要】

论大病新差劳复的证治。

【讲解】

大病初愈，正气尚弱，阴阳未和，余热未清，脾胃未调，当慎起居，节饮食，防止疾病复发。劳复，是指多言多虑劳其神，早坐早行劳其力，皆可导致其病复发，而见复发热。用枳实栀子豉汤清宣余热，宽中行气。以方测证，当有热留胸膈而见心烦、脘痞等症。

【治法】

清热除烦，宽中行气。

【方剂】

枳实栀子豉汤。

【方义】

枳实宽中行气。栀子清热除烦。豆豉宣透邪气。用清浆水煮药，取其性凉善走，调中开胃以助消化。若兼有宿食停滞，脘腹疼痛，大便不畅者，可加大黄以下其结滞。

【原文】

伤寒差以后，更发热，小柴胡汤主之。脉浮者，以汗解之，脉沉实者，以下解之。(394)

【提要】

论伤寒差后更发热的辨治。

【讲解】

伤寒差以后，或因食复，或因劳复，或因余邪复聚，而又出现了发热，此时当如何处理？仲景采用了一种以简驭繁的方法。如果发热见脉浮，则提示邪在表，应以汗解之。汗解用何方？此处未言，当然宜用桂枝汤小和之；更发热而脉沉者，这是邪在里，里有积滞，当泻下和里。泻下用何方？在“辨可下病脉证并治第二十一”中说：“伤寒后脉沉，沉者，内实也，下之解，宜大柴胡汤”。更发热，脉不浮不沉者，则皆用小柴胡汤，疏利枢机，调和表里。这就是当代小柴胡汤在热病后期应用频率甚高的依据。

在《伤寒论》中，小柴胡汤治疗往来寒热、呕而发热、头痛发热、发潮热、热入血室寒热阵作如疟、差后复发热，可见本方确实是一张适应广泛，退热效果很好的方剂。

第三节 差后遗留疾患的处理

一、差后腰以下有水气证

【原文】

大病差后,从腰以下有水气者,牡蛎泽泻散主之。(395)

牡蛎(熬) 泽泻 蜀漆(暖水洗,去腥) 葶苈子(熬) 商陆根(熬) 海藻(洗,去咸) 栝楼根各等分

上七味,异捣,下筛为散,更于臼中治之,白饮和服方寸匕,日三服。小便利,止后服。

【提要】

论差后腰以下有水气的证治。

【讲解】

腰以下有水气,是指腰以下水气壅积。水气就是指水饮邪气,其表现当以小便不利,下肢浮肿,或伴大腹肿满为特点。以方测证,此证当属湿热壅滞,膀胱不利,其脉当沉实,治宜逐水清热,软坚散结。

【治法】

逐水清热,软坚散结。

【方剂】

牡蛎泽泻散。

【方义】

牡蛎、海藻软坚,散结,行水,消痞;葶苈子、泽泻宣通上下,通调水道,利小便,除水饮;蜀漆、商陆根开结,豁痰,逐饮,蜀漆为常山幼苗,今已不入药,可用常山替代;栝楼根生津液而利血脉。全方合奏逐水清热,软坚散结之功。以“白饮和服”,是利于药散吞服。在《伤寒论》中,大多数散剂都是用白米汤调和后服用的。本方逐水之力较猛,过服会有伤正气之弊,因此方后说“小便利,止后服”,也就是中病即止,勿使过之,以防伤正。

现代临床有用其治疗肝硬化腹水者,但其利水退肿的作用较十枣汤为弱。十枣汤泻下逐水,二便俱出,本方泻下作用稍缓。尽管如此,本方仍是以攻邪为主,对脾肾气虚,气化不利而水湿内留者,仍应慎用。

二、差后两太阴虚寒证

【原文】

大病差后，喜唾，久不了了，胸上有寒，当以丸药温之，宜理中丸。(396)

【提要】

论差后虚寒喜唾的证治。

【讲解】

大病差后，是指热病初愈，喜唾，就是善唾、多唾，这是由于病后遗留中焦虚寒，脾失健运，水湿内停，聚而生痰；肺家虚寒，水气不降，聚而为饮。脾肺俱虚，饮邪不化而泛溢于口，于是便形成了多唾之证，并且缠绵日久不得痊愈，这就是“久不了了”的意思。治法当以温中化饮，用理中丸为宜。肺脾得温，阳气健运，津液得化，多唾之证可愈。

第324条“若膈上有寒饮，干呕者，不可吐也，当温之，宜四逆汤”；第378条“干呕，吐涎沫，头痛者，吴茱萸汤主之”，和本条“喜唾，久不了了”，在临床上都可能出现多唾，或泛吐清稀涎沫的表现，临证处理时，要根据病人的其他临床表现，来分析其病机关键所在。如因于脾肾阳虚，饮邪不化者，则用四逆汤；如因于脾肺两虚，饮邪不化者，则用理中丸；如因于肝胃两寒，饮邪不化者，则用吴茱萸汤。

理中汤(丸)在《伤寒论》中，治疗自利不渴的太阴脾虚寒下利；治疗霍乱吐利的寒多不用水；治疗两太阴虚寒饮邪不化的喜唾，其温补中焦的作用显然可见。

三、差后余热未尽，形气两伤证

【原文】

伤寒解后，虚羸少气，气逆欲吐，竹叶石膏汤主之。(397)

竹叶二把　石膏一斤　半夏半升(洗)　麦门冬一升(去心)　人参二两　甘草二两(炙)　粳米半升

上七味，以水一斗，煮取六升，去滓，内粳米，煮米熟，汤成，去米。温服一升，日三服。

【提要】

论病后余热未清，气阴两伤的证治。

【讲解】

伤寒解后,是言大邪已去。虚羸,是言病人虚弱消瘦,这是形伤,也就是精伤的表现;少气,是言病人气少不足以息,这是气伤的表现。虚羸少气四字,把病后形气两伤的临床表现活脱脱地跃然纸上。气逆欲吐,是余热未尽,内扰于胃,胃失和降的表现,临床尚可见食欲不振,恶闻荤腥,口干心烦,少寐不眠,舌红少苔,脉虚数等脉症。治当清热和胃,益气生津,用竹叶石膏汤。

【治法】

清热和胃,益气生津。

【方剂】

竹叶石膏汤。

【方义】

竹叶石膏汤是白虎加人参汤的加减,方中竹叶、石膏甘寒清热以除烦;人参、麦冬益气生津,滋液润燥;甘草、粳米补中益气养胃;半夏和胃降逆止呕,又能防止补药之滞。

鉴别:竹叶石膏汤是针对伤寒解后,气液两伤,余热不清之证而设。其证以虚羸少气,气逆欲吐为主要临床表现,使用该方的目的,在于清泄余热,益气养阴。可见,该方所治为实少虚多之证。白虎加人参汤是针对伤寒邪气入里化热,热结在里,表里俱热,或发汗、吐、下之后,热炽津伤之证而设,其证以大热,大烦渴不解,大汗出,脉洪大为主要临床表现。使用该方的目的,在于清气泄热,益气生津。可见该方所治为实多虚少之证。由于竹叶石膏汤为治余热未尽,清补之缓剂,所以后世医家还常将其用于治疗温热病后期见气液两伤而兼余热不尽者,或伤暑发渴,脉虚和暑疟等证。

本方现代临床应用范围甚广,一是用于急性感染性热病恢复期及无名低热的治疗,且疗效颇佳;二是用于胃阴不足、胃火上炎所致之口舌糜烂、口腔溃疡、牙周炎、齿槽脓肿以及鹅口疮、口臭等;三是用于胆道术后之呕吐属内热上逆,阴液不足者;四是用于糖尿病属气阴两虚有热者或属胃热津亏者,以本方去半夏加知母、天花粉、沙参、生地黄等;五是用于小儿麻疹合并肺炎,咳重者加黄芩、枇杷叶,午后热重者加银柴胡、青蒿,咽痛者加玄参、赤芍,气虚自汗者加黄芪、牡蛎等,也用于小儿夏季热;六是用于流行性出血热;七是用于红斑狼疮,本方加黄连、石斛、玄参、水牛角等。

第四节　差后的饮食调养

【原文】

病人脉已解，而日暮微烦，以病新差，人强与谷，脾胃气尚弱，不能消谷，故令微烦，损谷则愈。（398）

【提要】

论差后微烦证的机制及调治方法。

【讲解】

大病新差，出现日暮时轻度心烦，这是由于病后脾胃气弱，饮食不慎，或勉强多食，导致饮食难以消化，积滞胃肠。傍晚时分，自然界阳明之气转衰，脾胃之虚阳，失天阳之助，消化能力因之减弱，食积郁而生热，上扰神明，故见微烦。只要节制饮食，即可自愈。

本条与第 391 条“脉平，小烦者”为“新虚不胜谷气”的病机相似，可以互参。在“差后病篇”的最后，仲景又强调了病后节饮食，慎起居的重要性，可见“保胃气”的精神是贯穿《伤寒论》始终的。

附 录

汉代度量衡制和经方药量的换算

“经方”原为经验用方的意思，在汉代以前，凡是记载经验用方的书，统称之为“经方”。班固《汉书·艺文志·方技略》所说的“经方十一家，二百七十四卷”，即指此而言。但是这些经方的著作，均已亡佚。今天人们所说的“经方”也就是本文所要讲的“经方”，则指《伤寒论》和《金匮要略》所载的方剂而言，含有方剂中的经典、典范之意。

掌握经方的药物用量，和疗效的好坏有直接关系。但是《伤寒论》和《金匮要略》乃汉代张仲景所著，经方所用药量，乃是汉制，和现代的度量衡制有很大差异，这就需要了解汉代的度量衡制及其与今制换算的关系。

一、汉代的度量衡制

1. 汉代的衡重

班固《汉书·律历志》云：“权者，铢、两、斤、钧、石也，所以秤物平施，知轻重也……千二百黍重十二铢，两之为两，二十四铢为两，十六两为斤，三十斤为钧，四钧为石。”

1981 年，国家计量总局和中国历史博物馆等主编的《中国古代度量衡图集》，对出土的汉代各种“权”进行实测，最轻的 1 斤 =235.8g，最重的 1 斤 = 270g，多数为 250g。中国国家博物馆馆藏东汉光和大司农铜权，铸于光和二年闰二月二十三日（公元 179 年，正是张仲景在世的年代），按汉代权的量级程序，当是 12 斤权，实测为 2 996g，1 斤为 249.7g，约等于 250g。被认为是推算汉制的权威标准。

据以上可知：汉 1 斤 =250g；1 两 =15.625g；1 铢 =0.65g。

2. 汉代的容量

《汉书·律历志》云：“量者龠、合、升、斗、斛也……以子谷柜黍中者千有二百实其龠……合龠为合，十合为升，十升为斗，十斗为斛。”

南京博物馆馆藏东汉永平大司农铜合,永平三年(公元 60 年)制,实容 20ml 水。

上海博物馆馆藏东汉元初大司农铜斗,元初三年(公元 116 年)制,实容 1 990ml 水。

山东博物馆馆藏东汉铜斗,实容小米 2 000ml。

上海博物馆馆藏东汉光和大司农铜斛,光和二年(公元 179 年)制,实容小米 20 390ml。

据此可知:汉 1 合 =20ml;1 升 =200ml;1 斗 =2 000ml;1 斛 =20 000ml。

3. 汉代的度量

《汉书·律历志》云:“度者,分寸尺丈引也,所以度长短也……十分为寸,十尺为丈,十丈为引。”

《中国古代度量衡图集》对十四把出土的汉尺进行了测量,得知:

汉 1 尺 =231~235mm,一般以 230mm 为准。

据此可知:汉 1 寸 =2.3cm;汉 1 尺 =23cm;汉 1 丈 =230cm。

二、汉代以后中国度量衡制的变化

汉代以后的两千年来,上述度量衡制发生了很大的变化,特别是在唐宋以前,其变化尤其显著。衡重每斤由 250g 增至 600g 左右,量器的容量每升由 200ml 增至 1 000ml 以上,尺度每尺由 23cm 增至 33cm 以上。

为什么会有这样大的变化,据有关方面分析,主要和当时社会的经济流通方式有关。在唐代以前,国家、地主主要以征收地租、粮税为主,常常有私自扩大量器而达到多收税租的目的者。结果这样做的人多了,于是约定俗成,国家不得不重新颁布新的标准量器,致使量器的容量越来越大。随之而来的,衡重和度量也必然相应的扩大。

但在唐代以后,量器的扩大增长速度在一般公开情况下,则显著降低,这是因为随着工商业的发展,市场交易扩大了,实物有征入,也有售出,特别是售出增多了,货币的流通渐渐占据了主导地位,所以量器的增长和扩大则不再具有较大的经济意义,从而就逐渐稳定下来。因此从宋代至清代,度量衡制的变化就微乎其微了。

三、经方药量是否汉制

关于容量与度量，经方采用汉制，历代皆无分歧意见。唯衡重是否与汉代官制相同，却有过一些不同意见。

梁代陶弘景《本草经集注》云："十黍为一铢，六铢为一分，四分成一两，十六两为一斤。"有人认为这才是经方药量的依据。

唐代孙思邈《备急千金要方》云："古秤唯有铢两而无分名，今则以十黍为一铢，六铢为一分，四分为一两，十六两为一斤，此则神农之秤也。"这里所说的"古秤"，显然是指秦汉衡制，因秦汉衡制中并无分名。这里所说的"今"，显然应指作者生活的时代而不是仲景生活的时代。因此以"十黍为一铢……"的"神农之秤"，当是指梁唐时代专用的药秤，和仲景经方的药物计量无关。

在《伤寒论》中，并没有用到"分"，至于丸散中所用之"分"，乃是"等份"的意思，不是指药物的重量。但在麻黄升麻汤中及《金匮要略》的一些方剂中用分计量，显系后人在抄写时所改。

后来有人把陶、孙二人的话给误解了。如日本人丹波元坚《药治通义》引用了小岛古学《经方权量考》的话说："古者以十黍为累，十累为铢，积之为两，为斤，乃是时世通用之权。而如医方，则用其十分之一……汉制虽有百黍为一铢之制，方家从来依此十黍为一铢之秤而用之……故《千金》载本说，有此神农之秤也……张仲景方云某药几铢、某药几两……皆当从神农之秤而为正矣。"这一说法，除明显可以看出是对《千金》原文的误解外，还有下述两点证据证明它是错误的。一是在历史上，用药权量制和通用权量制不相同时，史书会有记载（下面还要谈到这一问题），而《汉书》或《后汉书》并没有此类记载。二是从方剂实际用量的比例来看，也根本不恰当。举桂枝汤为例见表3：

表3　桂枝汤药物剂量对比表

药物	桂枝	芍药	甘草	生姜	大枣	用水
原量	三两	三两	二两	三两	十二	七升
汉制折合今制	46.8g	46.8g	31.2g	46.8g	十二枚	1 400ml
神农秤合今制	4.68g	4.68g	3.12g	4.68g	十二枚	1 400ml

所谓"神农秤",仅指衡重而言,故大枣以枚计,十二枚不变;水以升计,仍折合 1 400ml。由表 3 可以看出,若以汉制计量,药物之间的计量比例和用水量都十分合适。如果以"神农秤"计量,用汉制的十分之一,桂枝、芍药、甘草、生姜总量不过 17g,而大枣用十二枚,水用 1 400ml,显然是不合适的。

但这一误解的影响深广,直到全国统编教材四版、五版《伤寒论讲义》还在书后附入了汉一两约等于一钱的内容。

因此可以认为,张仲景方药计量用的就是汉制。

四、中药剂量的历史变革

中国度量衡制随着时代的不同,在两千年内发生了很大的变化,一如前述。是不是中药计量也随着社会的度量衡制的变化而变化呢?基本不是!

在唐代以前,中药计量基本保留了汉制,没有随官制的变化而变化。(只不过从晋代起在汉制的铢和两之间加了一个"分",即 6 铢为 1 分,4 分为 1 两)这在《唐六典》《唐会要》中都有说明,如唐秤有"大小两制""公私悉用大者""内外官司,悉用大者",即一般用大秤,较汉秤将近大三倍。小秤则与汉秤同,只限于"合汤药""调钟律"等方面的应用。度量、容量也有大小二制,1 大尺(唐尺)=1.2 小尺(汉尺);1 大斗(唐斗)=3 小斗(汉斗)。《晋书·律历志》指出药秤不能随便改变的意义:"医方,人命之急,而秤两不与古同,为害特重。"这就是唐代以前一直保留汉制的原因。

至宋代,折 1 两为 10 钱,并设钱、分、厘、毫等计量单位,皆为 10 进制。仍积 16 两为 1 斤。宋代以后的方书,中药计量都采用了这一新制,并与官秤相一致。宋制到清代的库平制,权量基本变化不大,每斤近似 600g,一直沿用到 20 世纪 50 年代,俗称"旧秤"。20 世纪 50 年代以后,中国大陆为进一步统一国家的度量衡制,并便于和公制换算,把 1 斤定为 500g,而中国台湾仍然沿用每斤 600g 的制式。但在中药计量上,皆把 1 斤折为 16 两,1 两折为 10 钱。于是中国大陆的 1 两 =30g;中国台湾的 1 两 =37.5g。现在在中国大陆中药计量则以公制克(g)、毫升(ml)和厘米(cm)来计算。

五、经方药量的折算方法

经方中以重量计量的药物,可以直接折算为现代计量(如 1 两 =15g。为计算方便,将 15.625g 约为 15g),以容量和尺度计量的药物,可折算为现代的容量和尺度后再称重。如粳米1升,今用200ml粳米称重约180g;半夏半升,今用100ml半夏称重约50~60g;五味子半升约30g;厚朴1尺,据《医心方》《小品方》云,当以"厚三分,广一寸半为准",今用中等厚度的厚朴,宽3.5cm,长23cm者称重约15g。以数量计量的药物,可直接用原数量(如大枣、乌梅),需称重者,可按原数再称重。如有人秤得杏仁100枚=40g、桃仁100枚=30g、枳实1枚=18g、附子1枚=25g、大附子1枚=30g,野生乌头1枚=5g。

通过这样的折算,我们可以看出,经方药量比例虽然和现代用方基本一致,但每剂药的药量有多数远较今天的每剂药的计量为大。这主要是由于煮服方法古今不同的缘故。

以麻黄汤为例:

麻黄3两=45g;桂枝2两=30g;甘草1两=15g;杏仁70个=28g

以水九升,煮取二升半,分三次服,每次仅服八合药液,实为全方药量的三分之一,也称之为"一服"。桂枝汤方后云"一服汗出病差,停后服,不必尽剂",麻黄汤方后云"余如桂枝法将息"。既然一服就可以达到汗出病差的目的,麻黄汤原方三分之一的药量就是一次治疗量。而现代采取的是一剂药煮一次(限于解表药),一次服完的方法,所以今天的一剂药用经方的一次治疗量即可。麻黄汤的一次治疗量大约应当是麻黄15g,桂枝10g,甘草5g,杏仁9g。这正是今天在一般情况下所使用的药量。桂枝汤的一次治疗量是,桂枝、芍药、生姜各15g,甘草10g,大枣四枚,这和今天使用桂枝汤的药量也基本一致。应当注意的是,经方每剂药并不都是含有三次的治疗量,也有顿服者,如干姜附子汤、桂枝甘草汤等,就是一次治疗量,今用当按原量直接折算为公制。还有分两次、四次、五次服者,则分别是两个、四个、五个治疗量,今应分别取其二分之一、四分之一、五分之一。

还应当提到的是,经方汤剂只煮一次。有人经实验证明,煮一次只能提取有效成分的45%~50%,如果不把药液倒出,即使延长煮沸时间,有效成分也不能继续析出,这是药液浓度已经达到饱和状态的缘故。如果将第一煎的药液倒出,加入清水再煮,还可以从药渣中将30%~40%的有效成分提取出来,因此今天在一般情况下,中药都提倡煮两次。可惜张仲景只煮一次,这就把药渣中起码还可以提取出来的30%~40%的有效成分浪费了。我们就把舍弃的这30%~40%有效成分提取出来,也勉强当作一次治疗量。这就是我们今天一剂药只取经方的一次治疗量,而可以煮两次,当作两次服的道理所在。

六、经方药量的变化规律

经方药量的变化，张仲景主要是因人、因病、因药后反应的不同而进行增减。增减的基本原则是：在方中各药的用量比例或主要药物的用量比例基本不变的情况下，整体进行增减。

1. 因人制宜：张仲景充分注意到根据病人体质的差异而在药量上进行变化的问题。十枣汤“强人服一钱匕，羸人服半钱”，三物白散“强人半钱匕，羸者减之”，四逆汤中用附子一枚，干姜一两半，而“强人可大附子一枚，干姜三两”。这里所说的“强人”，是指高大肥胖之人，“羸人”是指矮小瘦弱的人。是全方或主要药物因人的体质不同而按比例增减的例子。

2. 因病制宜：相同的病证，病邪的盛衰强弱也各有不同，这就要求在药量使用上做到药证相当。既不可药过于病而戕伐正气，又不可病重药轻而达不到治疗效果。

如第 29 条治疗太阳病邪气初入阳明，胃气不和谵语之证，煮好调胃承气汤一升后，是“少少温服之”，以微和胃气；而第 70、212、250 条治疗阳明燥热内盛，证见不恶寒但热，不吐不下，心烦，蒸蒸发热，则一次服完一升。小承气汤正常使用方法是一次服六合，但对于不大便六七日，恐有燥屎，进行药物试探性诊断时，则要少与小承气汤，并不服足六合，而对阳明病谵语发潮热，证似大承气汤证，只因脉滑而疾，尚未见沉实之象，故不敢贸然使用大承气，此时用小承气汤，则每次的服药量加至 1 升。

3. 因药后反应增减药量：有时候药量是否适当，还需要根据药后反应去判断，对于有一定毒副作用的药物，则每从小量开始而渐次增量。如服十枣汤，强人服一钱匕，羸人服半钱匕，若下少病不除者，明日更服加半钱匕，得快下利后，糜粥自养。理中丸，日服三四丸，夜服二丸，腹中未热，益至三四丸。

七、经方药量的实际应用

上述经方药量的折算方法，实际应用起来比较烦琐。在今天由于地区、水土、气候因素和人的体质不同（张仲景当时行医的地区还是比较局限的），造成了各地中药习惯用量有一定的差异，这个因素也应当考虑在内。比如东北地区，特别是黑龙江省，中药剂量一般较关内增加 40% 以上。四川地区附子一类辛热药物的常用量，明显较其他地区的用量为大，这可能和当地气候潮湿,人们饮食习惯也多辛辣,对辛热药物耐受能力较强有关。有的地区水中含有一定量的泻盐,当地人长期饮用此水,对泻盐的耐受能力较强,所以用泻下剂时,药量也必须加大。因此为了保证经方的疗效,尚不能完全按照上述的理论折算方法去机械地搬用。个人认为最简便的方法是,先将经方中的主要药物按照当地的习惯常用量使用,然后按照经方药量的原剂量比例,推算出其他药物的用量。这样既遵循了经方药物用量的比例,又结合了当时当地的具体情况,应当是一个古为今用,既有原则性又有灵活性,还有广泛适应性的方法。

此外我们还应当把时代的变迁考虑在内,古代医疗条件较差,病人大多是小病不求医,求医时病已重,故药量不重,不足以治病祛邪,今天常常是病有苗头即求医,而且常是中西药物联合应用,这都可以考虑适当减少中药的用量。何况现代将中药切成很薄的饮片,这和古代的将药打为粗粒相比较,更容易煮出有效成分,这也是可以节约生药的原因。因此从大多数地区来看,现在一般方剂的药量略小于汉代的一次量,是可以理解的。至于个别药物古今用量有较大差异,有的增加很多,如今用茵陈治疗急性黄疸性肝炎,用量远比《伤寒论》用量大,但有的药物用量又有所减少,这是医学的发展所致,可以理解。

方剂汉语拼音索引

《伤寒论》条文索引